¿Envejeces o rejuveneces?

¿Envejeces o rejuveneces?

Averigua las claves para cumplir años
con energía y salud

DRA. SARI ARPONEN

ƆIANA

Obra editada en colaboración con Editorial Planeta – España

© Sari Marjaana Arponen, 2025
Composición: Realización Planeta

© Centro de Libros PAPF, SLU., 2025 – Barcelona, España

Derechos reservados

© 2025, Editorial Planeta Mexicana, S.A. de C.V.
Bajo el sello editorial DIANA M.R.
Avenida Presidente Masarik núm. 111,
Piso 2, Polanco V Sección, Miguel Hidalgo
C.P. 11560, Ciudad de México
www.planetadelibros.com.mx

Primera edición impresa en España: marzo de 2025
ISBN: 978-84-1344-402-4

Primera edición impresa en México: junio de 2025
ISBN: 978-607-39-2838-0

Impreso en los talleres de Corporación en Servicios
Integrales de Asesoría Profesional, S.A. de C.V.,
Calle E # 6, Parque Industrial
Puebla 2000, C.P. 72225, Puebla, Pue.
Impreso y hecho en México / *Printed in Mexico*

A ti que me lees, y a tu yo futuro:
Recuerda...
Somos polvo de estrellas,
mirándonos en el espejo del tiempo.
Nuestra herencia ancestral
escribe a cada instante
el misterio del porvenir.
Tu esencia vital eterna
vibra en cada una de tus células
y te conecta al Todo en el Ser.
Eres mucho más que un espíritu
atravesando el tiempo en forma humana.
Eres el tiempo mismo
latiendo como luz cristalizada.
La longevidad no se mide por los años
sino por cómo escoges vivirlos.
Late. Vive. Siente. Conecta.
Juega.

Índice

Segunda parte
La Gran Aventura de tu Vida Longeva

TERCERA PARTE
El futuro: lo que somos y seremos

Preludio

¿Te acuerdas de esos libro-juegos en los que puedes elegir tu propia aventura? Que te dicen: «Si te quieres meter por la gruta oscura tenebrosa, ve a la página 5. Si optas por aventarte por la gélida cascada de agua cristalina, avanza hasta la página 16».

El objetivo es ir recorriendo el libro y tomar decisiones de manera que sobrevivas y llegues a un final feliz. Es difícil, porque lo más habitual es que te coma un terrible monstruo, que caigas sobre un nido de víboras o que un enorme mueble te aplaste.

Ahora, vamos a jugar en serio. De hecho, ya estás jugando, aunque no te des cuenta.

Si quieres leer una introducción que te permita descubrir una de las principales claves para rejuvenecer y pasarte el juego con éxito, ve a la siguiente página.

Si antes prefieres conocer la historia de un señor en un hospital fronterizo entre bloques enfrentados en plena Guerra Fría, avanza hasta la página 19.

Una de las principales claves para rejuvenecer

Estaba en un viaje de trabajo en Valencia, para dar una charla sobre microbiota y salud cerebral. En este tipo de viajes se trabaja mucho, se duerme regular (por muy buenas que sean las sábanas del hotel) y el cambio de los horarios de las comidas me trastorna los ritmos circadianos.

Pero hay una cosa maravillosa. La gente. Los compañeros de trabajo, los profesionales que vienen a las charlas, y el contacto con personas humanas. Como trabajo mucho sola, aprecio los días en los que veo a GENTE.

En este viaje en particular, mi amigo y compañero Álex llegó a la comida del día jadeando y un poco rojo. Es lo que ocurre al salir a correr 17 kilómetros bajo un sol abrasador al mediodía.

Álex me contó una anécdota: como estaba a punto de que le diera un soponcio, se paró ante una fuente para mojarse el torso muscul... Eh, no, perdón, así no era.

Me dijo que se paró ante una fuente para mojarse la cabeza y los brazos, y para beber agua. En un banco cercano, dos hombres de unos setenta años se estaban saludando, dispuestos a observar no una obra, sino la poda de los árboles del parque.

Los señores quizás tenían algún problema auditivo, porque los decibelios de su conversación hicieron inevitable que Álex escuchara su saludo:

«—Hola, Paco. Qué temprano andas por aquí, ¿no?

»—¿Qué pasa, Pepe? Pues aquí, pasando el rato, a ver si mato el día para volver pronto a casa.

»—Di que sí, Paco, vamos a matar el tiempo».

A Álex le dio el soponcio, pero no por el calor, sino por escuchar semejante barbaridad, y salió de ahí rápidamente.

Vamos a ver. Veamos. *Ojo, cuidao.*

¿Matemos el tiempo?

¿Matemos el día?

¿Para qué? ¿Para que el tiempo no te mate antes?

Que es exactamente lo que sucederá con esa actitud.

ACTITUD.

Esa es la clave para rejuvenecer.

Actitud. Para todo.

Para tomar buenas decisiones en tu propio... Libro-juego no. Vida-juego.

Elige la aventura de tu propia vida. Elige: ¿envejeces o rejuveneces?

Para eso, tendrás que enfrentarte a muchas decisiones.

Cada uno de los días de tu vida.

Para comenzar la Aventura, pasa a la página 25.

Cachitología en la Guerra Fría

Comencemos nuestra aventura en una librería, donde quizás has comprado este libro. O tal vez te lo llevaron a casa, según la decisión que tomaras. O quizás lo estés escuchando en formato de audiolibro. Aun así, me atrevo a imaginar que te gustan las librerías. A mí también. En una librería el tiempo se detiene. Puedes perderte entre estantes llenos de amor, aventuras y promesas de una vida mejor.

Si vas a la sección de salud, encontrarás obras que hablan de perder peso, eliminar la inflamación abdominal y la distensión. Luego, si estás estresado, deprimido o ansioso, hay una miríada de libros que te permitirán (¡por fin!) vivir feliz como una perdiz. Me parece fantástico, porque la mayoría de esas obras explican de verdad cómo conseguir todo esto (y mucho más), si aplicas lo que te prometen. Solo por leerlos, no, claro que vivimos en *Matrix*, pero de momento no somos como Neo.

Hay una categoría de libros que merecería una repisa entera. Me refiero al tema de este mismo que tienes ahora en tus manos: envejecimiento saludable, *antiaging*, longevidad, rejuvenecimiento...

Es lógico que este tema esté de moda. Si a algo le teme la mayoría de los seres humanos es a la muerte y, sobre todo, a la posible decrepitud previa a esta. Todos queremos permanecer guapos, jóvenes y sanos durante mucho, mucho (mucho más) tiempo, y que cuando llegue la hora (lo más tarde posible, por favor), no enterarnos. Ya sabes: «Cuando me muera, que sea durmiendo en mi casa y que no me entere».

Sin embargo, si hay tantas obras disponibles sobre cómo vivir más y mejor, ¿qué hay de diferente en este libro que tienes en tus manos?

Voy a hacerme un cumplido. ¿Eso del aprendizaje en T te resulta familiar? Es un modelo que combina saber un poco de todo con un conocimiento profundo en una o varias áreas específicas. En mi caso, la base de esa T está en la microbiota, el sistema inmunitario y la medicina interna, que son mis áreas de especialización. He tenido la suerte de aprender muchísimo de muchos maestros a lo largo de mi vida, y he pasado unos cuantos años en aulas, hospitales y consultorios, y con la cabeza entre libros y artículos. Todo, para darme cuenta de que, cuando buscamos entender la vida y el ser humano, encontramos más preguntas que respuestas.

Pero no todo en mi vida son células y moléculas. Me apasionan temas como la historia, la economía, la antropología, el chamanismo y la filosofía. Y, como internista, he podido trabajar en una gran variedad de áreas de la salud: hormonas, metabolismo, cerebro, corazón... Me fascina intentar conectar los puntos y ver la salud como un sistema complejo, algo fundamental si queremos hablar de longevidad. Es una tarea complicada.

No obstante, para mi desgracia, hay infinidad de temas en los que soy una absoluta ignorante, como la piscicultura, las ciencias del mar o la egiptología (y eso que me fascinan). Y de pequeña quería ser astronauta, pero eso no sucedió... aún. Quién sabe, quizás dentro de cincuenta años, gracias a lo que aprenderemos juntos en este libro, aún pueda viajar al espacio llena de energía.

Es interesante que una persona sea un verdadero especialista en su campo, pero que mantenga una visión sistémica y generalista del conocimiento humano. Hoy en día, cada vez hay más superespecialistas y cachitólogos, personas que *lo saben todo de nada* por lo especializados que están. Y eso es fantástico para las necesidades de nuestra sociedad, pero, para un martillo, todo son clavos.

Entonces, puede pasar la anécdota que mi madre, enfermera, me ha contado muchas veces. Hace años trabajaba en un pequeño hospital de una ciudad muy cercana a la frontera finlandesa con la

Unión Soviética. Vivíamos en la Guerra Fría (en Finlandia, de manera muy literal, al menos en invierno) y la frontera estaba casi cerrada. No tanto como ahora, pero no se podía pasar de Finlandia a la Rusia soviética con facilidad, aunque más los rusos a Finlandia. Ya sabes, el Soviet protegía a los ciudadanos rusos para que no salieran de su maravillosa Tierra Prometida de Abundancia al depravado Occidente Capitalista.

En ese hospital, solo había un médico de guardia por la noche. Y dirás: «¡Eso es imposible!». Y yo te diré: «¡Si hasta yo lo he vivido!». Durante la pandemia del COVID de 2020, hice guardias en un pequeño hospital madrileño y yo era la única facultativa de guardia.

Pero sigamos con nuestro hospital fronterizo en esa Guerra Fría. No te voy a contar una historia de espías, sino algo mucho más prosaico: una noche, llegó un señor con un infarto. Mi madre rápidamente le hizo un electrocardiograma, le dio una aspirina y llamó al médico de guardia, un simpático oftalmólogo, quien, después de examinar al hombre, torturado por el dolor de su pecho y una sensación de muerte inminente, dijo: «Su vista está perfecta y en los ojos no hay problema alguno».

Ya ves, hace cuarenta años tener un infarto en un sitio sin un hospital bien preparado cerca podía suponerte la muerte segura. Y hoy también. Así que mala elección optar por un infarto en esas circunstancias en la Aventura de tu Vida. Porque sí, hay infartos que son *mala suerte*, pero otros muchos, la mayoría, dependen del estilo de vida.

¿Para qué te cuento todo esto? Verás, en los libros sobre el tema que nos ocupa, pasa un poco lo mismo. Hay diferentes tipos de enfoques especializados cuando nos metemos en el asunto de lleno.

Muchos libros son están geniales: te dicen que comas sano (dieta mediterránea), que hagas ejercicio, que no te estreses (¡como si fuera tan fácil!), que seas feliz, que medites y que tomes algún suplemento. En esta categoría, hay una subclasificación de libros de dietas para la longevidad e incluso de recetas de cocina para vivir más tiempo y mejor. Si las personas que leen cualquiera de esas obras aplicaran lo que leen, de verdad que vivirían más sanos y más tiempo, y las ayudarían a tomar buenas decisiones.

Luego, hay algunos libros más específicos sobre ejercicio y otros sobre la actitud mental necesaria para vivir feliz. Incluso hay quien escribe considerando la cuestión desde una perspectiva espiritual o de aceptación de la mortalidad.

Desde el punto de vista científico, hay autores que prefieren examinar y divulgar un aspecto muy concreto del envejecimiento, como son los telómeros o incluso la dopamina, o realizar una revisión sobre la ciencia del envejecimiento o sobre la medusa, que es inmortal y rejuvenece.

Asimismo, algunas obras se centran en los aspectos filosóficos o socioeconómicos, tanto individuales como colectivos, que derivan del hecho de que cada vez la pirámide poblacional se parezca menos a una pirámide y más a un *cupcake* mal hecho.

Otro enorme apartado es el de los gurús de la longevidad y el rejuvenecimiento, que hablan sobre conceptos como la amortalidad, o cómo llegar hasta los ciento sesenta, imbricando este objetivo con la singularidad y el transhumanismo. Dan por cierta *La muerte de la muerte*, título de un libro de José Luis Cordeiro y David Wood, donde con vehemencia nos explican que la muerte por envejecimiento es la mayor tragedia humana y el envejecimiento, una enfermedad que puede y debe ser curada.

Yo me he propuesto una tarea complicada y es buscar ser generalista y abarcar una visión muy amplia sobre la longevidad. Podría decir que lo he hecho por egoísmo: yo misma quiero vivir cuanto más tiempo mejor, siempre y cuando sea en óptimas condiciones de salud. Y, para eso, quiero y necesito saber cuanto más mejor, aun asumiendo que es un campo enorme de conocimiento que avanza a una velocidad vertiginosa. Y te voy a contar a ti, que me lees, lo que he aprendido en mi búsqueda y estudio.

En este libro encontrarás herramientas y conocimientos clave para que lleves a la práctica tu plan de vida saludable y longeva. Sabrás cuál es la alimentación idónea, insistiré mucho en la necesidad del ejercicio y repasaremos los suplementos más útiles. También aprenderás otras técnicas menos conocidas que pueden suponer una diferencia en tu estado de salud y en tu esperanza de vida saludable. Hablaremos de sueño, microbiota, hormonas y cerebro. Todo, con el afán de avanzar con éxito por la Gran Aventura de tu Vida Longeva.

Además, examinaremos la dimensión filosófica y espiritual de la vida, la muerte y la longevidad extrema. Todo ello, teniendo en cuenta que tú eres tú y tus circunstancias. Tú eres quien toma las decisiones en esta vida. Una aventura que es ahora más excitante que nunca: estamos en una era de cambios, la quinta Revolución Industrial. La inteligencia artificial, la medicina regenerativa y la edición génica están aquí y nos asomaremos a un futuro que ayer parecía imposible y hoy, una promesa quizás no tan incierta. ¿Qué pasará tras cada una de las decisiones que tomes en tu vida? Es más... ni siquiera sabemos cuáles serán las decisiones que tendrás que afrontar en un futuro no tan lejano.

Dicho todo esto, no te voy a engañar: soy médica de vocación y por formación, y la parte de hábitos, suplementación y biología ocupan la mayor parte del libro, porque es también lo que podrás aplicar en tu vida para conseguir resultados. Veremos cuáles son las elecciones que te llevarán a envejecer con salud o incluso rejuvenecer. Sabrás cuáles son los caminos que pueden tener, como final del juego, caer en un metafórico pozo de inflamación, disbiosis, arrugas, canas y decrepitud.

¿Cómo será tu Aventura, la Gran Aventura de tu Vida? ¿Qué harás hoy para recorrer un camino repleto de salud? Incluso, ¿serás tú el próximo campeón de las Olimpiadas del Rejuvenecimiento? Quizás no, pero puedes aprender a cuidarte como si lo fueras a ser y disfrutar de esta Aventura con plenitud, fuerza y placer.

Hagámoslo juntos.

Para comenzar la Gran Aventura de tu Vida Longeva, pasa a la siguiente página.

HIPERREALIDAD EXPLORATORIA

Estamos a punto de comenzar.

Los libro-juegos de «Elige tu propia aventura» pertenecen a un subgénero literario que se llama hiperficción explorativa, donde el lector va escogiendo su trayectoria en la narración. Existe otro tipo de hiperficción, la constructiva, donde, de manera colaborativa, se escribe una historia entre varios autores, algo que internet permite de forma magistral para un gran número de participantes.

Nosotros vivimos en una realidad mixta. Podríamos decir que es incluso una hiperrealidad, un concepto de la filosofía posmoderna,[1] donde no se puede distinguir la realidad de la fantasía y lo virtual.

Las redes sociales, la manipulación de las noticias que nos taladran para deprimirnos, la lucha por el *relato* de los políticos, la

---

[1] Desarrollado por el filósofo Jean Baudrillard. Describe una condición en la que las representaciones de la realidad (imágenes, simulaciones, medios) sustituyen o distorsionan la realidad misma. Las simulaciones parecen más reales que lo real y se aceptan como *lo real verdadero*. Por ejemplo, si un anuncio muestra hamburguesas perfectas, aunque en la realidad no lo sean, para el público esas imágenes idealizadas son la *realidad*. En esa hiperrealidad, las fronteras entre lo real y lo ficticio se desdibujan y aparece una experiencia fabricada que se percibe como auténtica.

programación predictiva en el cine y las series, nuestra propia imaginación o el hecho de que observar la realidad la transforma hacen que a veces lo virtual o recreado parezca más real que la vida misma.

En esa hiper/realidad, tomas decisiones constantemente:

¿Desayuno o ayuno?

¿Trabajo de manera concentrada o me dejo distraer por el celular cada minuto?

¿Me expongo al sol o me quedo en mi cueva?

¿Sonrío a ese señor que chocó conmigo sin querer y me tiró el café al suelo o me enojo y estropeo mi día y quizás el suyo?

¿Entreno o me como un *croissant*?

¿Escucho un pódcast sobre chismes o mejor escribo un rato en mi diario?

¿Ceno pizza o una ensalada con unos huevos?

¿Me acuesto a las once de la noche o veo tres capítulos de una serie tirado en el sillón?

¿Le escribo una frase de *hate* al idiota de turno de Instagram o mejor llamo a ese amigo que está pasando un mal momento para ver cómo está?

... y así, *tooooodo* el día, todos los días, 24×7×365.

La mayoría de estas decisiones no las piensas, son automáticas. Siendo así, debes programarte muy bien para conseguir superar con éxito el Juego de la Gran Aventura de tu Vida Longeva. Y para esa programación, antes, necesitas que tus decisiones sean conscientes.

Porque nuestra hiper/realidad es una creación conjunta de todos los que formamos parte de la humanidad. Tu realidad cambia constantemente, por lo que sucede en tu entorno. Llámalo sistema, *Matrix*, sociedad...

Y la sociedad actual está llena de trampas para que pierdas en el Juego (de la Gran Aventura de tu Vida Longeva). Lo llamaremos vida o juego sin más a partir de ahora.

Es un sistema que te empuja al sedentarismo. A comer en exceso. A engancharte a dispositivos tecnológicos para consumir droga digital a todas horas. Si no tienes cuidado con las trampas del sistema, te lleva a la polarización, a la desesperación individual y colectiva, al estrés crónico y al confort extremo, paralizante y asesino.

Además, el sistema tiene, como *Matrix*, unos agentes que se encargan de hacerte dudar sobre tus elecciones: «Come cinco veces al día», «No hagas este ejercicio si tienes más de cuarenta años», «El sol es muy peligroso», «Los que entrenan descalzos son unos inconscientes», «Los baños de agua fría son una moda absurda»...

Independientemente de la página a la que fueras de inicio, te invito ahora a leer también la otra.

...

¿Ya?

...

Ahora ya sabes que la actitud es lo que te permitirá sortear con éxito las trampas del sistema. Actitud, según el DRAE, significa «disposición de ánimo hacia alguien o algo manifestada de determinada manera, especialmente, en el comportamiento». Viene del latín *actitudo, actitare*: «Hacer algo repetidamente, obrar con frecuencia».

Esto es lo que necesitas cada día: tener la disposición de ánimo para repetir a diario los hábitos y los comportamientos necesarios para rejuvenecer.

Ahora ya sabes también que en este libro encontrarás herramientas para tu camino. Son las alforjas. Si fuera un videojuego de rol, es donde encontrarías las pociones mágicas para recuperar puntos de vida, la espada para aniquilar a los agentes del sistema y las instrucciones para pasarte el juego.

Juguemos. Creemos nuestra propia hiper/realidad de longevidad saludable.

Pasa a la siguiente página.

ENVEJECIMIENTO Y REJUVENECIMIENTO: ¿DE QUÉ ESTAMOS HABLANDO?

Esta primera parte del libro es el mapa. Aquí aprenderemos qué es el envejecimiento y por qué ocurre, así como empezaremos a adivinar cuáles son las reglas del juego. Pero aún no será necesario tomar decisiones. Conoceremos el marco y el contexto, de dónde venimos y qué nos estamos jugando: la salud y la longevidad.

Incluso vamos a meternos tan de lleno en la hiper/realidad del envejecimiento y la longevidad, que nos olvidaremos de que aquí...

... hemos venido a jugar.

¿Estás preparado?

1

Conceptos y definiciones

1.1. Salud y humanos raros

El ser humano en la *Matrix* WEIRD

A los humanos nos gusta poner nombres a las cosas. Así nuestra realidad cobra sentido para nosotros.

Todos los campos de estudio tienen su propia nomenclatura. Los que nos dedicamos a la divulgación en salud, debemos encontrar un equilibrio entre un lenguaje preciso para hablar con propiedad, pero sin ser muy técnicos.

Cuando escribí mi libro sobre la microbiota, era consciente de que mis lectores se iban a encontrar con un montón de nombres de bichos raros y un vocabulario no siempre sencillo. En el caso de la obra que tienes entre manos, en realidad, no hace falta que utilicemos un lenguaje demasiado técnico. Sin embargo, sí me gustaría bucear un poquito en las aguas semánticas del envejecimiento, la salud y la longevidad para ubicarnos.

Incluso es importante saber qué entendemos por *ser humano*: ¿qué es un *Homo sapiens*? Desde la perspectiva de Ortega y Gasset: «Yo soy yo y mis circunstancias». Empecemos por las circunstancias, el contexto: ¿qué significa ser un humano en el siglo XXI, ya bien avanzado, en una sociedad WEIRD?

Acabo de introducir un término que también es importante explicar. **Sociedad WEIRD** es un concepto antropológico y sociológico, inventado por Joseph Henrich, antropólogo y profesor de biología evolutiva en Harvard. WEIRD es el acrónimo de las palabras *Western, Educated, Industrialized, Rich, Democratic.* También significa 'raro' en inglés. Por lo tanto, estamos hablando de **sociedades occidentales, educadas, industrializadas, ricas y democráticas.** Y raritas.

¿Qué significa cada uno de estos componentes? Porque Japón, Australia y Nueva Zelanda también son WEIRD, aunque no sean *occidentales.*

Estaremos de acuerdo en que la **educación** es beneficiosa para el individuo y la sociedad, si bien la educación formal puede ser una suerte de adoctrinamiento al servicio de *Matrix.*

Ya sabes, *Matrix* es una película de hace más de veinticinco años. En ella, los humanos viven en una simulación virtual creada por máquinas, mientras sus cuerpos reales se mantienen en una especie de capullos para sacarles energía.

A mí siempre me pareció muy absurda esta parte: mantener un cuerpo humano requiere más energía de la que aporta luego. Claro, es una metáfora de cómo un sistema alienante nos extrae la energía y el propósito si vivimos en *Matrix.* Aplicada a la sociedad actual, *Matrix* simboliza los sistemas que perpetúan la desconexión, la alienación y la falta de conciencia crítica, con consumismo extremo, desinformación, dependencia de internet y de la tecnología en general. En *Matrix,* los sistemas educativos no premian el pensamiento crítico e independiente, y sus estructuras económicas priorizan la productividad por encima de cualquier otra cuestión. La manipulación de la opinión pública forma parte de *Matrix.* «Salir de *Matrix*» en este contexto implica cuestionar estas normas y buscar una vida consciente, auténtica y con propósito.

Por supuesto, hay quien dice que hablar así de *Matrix* es una conspiranoia. Como la realidad no es única, probablemente sea cuestión de opinión.

En nuestra sociedad, sea o no *Matrix* metafóricamente, la **industrialización** es evidente. La primera Revolución Industrial fue la de las máquinas, incluida la de vapor, en los siglos XVIII y XIX. En la segunda, hasta 1914, se empezó a usar la electricidad y aparecieron el teléfono, el tren y el coche. En la tercera, entre 1950 y 1970, los microprocesadores comenzaron a configurar el futuro. En la actual, la cuarta, estamos en la época del internet de las cosas, *big data*, inteligencia artificial, robots y lo que esté por venir. Se podría decir que estamos ya de camino hacia la quinta, donde se producirá una simbiosis entre los humanos y nuestra tecnología. Que nuestras sociedades son ricas en lo material también es cierto. Sin embargo, la **riqueza** de las sociedades modernas y desarrolladas se acompaña de mucha desigualdad, y no siempre va de la mano de una mayor felicidad.

Sobre la D, la **democracia**, Churchill dijo que «es el peor sistema de gobierno, excepto por todos los demás que se han intentado». Puede ser. Quizás habrá que cambiar la D por una P, porque en muchos países vivimos en una partitocracia, en la que cada cierto tiempo depositamos un voto en una urna con la ilusión de que servirá para vivir mejor. Este libro no va de política, pero recuerda que los determinantes socioeconómicos de la salud son los que más condicionan cómo estamos, y parece más que los ciudadanos están al servicio de los políticos y que a estos poco les importan nuestras cuitas.

En definitiva, queda claro de qué sociedades raritas hablamos: España y América, en toda su amplitud y heterogeneidad. También, por supuesto, toda Europa, Japón, Corea, Australia y Nueva Zelanda. China y otros países asiáticos tienen muchas características que, en gran parte, podrían hacer que las consideremos también sociedades WEIRD, sobre todo, en lo que a sus ciudades se refiere.

Por lo tanto, el ser humano moderno es un animal que evolucionó biológicamente a lo largo de milenios, pero desde hace tiempo está más sujeto a la evolución cultural. Por eso, cualquier fenómeno que queramos examinar relativo a la salud del ser humano obligatoriamente deberá tener en cuenta esa evolución cultural y, sobre todo, el contexto socioeconómico en el que se desarrolla un ser humano particular, su familia y todo su entorno, de manera muy amplia.

De tribus opulentas a modernitos frágiles

A lo largo de nuestra historia evolutiva, los humanos hemos enfermado y muerto, fundamentalmente, por enfermedades infecciosas y lesiones por accidentes o violencia. Y por la vejez.

Aunque podía haber épocas ocasionales de verdadera escasez de recursos, hay antropólogos que consideran que las sociedades de cazadores-recolectores eran (y son, las pocas que quedan) sociedades opulentas, donde se vivía con abundancia.

Este concepto procede del antropólogo Marshall Sahlins, y hace referencia a que, habitualmente, las sociedades de cazadores-recolectores tienen suficiente seguridad y confort material para considerarse opulentas. En general, no tienen dificultades para conseguir los medios que necesitan para su supervivencia, aunque están expuestos a una alta mortalidad maternoinfantil, accidentes y enfermedades infecciosas que no pueden ser tratadas de manera eficaz.

Hasta el Neolítico, vivíamos en tribus o bandas pequeñas en las que algún miembro podía tener alguna especialización, pero donde, en general, todo el mundo colaboraba por el bien de la tribu.

A partir del Neolítico, abandonamos el nomadismo y surgió la especialización. Había personas que se dedicaban a la agricultura, aunque otras mantenían la caza y la recolección como su actividad principal. Más tarde, aparecieron tareas específicas como el trabajo del metal, el cuero, y así sucesivamente. Surgieron los primeros contadores y los comerciantes. Se considera que la agricultura estableció las bases de la desigualdad social y el patriarcado, con las consecuencias que todos conocemos a largo plazo.

Por este motivo, Jared Diamond afirma que la agricultura es «el peor error de la historia de la humanidad». Gracias a ella, como especie nos ha ido muy bien: cada vez hay más seres humanos en el planeta. Sin embargo, la revolución neolítica también nos trajo desigualdad, desnutrición y enfermedades, mayor carga de trabajo y conflictos armados. Además, el impacto ambiental es exagerado: las sucesivas extinciones, motivadas por la acción humana, han causado la muerte de grandes cantidades de especies de animales, vegetales e incluso microorganismos de la microbiota.

Tras miles de años, llegamos a nuestro mundo moderno rarito y, ahora, enfermamos fundamentalmente por todo aquello que hemos generado para que el medio natural no nos mate. Hay inventos fantásticos como las alcantarillas, la potabilización del agua o la higienización de los alimentos. No obstante, la contrapartida es el sedentarismo, la contaminación, el estrés crónico y otros males de la vida moderna.

También la diplomacia, en teoría, permite salvar muchas vidas. Sin embargo, en el siglo XXI aún hay muchas personas que mueren por violencia, tanto dentro de una sociedad como por guerras entre Estados o tribus enfrentados. Habiéndose otorgado el monopolio de la violencia a los Estados, estos son incapaces de utilizarlo de manera eficaz y segura. Así, hay ciudades donde no se puede caminar por ciertos barrios ni siquiera durante el día y hay países no aptos para visitas. Nos podríamos preguntar si realmente los Estados están ejerciendo bien su labor en cuanto a la custodia de la seguridad.

En estas sociedades tenemos casas, ropa, calefacción, aire acondicionado, comida y agua a nuestra disposición siempre que lo queramos, y muchos medios de transporte y comunicación. También hay una enorme industria agroalimentaria y otra gigantesca farmacéutica. Por otro lado, generamos miles de sustancias químicas nuevas cada año, a las que estamos expuestos sin saber cuál será su efecto sobre nuestra salud a largo plazo.

Otro aspecto triste de nuestra sociedad es el alejamiento de la naturaleza: podemos vivir encerrados, sin respirar aire puro ni conectarnos con lo verde y azul de la Tierra durante días, semanas, meses o incluso años. Pasamos días sin ver la luz del sol y noches sin contemplar las estrellas y la luna sobre un fondo de oscuridad aterciopelada. Además, muchos han perdido el sentido de pertenencia a la tribu: cada vez hay más personas que sufren una soledad física y emocional desgarradora.

Por supuesto, es maravilloso que...

... si se te rompe una pierna, puedas ir al hospital y que te operen;

... una neumonía o una tuberculosis ya no sea una sentencia de muerte, y

... no te dé diarrea por agua insalubre.

Sin embargo, vivimos en una comodidad extrema y nos hemos hecho frágiles de tanto protegernos. Esta fragilidad nos hace perder salud y es uno de los componentes más importantes del envejecimiento.

Esperanza de vida, *lifespan* y *healthspan*

¡Por fin hemos llegado al tema!: el envejecimiento.

Cuando hablamos de envejecimiento y longevidad, no estamos diciendo que queramos llegar hasta los ciento veinte o ciento cincuenta años en un estado lamentable.

Quienes nos preocupamos por la salud y el envejecimiento saludable decimos que se trata de que **le des vida a tus años más que años a la vida**. El objetivo es ambicioso, morir joven lo más tarde posible, y va mucho más allá de cumplir con la esperanza de vida.

De hecho, la **esperanza de vida** es un término estadístico que hace referencia al promedio de años que vive una determinada población en un periodo en concreto. Este término es un promedio: quiere decir que, en el momento en que nace una persona, podría llegar a vivir una cantidad determinada de años, en promedio.

Por ejemplo, que la esperanza de vida sea de ochenta y dos años significa que, en promedio, las personas de una sociedad determinada alcanzan esa edad, pero no significa que todo el mundo llegue a esa edad ni que se vaya a morir entonces. Es un promedio.

De aquí surge la idea extendida, pero errónea, de que en el Paleolítico las personas morían a los treinta años. En aquella época había una alta mortalidad maternoinfantil y fallecían muchísimos niños en los primeros años de vida. Sin embargo, si se llegaba a la edad adulta, se podía vivir hasta los setenta años perfectamente.

Los datos más recientes de la Organización Mundial de la Salud sobre la esperanza de vida en el mundo son de 2021 e indican un promedio de 71.4 años: la esperanza de vida de las mujeres es de setenta y cuatro años, y la de los hombres, de 68.9 años.

En esos datos, Israel estaba en el primer lugar con 82.4 años; le seguían Japón con 81.7 años, y Singapur con 81.6 años. España tenía entonces una esperanza de vida de ochenta años en promedio, aunque en 2023 ha subido a ochenta y cuatro años (86.7 para mujeres y 81.2 para hombres).

Si te cuidas hoy, estás comprando boletos en el gran sorteo de la vida para superar esa edad. Pero debemos ir más allá del concepto de esperanza de vida. Para ello, debemos distinguir entre *lifespan* y *healthspan.*

- *Lifespan* en español sería 'duración de la vida' y se refiere a la cantidad total de años que una persona vive, desde su nacimiento hasta su muerte. Es una medida cuantitativa de la longevidad independiente del estado de salud durante esos años.

- *Healthspan* se refiere a la cantidad de años que uno vive no solo libre de enfermedades, sino en un estado óptimo de bienestar y salud. En español no hay una palabra única que traduzca este término, pero podríamos inventarnos alguna, como *saluvida, vidalud, saludurable* (salud que dura), *longevisalud...*

Como sea que lo llamemos, es donde encontramos el famoso quid del asunto (no *kit,* que es otra cosa, ni KITT, que era el coche fantástico): ahora la esperanza de vida es elevada y la mayoría de la gente vive muchos años (en nuestras sociedades WEIRD), pero ¿en qué estado de salud?

¿Qué es la salud?

Antes de meternos de lleno en este tema, cierra los ojos un momento y responde a estas preguntas. Para ti, ¿qué es la salud? ¿Qué forma y color tiene? ¿Qué imágenes vienen a tu mente?

OMS y DRAE: definiciones asépticas

Según la OMS (1948), la salud es **«un estado de completo bienestar físico, mental y social, y no solo la ausencia de enfermedad o dolencias. Esta visión integral enfatiza que la salud implica un bienestar general en múltiples aspectos, no únicamente la falta de enfermedad».** En 1977 se añade que es **«aquel estado que permite a todos los ciudadanos llevar una vida social y económicamente productiva».** Ojito: se añade un componente de productividad social y económica.

No te preguntes qué pueden hacer la sociedad o el Estado para que tú estés sano, sino qué puedes hacer tú para ser productivo (pero no *para ti, sino para la Matrix*). Luego ya muérete *sin dar mucho problema.*

(Esto es lo que tal vez nos dirían la OMS, los gobiernos y *Matrix* si no fuera políticamente incorrecto).

Tengo mis dudas (o sea, mías, personales) sobre si realmente la salud del individuo, la familia o la comunidad tiene importancia para las entidades nacionales o supranacionales, siempre y cuando se mantenga la productividad. ¿Cómo ves?

Más definiciones. Para el DRAE, la salud es «el estado en que **el ser orgánico ejerce normalmente todas sus funciones**». Cuando te levantes mañana, mírate al espejo y dite: «Buenos días, ser orgánico, ¿cómo van las funciones hoy?». Tu yo del espejo te mirará y pensará que aún no estás despierto del todo.

La salud como bienestar y capacidad de respuesta

Busquemos ahora otras definiciones relacionadas con el bienestar y la adaptación al entorno. René Dubos, en los años cincuenta, comentaba que la salud es un estado físico y mental, razonablemente libre de incomodidad y dolor, que permite a la persona en cuestión funcionar efectivamente por el más largo tiempo posible en el ambiente donde **por elección** está ubicada.

Ya en 1959, Herbert Dunn nos hablaba del **nivel alto de bienestar**, que indica que, para gozar de buena salud, se deben cumplir tres dimensiones: orgánica, psicológica y social. El bienestar lo definía como «un **crecimiento dinámico hacia el logro del potencial** de cada uno».

Ahora descubramos la definición de Peter Sterling, fisiólogo y científico, autor del fantástico libro *¿Qué es la salud?* Peter Sterling acuñó el modelo de la alostasis, y define la salud como **«la capacidad de responder de manera óptima a las fluctuaciones de la demanda»**. A su vez, la demanda hace referencia a todo tipo de estresores para nuestro cuerpo o nuestra mente. Pero ¿qué son esas **demandas**?

- Una infección: cuando te levantas un lunes con una fuerte gripa, no tienes ganas de nada.
- Un estresor social, como, por ejemplo, tener que ir a una fiesta donde no conocemos a nadie.
- Hechos graves como una guerra, donde poco podemos hacer y la muerte acecha cada nuevo día.
- Demandas fisiológicas como pasar hambre, beber agua en exceso, una bajada de glucosa en la sangre...
- Cualquier cosa que exija una respuesta nuestra para mantenernos en un estado óptimo frente al entorno: calor, frío, luz, oscuridad, hipotecas, poco magnesio, mucho sodio, Tik-Tok, etc.

La **alostasis** se refiere a los mecanismos con los que el cuerpo se anticipa, responde y adapta a esos estresores y consigue mantener el mejor estado posible para sobrevivir.

Hace unos meses, tuve el enorme privilegio de disfrutar de una clase magistral de Peter Sterling. En esa sesión, el profesor Sterling nos habló sobre las muertes por desesperación colectiva en Estados Unidos y explicó que, cuando nos alejamos de lo que nos corresponde como seres humanos, es cuando perdemos la salud, enfermamos, nos desesperamos y morimos. Fue una clase preciosa en la que él mismo se emocionó hablando sobre **el sentido de la vida y cómo vivir una vida con sentido**. Eso también significa tener salud.

Para Peter Sterling, existen cuatro componentes fundamentales que nuestra especie necesita para mantener la salud tanto mental como física. Más adelante descubriremos cuáles son esos cuatro componentes, fundamentales también para la longevidad. Es quizás lo más importante de todo lo que te voy a contar. Por eso no te lo revelo aún: es demasiado pronto en nuestro camino juntos.

Entre la coherencia y lo significativo

A continuación, te quiero presentar el modelo de salutogénesis de Aaron Antonovsky. La medicina moderna se centra en la patogénesis, en entender por qué enfermamos. En los años setenta, este sociólogo se hizo la siguiente pregunta: ¿por qué estamos sanos?

En este modelo, *salud* se refiere al bienestar que permite a las personas **gestionar y encontrar sentido a las experiencias de la vida**, movilizando todos los **recursos** posibles que tengan para enfrentar los estresores y así fortalecer su sentido de **coherencia**. Esos recursos generales de resistencia son los que ayudan a una persona y a su entorno a mantener y mejorar su bienestar.

Estos conceptos quizás no te sean muy conocidos, pero te los cuento con toda la intención del mundo: es para centrarnos en la salud y quitar el foco de la enfermedad. Estamos hablando de vivir el máximo tiempo posible, con el mejor estado de forma posible y sacando el máximo potencial de todas nuestras capacidades. Necesitamos imbuirnos de salud y entenderla en todo su esplendor y complejidad.

Por eso te quiero explicar qué es ese sentido de coherencia del que nos habla Antonovsky.

Tiene todo el sentido que el sentido de la vida sea vivir una vida con sentido y con coherencia.

El sentido de la coherencia es una orientación de vida que permite a una persona afrontar aquello que la saca de su equilibrio y superar cualquier adversidad, manteniendo su bienestar. Si además se supera la adversidad mejorando respecto al estado previo, nos encontramos con la **antifragilidad** de Nassim Taleb.

Así pues, Antonovsky estableció que **el sentido de la coherencia** tiene tres componentes esenciales:

- **Comprensibilidad**. Es un componente cognitivo. Hay una confianza en que la vida tiene cierto orden: los estímulos que nos estresan son más o menos predecibles y explicables, así como los resultados frente a esos estímulos. Un ejemplo es que si comes ultraprocesados, no duermes las horas suficientes y eres sedentario, sabes que estarás cansado, te dolerá el cuerpo, tendrás exceso de grasa y te ahogarás si tienes que correr detrás del autobús.
- **Manejabilidad**. Es poseer los recursos necesarios para enfrentar todas esas demandas que nos sacan de nuestro equi-

librio. Esos recursos pueden ser económicos, sociales o incluso información para saber cómo cuidarnos.

• **Significatividad.** Es un concepto que Antonovsky introdujo más tarde y se trata de un componente más relacionado con la motivación. Es el más importante para mantener el interés en la vida y percibirla como algo valioso. En una vida significativa, sientes que los problemas y las demandas que afrontas son realmente desafíos, dignos de tu compromiso, y que vale la pena vivir la vida para afrontar todas las adversidades que se te pongan enfrente. Porque la vida tiene adversidades. Este concepto de significatividad se puede relacionar con el propósito vital.

Eres responsable de ti mismo

Vamos a acabar esta revisión con el modelo Meikirch, en el que la salud se concibe como un estado de bienestar que surge de interacciones propicias entre los potenciales de los individuos, las demandas de la vida y los determinantes sociales y ambientales. La salud sucede cuando, a lo largo del curso de la vida, los potenciales de las personas en ese contexto de determinantes sociales y ambientales bastan para responder satisfactoriamente a las exigencias de la vida.

Me gusta especialmente este modelo, porque en él se afirma que **todo ser humano es responsable** de cómo:

• maneja su potencial biológico,
• desarrolla su potencial adquirido personalmente,
• invierte en el futuro de esos dos potenciales,
• responde frente a las exigencias de la vida,
• cultiva la relación con otros seres humanos,
• participa en la vida de la sociedad y
• lidia con el medioambiente natural.

Sin embargo, no debemos olvidar que los determinantes sociales y ambientales no dependen de la persona, aunque sí será responsabilidad suya responder a esos determinantes. No obstante, para no caer en ideologías eugenéticas, debemos examinar cómo una sociedad se hace cargo de las personas vulnerables y con menos potenciales para enfrentar las adversidades.

Por eso, no podría acabar esta sección sin comentar uno de los mejores artículos que hay sobre los determinantes de la salud de Garry Egger y col. (con lo de *col.* no me refiero a la hortaliza, sino a sus colaboradores).

Los determinantes ambientales y sociales de la salud

En los determinantes ambientales y sociales de la salud se incluyen cuestiones:

- De ambiente físico: como el clima y la disponibilidad de agua o alimentos.
- Políticas: pueden determinar, por ejemplo, el precio de la canasta básica, la libertad que tienes para moverte en un territorio o cómo se organiza el sistema sanitario.
- Económicas: ¿puedes crear un negocio o tener un trabajo que te permitan cuidarte y alcanzar tu potencial? Esto dependerá de manera ineludible de la política. La tecnología y la industria agroalimentaria o farmacéutica también entran en este apartado.
- Socioculturales: por ejemplo, en un lugar en el que la religión tiene un papel importante en la regulación de la vida de las personas (como Afganistán), la salud de las personas se verá afectada de manera muy negativa.

También existen otros determinantes psicosociales clave de los que no se habla tanto en las ciencias de la salud:

- La falta de sentido o propósito vital.
- La alienación: consiste en sentirse extraño o discriminado, y que uno no es parte de una comunidad o de una sociedad. Esta alienación genera soledad, estrés psicosocial y pérdida de sentido del control de la vida. Sus causas pueden tener raíces profundas. Por ejemplo, las experiencias adversas de

la infancia tienen un efecto muy potente en generar alienación a largo plazo, incluso durante toda la vida.
• La pérdida de identidad cultural también daña la salud: una migración (forzada o no), conflictos bélicos, catástrofes naturales...

Seamos ambiciosos

Como ves, la salud es un concepto muy amplio que implica experimentar bienestar, desarrollar el propio potencial, ser productivo y responder de forma dinámica a las demandas y exigencias de la vida en un contexto concreto.

Todo esto te lo estoy contando para que veas que debemos ir más allá de los condicionantes habituales y ser ambiciosos en buscar la salud y la longevidad. La verdadera longevidad consiste en disfrutar de una vida larga y saludable, con coherencia, significado y de manera que puedas manejarte en las procelosas aguas del río de la vida de un humano del siglo XXI.

Ahora, vamos a hacernos preguntas. Para responderlas, claro, que yo no soy ni gallega ni Sócrates. ¿Qué es el envejecimiento? ¿Es el envejecimiento una enfermedad? Y, más allá de eso, ¿cuándo se supone que empieza el envejecimiento? ¿A qué *edad* empezamos a envejecer? Uy, la edad, qué incómodo puede resultar hablar de ella. ¿Qué es la edad?

1.2. LA EDAD, ¿UN CONCEPTO LÍQUIDO O UNA ETIQUETA NEFASTA?

Nuestras muchas edades

¿En qué piensas cuando lees o escuchas la palabra *edad*? Y si te pregunto la edad que tienes, ¿cómo te sientes y qué te viene a la mente?

La mayoría de las personas pensará en su **edad cronológica**, el tiempo que ha pasado desde que nació hasta el momento en el que vive ahora. Es lo que marca el documento de identidad, y parece que no hay forma de escapar de ella.

Sin embargo, los años que cumplimos en cada aniversario dicen muy poco sobre nosotros. En salud y longevidad, son mucho más importantes conceptos relacionados con la edad biológica, así como con la edad psicosocial y subjetiva. Conozcamos estos conceptos.

La **edad biológica** hace referencia a cómo ha envejecido el cuerpo, y depende en parte de factores genéticos y en otra muy importante del estilo de vida. Dentro de la edad biológica, podemos distinguir diversos componentes:

- **Edad epigenética.** ¿Cómo los factores ambientales y del estilo de vida afectan a la expresión de nuestros genes?
- **Edad metabólica.** Incluye factores como la composición corporal, la cantidad de grasa visceral o el índice de masa muscular.
- **Edad telomérica.** Sobre los telómeros y su longitud, hablaremos más adelante. Son como tapitas de protección de los cromosomas.
- **Edad inmunólogica.** ¿Cómo ha envejecido el sistema inmunitario? ¿Te mantiene a salvo de lesiones o infecciones o te va dando guerra porque no lo cuidas?
- **Edad (sistema o aparato x)** cardiovascular, pulmonar, mitocondrial, cerebral, osteomuscular, cutánea, microbiómica, reproductiva u hormonal... No todos los órganos envejecen de la misma manera. Una persona puede tener un hígado muy juvenil, pero unos ojos más deteriorados de lo esperable para su edad cronológica.

Como ves, no existirá un único marcador para determinar con exactitud la edad biológica completa.

La **edad psicológica** es un concepto más subjetivo. Deriva del estado y la madurez emocional e incluso la capacidad cognitiva en relación con el grupo de edad. Puedes ser muy maduro emocionalmente, pero a la vez mantener la curiosidad y la vitalidad psicológica de un niño pequeño.

La **edad social**, en cambio, se nos adjudica desde fuera, y está más relacionada con la edad cronológica: existen unas expectativas sociales según nuestro grupo de edad. Así, se espera que una persona de una determinada edad tenga hijos, que se jubile o que no haga *tonterías*, «porque ya tienes cierta edad».

La **edad subjetiva percibida** es aquella con la que una persona se identifica y que se puede averiguar preguntando directamente: «¿Qué edad sientes que tienes?».

La **edad funcional** refleja un estado completo físico, mental y emocional para realizar todas las actividades que necesita una persona, tanto diarias como más complejas, como las relacionadas con su ámbito profesional.

Ahora, te vuelvo a preguntar: ¿qué edad tienes? ¿Tu respuesta ha cambiado respecto a la de unos párrafos atrás? ¿Cuál consideras que es la más importante de todas estas edades que repasamos? Pon mucha atención a esto de la edad cronológica porque es algo importante.

No digas tu edad

Evitemos el edadismo

La edad y nuestra actitud frente a ella es mucho más importante de lo que pueda parecer. El edadismo es la discriminación hacia las personas por su edad. Se caracteriza por las representaciones negativas sociales del envejecimiento y la edad avanzada, con prejuicios y estereotipos que causan rechazo y marginalización de las personas mayores, haciendo que se consideren frágiles y poco productivas. El edadismo se considera uno de los principales enemigos del envejecimiento saludable, sobre todo, cuando surge en campos científicos y profesionales.

Por eso, frente a quienes proponen considerar el envejecimiento como una enfermedad, otros investigadores afirman que eso impediría el abordaje del envejecimiento como un proceso saludable.

La OMS considera que el edadismo es la tercera causa de discriminación a nivel mundial, después del racismo y la discriminación por razón de sexo o género. Curiosamente, las personas que discriminan a otras por ser *mayores* acabarán siendo ellas mismas víctimas del edadismo.

Becca Levy, profesora de Psicología de la Universidad de Yale, es autora del fantástico libro *Rompe los límites de la edad: cambia tus creencias sobre el envejecimiento y vive más y mejor*. En su obra, expone cómo las creencias que tenemos nosotros mismos y otras personas sobre la edad y el envejecimiento pueden influir de manera negativa o positiva tanto en la salud como en la longevidad.

Si pensamos o creemos que cumplir años y envejecer se asocia a enfermedad, decrepitud y senilidad, esta creencia se convertirá en una profecía autocumplida. Por eso, se deben modificar estas creencias de forma activa para vivir en una sociedad sin discriminación etaria.

Incluso tú mismo te puedes estar autodiscriminando por tener una edad determinada. Te invito a no ser nunca víctima de tus propias creencias limitantes relacionadas con la edad. Hay muchas personas a las que puedes oír decir: «A mi edad ya es normal tener achaques» o «Los años no perdonan». En lugar de buscar rejuvenecer, con estas frases están autoenvejeciéndose de manera anticipada.

El «no puedo» es la antesala del no poder, porque aquello que creemos se convierte en nuestra realidad.

Hay estudios que demuestran que, si tienes creencias positivas sobre la edad, contarás con una mejor salud funcional que las personas con creencias negativas. ¿Podría ser que las personas con una mala salud funcional tengan peores creencias sobre el efecto de la edad en su salud porque se encuentran mal antes de tener esas creencias? No, se ha comprobado que es al revés: son las creencias sobre la edad las que predicen la salud funcional. Dicho de manera más sencilla: si crees que te vas a encontrar mal, te encontrarás mal.

Quizás hayas visto en internet personas de ochenta, noventa o cien años que van al gimnasio, realizan ejercicios de calistenia o corren maratones. Ante estos casos, es habitual decir: «Claro, hacen eso porque están muy bien, a pesar de su edad». No obstante, es al revés: están muy bien gracias a que se ejercitan y porque probablemente lo llevan haciendo mucho tiempo.

Aunque ni siquiera esto último es siempre cierto: hay muchas personas que comienzan a entrenar relativamente tarde en la vida.

Richard Morgan, con noventa y cuatro años, tiene el cuerpo y el corazón de un hombre de treinta o cuarenta años. Come muchas proteínas, rema todos los días unos cuarenta minutos y realiza ejercicio de fuerza dos o tres días a la semana. Ha sido varias veces campeón del mundo de remo, y eso que comenzó a remar a los setenta y tres años.

Así pues, nunca es tarde para empezar a entrenarte como un humano. Y (casi) cualquier humano puede entrenar de una manera muy parecida independientemente de su edad. Busca en internet a Iñaxi Lasa, la centenaria vasca que empezó a ir al gimnasio con noventa y tres. Y eso, «después de superar un cáncer de mama, dos operaciones de cadera, artrosis y pérdida de visión», como se puede leer en su cuenta de Instagram. Como dice ella, es «la más vieja del *gym*, pero eso es mejor que ser la más joven del asilo». ¿Necesitas más ejemplos?

Cuidemos el lenguaje

En la aplicación del edadismo por otros individuos, hay una forma particularmente perniciosa: la infantilización acompañada de no dejar a la persona tomar las decisiones sobre su propia vida. En muchos hospitales, el personal sanitario (con todo su amor, eso sí) trata a los pacientes de más edad como si fueran poco menos que niños grandes. Incluso se utiliza una especie de lenguaje especial para hablar a los mayores, demasiado simple, con un tono más alto y parecido al que se utiliza con los niños pequeños.

El lenguaje importa. Las palabras *viejo*, *anciano* o *persona mayor* suscitan ideas negativas en quienes las dicen o escuchan. Esto sucede al menos en Estados Unidos y Europa, donde *mayor* o *anciano* parecen sinónimos de *decrépito*, *senil*, *lento* o *enfermo*.

¿Qué quieren decir estas palabras si las examinamos etimológicamente? No es una cuestión baladí: «lo que crees, creas», y el lenguaje crea nuestra realidad. Por ello, empecemos por cambiar nuestras creencias, examinemos qué palabras nos generan creencias limitantes y evitémoslas.

Por ejemplo, la palabra *viejo*, en general, tiene connotaciones negativas asociadas. Por eso se recomienda evitar su uso, aunque hay quien dice que lo que se debería hacer es cambiar la connotación negativa, no la palabra.

Tampoco deberíamos decir *abuelo*, salvo que nos dirijamos a nuestro abuelo de verdad.

Desde la pandemia, se ha adoptado además el vocablo *vulnerable* prácticamente como sinónimo de personas de edad avanzada, dando a entender que la decadencia física es inevitable. Si te llaman *vulnerable* solo por tu edad, te están haciendo vulnerable. Te propongo algo: hazte antifrágil y métele dos *codazos* (metafóricos) a quien te llame vulnerable cuando tengas cien años.

Y, ojo, decirle a alguien: «Ya no tienes edad para...» (coger, subirte a un árbol, hacer ejercicio de fuerza, viajar a Bali, hacer el Camino de Santiago, estudiar una carrera, cambiar de profesión...) es muy desempoderante. Imagínate si te lo dices a ti mismo.

Por otro lado, la palabra *sénior* tiene connotaciones más positivas, pues indican experiencia y sabiduría. De hecho, proviene de la misma raíz que *senador*, que en la antigua Roma hacía referencia a hombres sabios y de mayor edad que asesoraban al gobierno. También *generación silver*, en alusión a las canas, es un término que busca dignificar la experiencia y vitalidad de los mayores.

Las guías de estilo, en general, recomiendan términos como *persona mayor* o *persona de edad avanzada*. Aunque teóricamente son neutros, su percepción varía según el contexto. Y el término *anciano*, por etimología, quiere decir alguien que es *de antes*. Sin embargo, hoy en día, se asimila a *viejo* y no termina de tener una tonalidad positiva.

Todo lo comentado es aplicable a nuestra sociedad. Sin embargo, en muchas culturas asiáticas, las palabras para referirse a los mayores se asocian a sabiduría, experiencia, majestuosidad y otros adjetivos que expresan respeto y admiración. Si quieres sentirte una persona sabia, experimentada, madura, curiosa, vital y saludable durante toda tu vida, empieza por tratar así a las personas independientemente de su edad. Cuando llegues a los setenta, ochenta, ciento veinte años, querrás ser un megacrack, cada día tu mejor versión y que te traten de la misma manera, ¿no?

La edad no importa

El neuropsicólogo y doctor en Psicología Mario Martínez propone la psiconeuroinmunología cultural como una disciplina donde se integran la psicología, la neurociencia y la antropología médica con la cultura, es decir, se pregunta ¿cómo interaccionan la mente, el cuerpo y la historia cultural en el ámbito de la bioinformación?

El doctor Martínez sugiere que la biología no se puede separar de las creencias culturales que influyen en la salud y la enfermedad. Según él, el envejecimiento tiene mucho de fenómeno cultural. Por eso, sugiere que no digas tu edad.

Cada vez que alguien te pregunta cuántos años tienes y tú se lo dices, esa persona te etiqueta según esa edad cronológica. Es más, tú mismo te estarás etiquetando al repetir tu edad constantemente.

Quizás lo ideal sería que no hubiera etiquetas negativas asociadas a la edad, pero cambiar creencias es muy complicado, porque los humanos lo etiquetamos todo, incluidas a las personas.

Personalmente, me parece lógico no dejarnos etiquetar por un hecho tan arbitrario como el tiempo que ha pasado desde nuestro nacimiento. Yo misma me siento mejor ahora de lo que me he sentido nunca, con una curiosidad infinita y una capacidad para disfrutar de la vida más intensas que en cualquier otro momento anterior. Además, gracias a mi entrenador personal Víctor Téllez, estoy más fuerte y tengo más masa muscular que antes: literalmente, he rejuvenecido.

Así pues, he decidido que no voy a decir más mi edad. No quiero que piensen en mí como un yogur con una fecha de caducidad determinada, sino como un fermento delicioso y con probióticos. (A lo mejor me pasé con la metáfora. Se la dedico a mi gran amiga Spicy Krmen, la Reina de los Fermentos, y autora de *¿Qué como con SIBO?*, junto con Asun González).

Para resumir: no importan los años que tienes, sino cómo vives tu vida en cada momento.

Y, tú, ¿estás listo para redefinir tu relación con la edad y el lenguaje?

1.3. ¿Qué es el envejecimiento?

¿Qué significa envejecer?

Lo que nos dice la OMS

Vamos a seguir con los preliminares de nuestro tema. Estamos calentando aún; ya llegaremos a los capítulos sobre *qué comer y todo lo demás que hay que hacer para rejuvenecer*.

Porque si queremos envejecer bien, no envejecer o incluso rejuvenecer, debemos conocer qué es el envejecimiento. Fíjate que, en español, *envejecer* significa, dicho de una persona, 'hacerse vieja o antigua'. En tecnología sería, dicho de un dispositivo o máquina, 'perder sus propiedades con el paso del tiempo'. En inglés, el vocablo *aging* hace más referencia 'al paso de los años', al igual que *ikääntyä* en finés. El *toshi* o *toru* japonés es más como *aging*, y el vocablo *oiru* correspondería a 'envejecer'.

El español acentúa más el desgaste, otros idiomas son más neutros e incluso respetuosos. Quizás pudiéramos hablar más de *madurar* que de *envejecer*. Yo no me quiero desgastar, pero madurar como un buen queso, ¿por qué no? ¿Qué quieres ser, un queso delicioso y carísimo o un traste desgastado?

Veamos la **definición biológica** del *envejecimiento* según la OMS:

> El resultado de la acumulación de una gran variedad de daños moleculares y celulares a lo largo del tiempo, lo que lleva a un descenso gradual de las capacidades físicas y mentales, a un mayor riesgo de enfermedad y, en última instancia, a la muerte. Estos cambios no son lineales ni uniformes, y su vinculación con la edad de una persona en años es más bien relativa. La diversidad que se aprecia en la vejez no es una cuestión de azar. Más allá de los cambios biológicos, el envejecimiento suele estar asociado a otras transiciones vitales, como la jubilación, el traslado a viviendas más apropiadas y el fallecimiento de amigos y parejas.[2]

[2] Organización Mundial de la Salud, «Envejecimiento y salud», 2024, <https://www.who.int/es/news-room/fact-sheets/detail/ageing-and-health>.

Uf, esto del «traslado a viviendas más apropiadas» suena fatal y ya parece estar dando por hecho que vas a tener limitaciones que no te permitirán vivir en tu casa actual, porque en principio no se refiere a irte a un chalecito en la montaña o un resort en la playa. Después, la OMS nos deleita con una larga serie de trastornos y enfermedades que se asocian al envejecimiento, como los estados de salud complejos llamados **síndromes geriátricos**. Son condiciones clínicas multifactoriales, comunes en muchas personas de edad avanzada, que surgen cuando hay diversas enfermedades y factores de riesgo. Hay muchísimos tipos de estos síndromes y ninguno de ellos se asocia a un envejecimiento saludable. Son cuadros como la incontinencia urinaria o fecal, el deterioro cognitivo, los trastornos del sueño, la inmovilidad, la polifarmacia, la desnutrición y muchos otros. Entre todos, destacaría, especialmente, **la fragilidad, la inmovilidad y la inestabilidad con tendencia a caídas**.

Si tuviera que elegir una característica única para definir el envejecimiento no saludable, sería la fragilidad: se asocia a la disminución de la capacidad de la persona de adaptarse frente a diferentes tipos de estresores y también a la pérdida de la reserva fisiológica y cognitiva.

Entonces, podríamos decir que **la antifragilidad es el camino al rejuvenecimiento**. Por lo tanto, si quieres rejuvenecer debes hacerte antifrágil.

Actualmente, el envejecimiento no se considera una enfermedad por parte de la OMS en la Clasificación Internacional de Enfermedades (CIE-11). Es un libro gordo que... (perdona, era un libro gordo; ahora se suele usar en su formato online y gordo no queda tan bien con lo digital). Bien, es una clasificación de todo aquello que se considera enfermedades o lesiones, y alguna cosa más. A veces me entretengo buscando rarezas como «accidente de nave espacial, con ocupante lesionado» o «problemas en la relación con los suegros». Antes aparecía «picoteado por un pollo», pero lo quitaron en la nueva versión, porque generaba demasiadas bromas para el gusto de los redactores. No obstante, puedes tener un «contacto con planta de intención no determinada», que también resulta inquietante.

La biología del envejecimiento

Como te decía, en esta clasificación, el envejecimiento no es una enfermedad en sí, pero sí está codificada la «disminución de la capacidad intrínseca asociada al envejecimiento». Además, existe un código de extensión que puede añadirse a cualquier diagnóstico «relacionado con el envejecimiento». Por estos códigos, hay quien denuncia que la OMS está considerando que el envejecimiento es una enfermedad.

¿Tú qué piensas? ¿El envejecimiento es una enfermedad o no lo es? Veamos qué dicen los científicos que se dedican al estudio de este proceso.

Desde un punto de vista biológico, el envejecimiento en los mamíferos, como en los humanos, tiene cinco características, según el geriatra y biólogo molecular Bruce Troen (tabla 1).

Tabla 1. Características biológicas del envejecimiento en los mamíferos

1. **Aumento exponencial de la mortalidad**: Las tasas de mortalidad aumentan exponencialmente después de la fase reproductiva, lo que indica una disminución progresiva de la resiliencia biológica con la edad.
2. **Alteraciones en la composición de los tejidos**: • Disminución de la masa muscular y ósea. • Aumento en el tejido adiposo. • Cambios estructurales como depósitos de lipofuscina y enlaces cruzados en proteínas estructurales (colágeno), impulsados por oxidación y glucosilación. • Acumulación de productos finales de glicación avanzada (AGE), que contribuyen al deterioro de los tejidos.
3. **Disminución progresiva de la capacidad fisiológica**: La eficiencia de todos los sistemas corporales disminuye progresivamente, limitando la reserva funcional total del cuerpo.
4. **Reducción de la respuesta adaptativa a estímulos ambientales**: Con el envejecimiento, la capacidad del cuerpo para responder a cambios ambientales disminuye, lo que lleva a una menor capacidad de mantener la homeostasis y gestionar factores de estrés.
5. **Aumento de la vulnerabilidad a enfermedades**: Los cambios celulares relacionados con la edad deterioran la función de tejidos y órganos, aumentando así la susceptibilidad a enfermedades sistémicas a medida que disminuye la resiliencia del cuerpo.

Fuente: Elaboración propia a partir de Troen, B. R., «The biology of aging», *Mount Sinai Journal of Medicine*, 70, 1 (2003), pp. 3-22.

En una revisión de 2020, el filósofo de la ciencia Maël Lemoine señaló que el envejecimiento puede caracterizarse por:

1. Daño estructural.
2. Deterioro funcional.
3. Agotamiento de la reserva necesaria para compensar el deterioro.
4. Cambios fenotípicos típicos o sus causas.
5. Aumento de la probabilidad de muerte o enfermedad.

¿Y por qué pasa todo eso? Veremos los mecanismos más a fondo en otro capítulo, pero podemos mencionar ya a Leonard Hayflick, quien demostró que las células humanas normales tienen un número finito de divisiones antes de entrar en un estado de senescencia irreversible; más allá de ese punto, las células ya no se dividen. Tras sus cuarenta o sesenta divisiones, dicen: «Colega, yo ya paso, me bajo del carro».

Se trata del **límite de Hayflick**, y él afirmaba que es uno de los principales motivos para envejecer. Según este biólogo, el envejecimiento comienza como:

[...] un proceso estocástico que ocurre de manera sistémica después de la madurez reproductiva en animales que alcanzan un tamaño fijo en la adultez y que es causado por la pérdida creciente de fidelidad molecular, que finalmente supera la capacidad de reparación.[3]

Una definición más amplia de 2016 de Mendoza-Núñez *et al.* describe **el envejecimiento** como:

Un proceso gradual y adaptativo, caracterizado por una disminución relativa en la reserva y en la respuesta biológica a las demandas para mantener o recuperar la homeostasis. Esto es debido a **factores morfológicos, fisiológicos, bioquímicos, psicológicos y sociales, causados por la carga genética y el desgaste acumulado frente a los desafíos** que la persona enfrenta a lo largo de su historia **en un en-**

---

[3] Hayflick L.; y Moorhead P. S., «The serial cultivation of human diploid cell strains», *Experimental Cell Research*, 2, 3 (1961), pp. 585-621.

torno determinado. Se manifiesta después de la madurez con cambios físicos, psicológicos y sociales individualizados, aumentando la vulnerabilidad a enfermedades infecciosas y a enfermedades crónicas no transmisibles.[4]

Muchos investigadores consideran que **el envejecimiento es un proceso inherente a la vida**. Según esta perspectiva:

- Solo podría detenerse completamente eliminando el metabolismo o las macromoléculas que almacenan información, lo cual implicaría eliminar aquello que hace que lo vivo esté vivo.
- El envejecimiento sería un rasgo seleccionado en la evolución para llevar a los seres vivos a la muerte de manera oportuna.
- Este rasgo habría emergido de forma concomitante con la aparición de la vida y sería una condición indispensable para la evolución biológica.

Sin embargo, otros autores incluso llegan a plantear que el envejecimiento en realidad no existe, a la vez que otros definen el envejecimiento como una enfermedad.

Ya ves, estamos hablando de una cuestión que ni siquiera está bien definida: no hay unanimidad en la definición de lo que es el *envejecimiento*. En una encuesta a cien investigadores sobre el envejecimiento, un tercio consideraba que era una pérdida de función, otros lo veían como un acúmulo de cambios deletéreos y algunos como un cambio de estado, un parón en el desarrollo o un aumento del riesgo de muerte. Ante la pregunta de si el envejecimiento es una enfermedad, más de un tercio dijo que sí, el 38 por ciento que no y el 28 por ciento restante que ni sí ni no.

Por todo este tremendo caos, existen ensayos sobre las verdaderas definiciones del envejecimiento, como el del investigador ruso Alexey G. Golubev, quien filosofa sobre el envejecimiento y su definición.

---

[4] Mendoza-Núñez, V. M.; Martínez-Maldonado, M. L.; y Vivaldo-Martínez, M., «What is the onset age of human aging and old age?», *International Journal of Gerontology*, 10, 1 (2016), p. 56.

Según este autor, podríamos hablar sobre una definición nominal donde encontramos todas esas características que menciona Lemoine. Otra definición más real tendría que ver con aspectos como la acilación de tioésteres, las reacciones de Pictet-Spengler, la química del dioxígeno, la adición de Michael, la formación de bases de Schiff, el reordenamiento de Amadori o la reacción de Mannich. Quizás todas estas interacciones químicas entre diferentes metabolitos y macromoléculas te resultan extrañas, pero todas ellas y otras muchas aparecen para generar posteriormente los rasgos distintivos del envejecimiento de los que hablaremos un poco más adelante.

En su ensayo, Golubev llega a conclusiones sobre **lo que el envejecimiento no es**:

El envejecimiento no es una *no-entidad*. No es una enfermedad. No es un rasgo seleccionado por la evolución para llevar a los seres vivos a una muerte oportuna. Además, el envejecimiento no es algo que podría haber surgido en algún momento de la evolución por selección natural con algún propósito específico. Ha surgido de manera concomitante con la aparición de la vida y, desde entonces, ha sido una condición indispensable para que la evolución biológica pueda adaptarse.

Por más esotérico que parezca, definir el envejecimiento es importante en términos utilitarios para decidir si este debería ser declarado como el principal objetivo de las intervenciones destinadas a aumentar la esperanza de vida y la calidad de vida humanas. La definición de envejecimiento propuesta en este ensayo sugiere que **prolongar la vida mediante la atenuación del envejecimiento es equivalente a prolongar el envejecimiento mediante la atenuación de la vida**. Es cuestionable si un objetivo de este tipo vale la pena ser perseguido.[5]

Por su parte, el profesor de Bioética Arthur Caplan en un libro sobre la filosofía de la medicina expone lo siguiente:

[5] Golubev, A. G., «An essay on the nominal vs. real definitions of aging», *Biogerontology*, 22, 4 (2021), pp. 441-457.

La decisión de llamar al envejecimiento una enfermedad no significa que la sociedad deba buscar curarlo.

Las decisiones sobre si el envejecimiento es una enfermedad no deberían depender del impacto social de dicha clasificación.

No hay nada natural en el envejecimiento.

El envejecimiento no cumple ningún propósito.

Los cambios asociados con el envejecimiento son claramente disfuncionales.

Las personas envejecen a diferentes ritmos: el proceso no es universal.[6]

No te pierdas en los conceptos y actúa

Así que yo te pregunto ahora: para ti, ¿qué es el envejecimiento?

Quizás podríamos decir que el envejecimiento es un viaje en el que el alma y el cuerpo empiezan a desprenderse de piezas, igual que el árbol que tengo en el parque al lado de mi casa va perdiendo sus hojas en otoño. Nosotros, en vez de hojas, vamos soltando colágeno y acortando telómeros, mientras acumulamos arrugas y recuerdos.

Si acudimos a la biología, el envejecimiento no es ni una misión divina, ni una conspiración cósmica, sino un sistema biológico diciendo «hasta aquí es suficiente».

Cuando pienso en envejecimiento, recuerdo mi coche hormético, que compré por 6 000 euros en 2011, de segunda mano. Ha dado un gran servicio, pero va teniendo *achaques*. El aire acondicionado está estropeado y he pasado tres veranos de muchísimo calor: por eso lo llamo hormético. Tiene pequeños arañazos en la chapa y ni siquiera le funciona la luz de cortesía del interior. Es un coche envejecido, y el costo de mantenerlo en buenas condiciones supera por mucho su valor. Llegará un día en el que el coche hormético dejará de hacer sus funciones, aunque, eso sí, el motor está estupendo.

---

[6] Caplan, A., «How can aging be thought of as anything other than a disease?», en Schramme, Thomas; y Edwards, Steven, *Handbook of the Philosophy of Medicine*, Springer, Países Bajos, 2015.

Coches podemos tener varios en nuestra vida, pero cuerpo solo tenemos uno, al menos, de momento. Necesitas cuidar y mantener ese cuerpo si no quieres acabar lleno de achaques y estropicios como mi coche hormético. El envejecimiento, si no llevamos a cabo el mantenimiento necesario, sucede de una manera no saludable: llegará un día que tu cuerpo dirá «no puedo», aunque tu alma diga «quiero bailar».

1.4. ¿Y SI ENVEJECER FUERA UNA ENFERMEDAD?

¿Qué es la enfermedad?

A pesar de haber revisado las definiciones del envejecimiento, no queda claro si es una enfermedad o no. Las repercusiones son importantes; veremos por qué.

En la actualidad, tenemos entre los estudiosos del envejecimiento dos corrientes enfrentadas:

- Están quienes consideran que el envejecimiento es un proceso natural que acaece a todos los seres humanos y que lo que se debe hacer es procurar que ese envejecimiento sea saludable, manteniendo la capacidad funcional durante todo el tiempo de vida de la persona.
- Otros afirman que el envejecimiento es una enfermedad contra la que se debe luchar al máximo.
- Ah, y están los del «no sé / no contesto / NPI».

¿Debemos medicalizar el envejecimiento y tratarlo como una enfermedad? ¿O más bien tener un estilo de vida que nos permita preservar la salud y cumplir años como humanos antifrágiles?

Tenemos muchos ejemplos en medicina en los que procesos naturales y saludables se medicalizan de manera exagerada y sin necesidad. Por ejemplo, el parto es un proceso totalmente natural y, sin embargo, intervenimos en él, incluso aunque esté sucediendo sin problemas. También los ciclos y los cambios en el estado de ánimo que ocurren cuando nos pasan cosas que no nos gustan en la vida acaban medicados. Los cambios cíclicos en la mujer en su edad fértil se medicalizan, muchas veces prescribiendo anticonceptivos. Y qué decir de cuestiones como el colesterol total elevado según guías de práctica clínica, a menudo influenciadas por presiones de la industria farmacéutica, que provocan que personas sanas se empastillen con fármacos hipolipemiantes.

¿Qué implicaciones tendría considerar el envejecimiento como una enfermedad?

Repasemos primero qué es una enfermedad. Según la RAE, es el «estado producido en un ser vivo por la alteración de la función de uno de sus órganos o de todo el organismo». Según la OMS, es la «alteración o desviación del estado fisiológico en una o varias partes del cuerpo, por causas en general conocidas, manifestada por síntomas y signos característicos, y cuya evolución es más o menos previsible».

Por otro lado, desde el punto de vista de la adaptación al medio, en muchas ocasiones, una enfermedad es una discordancia evolutiva: surge como resultado del desencuentro entre el entorno moderno y la adaptación biológica humana derivada de miles de años de evolución. Por ejemplo, la obesidad, desde esta perspectiva, sería la mejor respuesta posible de nuestro cuerpo frente a un ambiente obesogénico, pero no por ello deja de ser una enfermedad.

Además, lo que se considera una enfermedad también depende de las perspectivas socioculturales: algo puede ser considerado una enfermedad en una cultura y no serlo en otra, o incluso, entrar dentro de consideraciones más espirituales que nosológicas.

Las implicaciones éticas y prácticas de medicalizar la longevidad

Para empezar, si el envejecimiento fuera una *enfermedad*, se podrían realizar ensayos clínicos con fármacos o terapias génicas para tratarlo. Esto tendría repercusiones tanto desde el punto de vista de la industria farmacéutica como en las guías de práctica clínica y los actos médicos.

Entonces, surgen varias preguntas: ¿cuándo se empieza a envejecer y cuándo se debe empezar con el tratamiento?, ¿en qué consistiría ese tratamiento?, ¿quién lo pagaría?

El primer punto no está claramente definido, puesto que los fenómenos que llevan al envejecimiento comienzan incluso antes de nacer. Digamos que ponemos el corte en los cuarenta y cinco años, cuando hemos pasado nuestro momento de máxima fertilidad. Así pues, ¿en qué momento, si el envejecimiento es una enfermedad, se empieza a considerar a alguien enfermo de envejecimiento? ¿Qué marcadores analíticos, genómicos, epigenéticos, funcionales o psicológicos se definirían como diagnósticos de la supuesta enfermedad del envejecimiento?

Por otro lado, si el envejecimiento es una enfermedad, en países como España habría que cubrir su tratamiento por el sistema sanitario público. Esto plantea un problema en un sistema repleto de necesidades desatendidas: la mayoría de los ciudadanos no tienen acceso público a nutricionistas, psicólogos, dentistas, entrenadores, fisioterapeutas ni otros profesionales como podólogos o logopedas. Sin embargo, estos profesionales son esenciales para establecer terapias preventivas y terapéuticas eficaces tanto para múltiples enfermedades como para prevenir el envejecimiento o promover uno saludable.

Otra cuestión inquietante es si el sistema podría llegar en un futuro a decidir qué debes comer. Esto resulta preocupante, considerando la falta de actualización en muchos aspectos del sistema sanitario. Si decides, por ejemplo, realizar una dieta cetogénica o carnívora, ¿podrían negarte la asistencia por no seguir las guías oficiales? Una consecuencia posible sería que el acceso a terapias antienvejecimiento o de rejuvenecimiento pudiera condicionarse a un *carnet por puntos*, como se ha propuesto en otros contextos.

Si tuvieras opiniones que no coinciden con el *relato mainstream*, ¿podrían denegarte estas terapias por ser considerado un ciudadano indeseable? Esto no es una locura: durante la pandemia del COVID-19, se llegó a plantear que quienes rechazaran la vacuna podrían perder el acceso a la asistencia sanitaria, incluso aunque hubieran pasado la enfermedad y desarrollado anticuerpos.

Por otro lado, si el envejecimiento se considerara una enfermedad, ¿cómo se decidirá quién tiene acceso a los tratamientos y cómo se regulan estos? Aunque los tratamientos se democratizaran y llegaran a ser eficaces y con un costo aceptable, inicialmente su precio elevado no permitiría aplicarlos a toda la población. Los beneficios de estos tratamientos para la industria serían astronómicos.

Recordemos lo que sucedió con los nuevos fármacos para tratar la hepatitis C a principios de la década de 2010. Eran tratamientos muy eficaces, con pocos efectos adversos, pero costaban hasta 100 000 euros por paciente. Era inviable tratarlos a todos, lo que llevó a que muchos se deterioraran en espera del tratamiento. Luego, el costo de la medicación fue bajando y hoy en España se trata a todos los pacientes. Durante el primer año de uso de estos fármacos, la empresa farmacéutica que comercializaba uno de estos fármacos obtuvo 12 000 millones de dólares en beneficios en todo el mundo. Paradójicamente, esta empresa ni siquiera desarrolló el medicamento, sino que lo adquirió por 2 000 millones a otra compañía. Hay quien dice que esto está muy bien para que se desarrollen nuevos fármacos. Sin embargo, hay datos que indican que los gastos de *marketing* representan aproximadamente el 35 por ciento de la cifra de negocios de la industria farmacéutica. Este porcentaje es el doble de lo que se dedica a investigación y desarrollo.

Ya se dice que la industria de la longevidad y el antienvejecimiento podría convertirse en la más importante de los próximos años. ¿Quién la financiará y quién se beneficiará de ella? Y, ante todo, ¿qué es el rejuvenecimiento y cómo podemos aspirar a él? En el siguiente capítulo descubriremos que hay personas que ya se lo están tomando muy en serio.

Resumen

✓ Vivimos en sociedades modernas y raritas que cuentan con un progreso tecnológico y científico espectacular. Sin embargo, a la vez, ese mismo progreso nos empuja a hábitos que nos debilitan, nos hacen frágiles y nos envejecen.

✓ Para una salud óptima, necesitamos un equilibrio dinámico entre nuestras dimensiones física, mental, emocional, social y espiritual, con coherencia y significado, para aprovechar nuestro potencial al máximo con los recursos disponibles.

✓ En el envejecimiento, las funciones biológicas se deterioran progresivamente, de manera que aumenta la vulnerabilidad. Si queremos ser longevos, buscaremos no solo alargar la vida, sino vivirla como seres funcionales y antifrágiles. «Dales vida a tus años, no solo años a la vida».

✓ El ser humano es un sistema complejo donde la genética, el estilo de vida y los determinantes socioeconómicos interactúan de forma caótica, y pequeños cambios en un área pueden transformar el sistema por completo.

✓ El edadismo y la forma en que nos vemos y hablamos de nosotros mismos pueden limitarnos más que nuestra edad. Cada persona tiene la responsabilidad y el poder de tomar decisiones que promuevan su bienestar. No somos solo un ente biológico cuyo devenir está abocado al azar: las decisiones conscientes que tomamos cada día para cuidarnos tienen un impacto profundo en nuestra salud y longevidad.

2

La carrera por la longevidad

2.1. Las olimpiadas del rejuvenecimiento

Rejuvenecer como propósito

¿Te suena el nombre de Bryan Johnson? Es una celebridad en las redes sociales; tiene más de 300 000 seguidores en X (anteriormente conocido como Twitter, ya sabes, el pajarito azul). Cuando escribo estas palabras, en Instagram, 888 000 cuentas (no necesariamente personas, porque puede haber *bots*) siguen a este ídolo de los longevistas. Cuando, un par de meses más tarde, reviso esto, sus seguidores han subido a 435 000 y más de un millón, respectivamente.

Bryan Johnson es un empresario estadounidense que, en 2013, vendió una empresa por 800 millones de dólares. Más o menos desde entonces, decidió dedicarse a buscar el rejuvenecimiento. Gasta dos millones de dólares al año para lograrlo. Teniendo en cuenta todo lo que hace, y viviendo en Estados Unidos, me parece hasta poco... y ahora verás por qué. Por cierto, antes de este proyecto, Bryan trabajó mucho durante veinte años y sufrió de depresión; se estaba quedando calvo y le empezaron a salir canas. (Esto del cabello es algo que le preocupa sobremanera).

Mencionaré a Bryan varias veces a lo largo de este libro, porque es la persona que más medidas lleva a cabo en su afán por rejuvenecer, lo documenta todo y nos lo cuenta a los mortales normalitos. ¡En ningún caso se trata de emularlo en todo lo que hace! Pero es un fascinante experimento humano de n=1 (la *n* es el número de sujetos que se usa en una investigación clínica).

La vida de Bryan

Veamos un día en la vida de Bryan, no la película de Monty Phyton, sino el multimillonario cuyo objetivo en la vida es *no morir*. Él llama a su proyecto **Protocolo Blueprint**, y comparte todo lo que hace en su página web (por si queremos copiarlo). Su principal pregunta: «¿Seremos la primera generación en no morir?».

A continuación, te resumo su protocolo. En la segunda parte del libro, veremos qué podemos hacer para rejuvenecer sin gastarnos los dos millones de dólares anuales de Bryan (porque no es necesario, pero tampoco es que la mayoría los tengamos).

El **sueño** es su prioridad número uno: debe mantener horarios consistentes y garantizar la calidad del descanso. En concreto, ha conseguido dormir ocho meses sin interrupción. ¡No, sin interrupción no, perdón! Ha logrado ocho meses seguidos de un sueño perfecto al cien por ciento. Para ello, dice ser un «durmiente profesional». Se acuesta siempre a las ocho y media de la tarde y se levanta a las cinco de la mañana. ¡Nada de salir a cenar con amigos! Ah, y se despierta él por su cuenta, porque la alarma podría sobresaltarlo y tener efectos muy negativos en su sistema nervioso.

Su **dieta** es mediterránea y vegana (salvo por el colágeno suplementario: no existe el colágeno vegano), y consume mucho aceite de oliva extra virgen (AOEV). De hecho, le da tanta importancia al AOEV que vende en su página web un AOEV de Chile muy caro. Ingiere 2 250 kilocalorías al día, lo que supone una restricción calórica del diez por ciento de sus requerimientos diarios. Su distribución de macros es: 130 gramos de proteínas, 206 gramos de HC y 101 gramos de grasa. Antes comía menos, pero la restricción calórica excesiva le provocó problemas de tiroides.

Ahora, veamos su **plan de comidas**:

- A las 5:25 de la mañana, se toma un licuado con colágeno, creatina, inulina y GOS (un tipo de fibra).

- A las 6:45 de la mañana, desayuna una especie de papilla de bolsa (que vende en su web por 90 dólares al mes), se toma otro *bowl* con pastillas y cápsulas de suplementos y una cucharada de AOEV. ¡Delicioso!
- A las 9:00 de la mañana, disfruta de unas lentejas con brócoli, coliflor, hongos, ajo, jengibre, lima, comino, vinagre de manzana, semillas de cáñamo, AOEV y un poco de algún fermentado.
- A las 11:00 de la mañana, ya está preparado para la cena, la última comida del día: verdura, frutos secos, semillas, frutos rojos... y AOEV, claro, así como los suplementos de la cena.
- El resto del día ayuna.

En cuanto al **ejercicio**, le dedica seis horas a la semana, con fuerza, cardio, flexibilidad y equilibrio.

Sobre la **familia, amigos y comunidad**: su prioridad es cultivar relaciones significativas. Eso sí, nunca pasadas las 19:30, que es cuando comienza la rutina del sueño. «Buenas noches y hasta mañana, *Los Lunnis* y los niños nos vamos a la cama».

Evita la comida rápida y la comida chatarra, el tabaco, el vapeo, el alcohol, el uso de redes sociales y cualquier cosa adictiva.

Con estos elementos, ¿cómo es su **rutina diaria?**

- A las 5:00 de la mañana se mide: peso, grasa, músculo, hidratación, rigidez arterial. Luego, medita o respira de manera consciente. Además, usa una luz de 10 000 LUX en la cara, se aplica sérum en el cabello y se masajea el cuero cabelludo. Además, se coloca un gorrito de luz roja para que le crezca el cabello.
- A las 5:25, se toma el licuado y, después, 60-90 minutos de entrenamiento.
- Tras el segundo desayuno, a las 7:15, es el turno de los cuidados faciales y la segunda ronda de tratamientos para el cabello (como te dije, le preocupa mucho esto).
- A las 7:45, paseíto y trabajo, cambiando mucho de postura. Por supuesto, hace pausas cada treinta minutos, durante unos cinco minutos: baila, estira, hace calistenia...

- A las 9:00, ingiere la tercera comida del día. Luego, otro poco de trabajo.
- Cena a las 11:00 y sigue trabajando.
- A las 16:00, deja de beber líquidos (porque, si no, luego siente deseos de miccionar por la noche y ya no sería el campeón del sueño).
- A las 19:30, paseíto de diez minutos, un poquito de socialización y su rutina de apagado.
- Después, cuidados faciales y, a las 20:30, a la cama. En tres minutos ya está durmiendo con su medidor de erecciones y otros aparatos bien colocados para medir todos sus parámetros corporales.

Aparte de esto, ha llegado a tomar hasta unos 200 suplementos diferentes; ahora mismo son menos, porque ha desarrollado sus propios productos y ha eliminado algunos componentes.

Por otro lado, le realizan muchísimas pruebas médicas para medir todo lo medible de su estado de salud. También ha recibido una terapia génica experimental, la folistatina, de la que hablaré más tarde. Además, se ha inyectado sangre de su hijo y él mismo ha donado su sangre a su padre. En sus articulaciones, se ha infiltrado células madre de un sueco joven (supongo que era un vikingo de buen ver; si el envejecimiento es una enfermedad y se propone un ensayo clínico con sangre de vikingos espectaculares, me apunto a monitorizar el ensayo con mis amigas).

Al leer lo que hace Bryan, me da entre hambre (los licuados y las natillas no parecen muy apetecibles ni saciantes) y fatiga (por tanta prueba y tanto análisis), pero, dicho esto, a pesar de las muchas críticas que recibe, me parece admirable. Bryan es un experimento andante y es muy generoso con toda la información sobre su vida. Comparte de manera abierta los resultados de cada ensayo realizado en su cuerpo, con sus errores y aciertos. Nunca se deja provocar por sus no pocos detractores. Y, sobre todo, no le hace daño a nadie.

Pareciera que su propósito vital es rejuvenecer y difundir la información. Cualquiera de nosotros podría, con tiempo y dinero, seguir los pasos de Bryan y conseguir sus resultados en rejuvenecimiento. Por supuesto, también vende sus suplementos y licuados, además de su AOEV (una botella de 750 mililitros cuesta 35 dólares). No se lo cuentes a ningún dueño de supermercados de España, ni de ningún otro sitio, que aún nos querrán cobrar el AOEV más caro porque es el elixir de la juventud.

No niego que en mis palabras se puede adivinar un cierto tono jocoso, pero insisto de nuevo en que lo que hace me parece fascinante. Bryan tiene mucho dinero y, en el ejercicio de su libertad individual, se lo gasta como quiere en su sueño y nos lo cuenta a todos. En su camino, se expone públicamente a la mofa de unos y la admiración de otros y tiene una disciplina y una persistencia que están fuera de toda duda. Ya veremos si es necesario hacer todo esto para envejecer mejor o incluso rejuvenecer (ya te anticipo que no).

¿Cuáles son los resultados de Bryan? Podríamos pensar que es el ganador, a sus cuarenta y seis años, de las Olimpiadas del Rejuvenecimiento. Pues no. Está en el top 10 siempre, con un ritmo de envejecimiento de 0.64, lo que quiere decir que solo envejece 0.64 años por cada año cronológico que pasa. Al menos, medido con un kit de diagnóstico de la metilación del ADN (TruDiagnostic).

Tú mismo te puedes apuntar a las Olimpiadas de la Juventud, que fundaron el propio Bryan y el Dr. Oliver Zolman. Otros cazadores de la longevidad son Siim Land, un estonio de treinta y siete años que parece de verdad más joven (y saludable). Por otro lado, David Pascoe apareció en periódicos de medio mundo en una sauna mostrando su torso musculado a sus sesenta y un años, con un aspecto más atractivo que el de Bryan Johnson, un ritmo de envejecimiento menor que Bryan ese momento y gastando *solo* 30 000 dólares al año.

También hay mujeres en la lista, aunque menos que hombres. Un ejemplo es Brooke Paulin, de treinta y tres años, que sufrió un cáncer, ahora en remisión. Es guapísima y ahora se encuentra en el top 5 de los rejuvenecedores del mundo. Están también Jenvel Earth o Julie Gibson. ¿Por qué hay menos mujeres en estas Olimpiadas? ¿Quizás somos menos competitivas? ¿O nos da menos miedo la muerte? *Chi lo sa?*

Cuando estoy revisando estas palabras, leo un largo texto de Bryan Johnson en X, donde tiene esta descripción en su perfil: «Conquistar la muerte sería el mayor logro de la Humanidad». En el texto en cuestión afirma ser el humano más sano del mundo, y lo acompaña con un montón de resultados analíticos y otros parámetros, incluidas las tres horas y ocho minutos de erecciones nocturnas.

Claro, hay quien le dice que, si no se expone al sol, es imposible estar sano de verdad. Cuando se rompió un tobillo bailando, las bromas sobre su fragilidad no se hicieron esperar. Una crítica con mucho sentido es que, como no se ha estudiado a todos los humanos de la Tierra, no se puede saber si él es el más sano. Otros le echan en cara que es un esclavo de su vida o que efectivamente no se está muriendo, pero que tampoco vive al cien por ciento. Además, coincide, como te comento, que ni siquiera es el número uno actual de las Olimpiadas de la Juventud.

¿Podemos llegar a centenarios sin gastarnos decenas o cientos de miles de euros en el intento? Ah, y manteniendo la vida social, y más en España, ya que si pretendes tener amigos que se despidan a las siete y media de la tarde, no lo veo complicado, sino lo que le sigue.

Si recordamos la otra vida de Bryan, la película, acaba con la canción *Always Look on the Bright Side of Life*. Este consejo es un maravilloso remedio rejuvenecedor y no cuesta ni un centavo.

2.2. CENTENARIOS

El estudio de centenarios de Nueva Inglaterra

Como respuesta a la pregunta de la sección anterior: «¿Podemos llegar a centenarios sin gastarnos decenas o cientos de miles de euros en el intento? (Y manteniendo la vida social)», te diré... «Sí, podemos», porque ya hay gente que llega a centenaria con buena salud.

El estudio de centenarios de Nueva Inglaterra es el más completo del mundo en este ámbito. Desde 1995, un equipo de la Universidad de Boston investiga a personas que superan los cien años y sus familiares. Sus hallazgos son muy interesantes. Han demostrado, por ejemplo, que la longevidad excepcional es más común dentro de una misma familia: superar los cien años depende mucho de la genética.

En estas personas se observan fenómenos como la **morbilidad comprimida**, que se refiere a que las enfermedades relacionadas con la edad aparecen hacia el final de la vida, pero de una manera muy tardía. Esta tendencia parece estar influida por variantes genéticas específicas asociadas a la longevidad, como aquellas que mejoran la sensibilidad a la insulina y el metabolismo lipídico, garantizando una buena salud cardiovascular a largo plazo. Además, algunas familias parecen contar con sistemas inmunitarios y metabolismos más robustos de lo habitual. O diríamos, incluso, antifrágiles.

En este estudio, se realiza una clasificación entre tres tipos de centenarios:

- Los sobrevivientes son aquellos que llegan a los cien, aunque tengan alguna enfermedad relacionada con la edad incluso antes de los ochenta años.
- Los retardados, en quienes estas enfermedades aparecen después de los ochenta años.
- Los escapistas, que incluyen el 15 por ciento de los centenarios del estudio, y son los que no tienen ninguna enfermedad relacionada con la mortalidad hasta los cien años.

Otra característica de estos centenarios es que **su capacidad funcional se mantiene excelente**. Si surge alguna discapacidad, no se manifiesta hasta principios o mediados de los noventa años, y el 90 por ciento de estos centenarios sigue siendo funcionalmente independiente con un promedio de noventa y tres años. Esto significa que, incluso, aunque pueda aparecer alguna enfermedad relacionada con la edad, los centenarios lidian con ellas mucho mejor que el resto de las personas.

Gracias a este estudio y otros, se ha visto que vivir mucho depende de:

- La genética: con un peso del 25 por ciento, es especialmente importante para superar la esperanza de vida de la población de referencia y llegar a los cien años.
- El ambiente: es crucial para el *healthspan* (el tiempo de vida con buena salud) y para llegar a edades avanzadas con

buena calidad de vida y capacidad funcional. Esto incluye el estilo de vida y todo lo que no es genético.

Más allá de los estudios científicos, es frecuente que se publiquen noticias de personas de más de cien años para que cuenten el secreto de su éxito. Las respuestas son muy variadas: no tener novio, tomar una cerveza Guinness cada día, comer un helado diario... La prensa se suele fijar en estos detalles en vez de cuestiones como la alimentación, el movimiento o la actitud.

Tu genética no la puedes cambiar, al menos de momento, si bien veremos que las técnicas de edición génica se están investigando como una estrategia para lograr el rejuvenecimiento. En la segunda parte del libro verás qué puedes hacer en la parte que sí depende de ti.

El mito de las zonas azules

Quizás hayas leído sobre estas zonas del mundo, acerca de las que se han publicado muchísimos artículos y libros, por ser ejemplo de regiones donde las personas alcanzan edades muy longevas con un estilo de vida con características compartidas.

Las zonas azules clásicas son Cerdeña, en Italia; la isla de Icaria, en Grecia; Okinawa, en Japón; Loma Linda, en California, y Nicoya, en Costa Rica. Además, se ha propuesto que ciertas zonas de Galicia, como Ourense, también formen parte de las zonas azules. Los factores comunes de las personas que viven en estas zonas y que se considera que contribuyen a que mucha gente llegue a ser centenaria constituyen los «Power 9» o **principios clave de la longevidad**:

- Movimiento natural.
- Conocer el propósito vital.
- Reducción del estrés.
- Comer hasta estar lleno al 80 por ciento.
- Dietas con muchos vegetales.
- Consumo moderado de alcohol.
- Pertenencia a una comunidad espiritual o social.

- Relaciones sociales y familiares sólidas y cercanas.
- Un círculo social adecuado o tribu.

Sin embargo, el concepto de las zonas azules se ha criticado desde hace unos años. En muchas de ellas hay bastante inexactitud en los registros de nacimiento e incluso podría haber personas ya fallecidas que no se han reportado como tales para que sus familiares puedan seguir cobrando sus pensiones.

Por otro lado, como la genética juega un papel importante en la longevidad, quizás en estos lugares haya personas centenarias no tanto por su estilo de vida, sino por su genética, porque, en muchas zonas azules, la población ha estado bastante aislada, al menos, en la época en la que nacieron estas personas.

Además, el estilo de vida de estas regiones está muy relacionado con la cultura y el entorno local, y no es necesariamente exportable a otros lugares. El concepto de zonas azules se ha comercializado y parece que el secreto de la eterna juventud sea vivir como ellos, cuando depende mucho del contexto.

Aun así, lo cierto es que la ciencia apoya la mayor parte de los componentes del estilo de vida de los habitantes de estas regiones. Profundizaremos en todos ellos en la segunda parte del libro.

Resumen

✓ Llegar a los cien años no es cuestión de magia ni de encontrar un único gen de la longevidad, sino de la combinación de una genética favorable (que pesa solo un 25 por ciento), un entorno salutogénico y unos hábitos adecuados.

✓ Los longevitistas apuestan por optimizar cada aspecto de nuestras vidas con disciplina, hábitos, suplementación y tecnología.

3

La década prodigiosa

3.1. Éxito y longevidad

Del *No Meiwaku* al éxito sénior

En Japón existe un concepto cultural llamado *No Meiwaku*. Es un tipo de mentalidad que consiste en no causar molestias a los demás. Implica tener autocontrol y evitar comportamientos molestos; por ejemplo, no hablar por teléfono mientras estás en el metro, no tirar chicles en la calle y, en general, seguir toda una serie de normas sociales no escritas que facilitan una convivencia fluida. En esencia, se trata de adaptarse al grupo y minimizar los conflictos, incluso a costa de la autenticidad personal y la autoexpresión.

Aplicado al envejecimiento, esta actitud facilita el proceso de cumplir años con independencia, dignidad y apoyo mutuo. Esta idea regula las actitudes sociales: las generaciones más mayores no quieren ser una carga para la familia ni para el Estado. Una parte del *No Meiwaku* proviene de la vergüenza que supone, en la cultura japonesa, ser una carga para otros. Por ello, a medida que envejecen, los habitantes de este país suelen seguir realizando tareas y actividades útiles para la sociedad.

El proverbio japonés «Solo mantenerte activo te hará querer vivir cien años» se relaciona con otro concepto de la filosofía de Japón, el *Ikigai*, que es lo que te hace levantarte cada mañana, tu propósito.

Precisamente, la longevidad no se trata solo de ser saludable, sino de ir más allá: mantenerse activo con los años e incluso ser exitoso. Si queremos que todo el mundo aspire a vivir cien, ciento veinte o incluso ciento cincuenta años, será inviable mantener la edad de jubilación en menos de setenta años. Y, obviamente, tendremos que seguir manteniéndonos activos.

¿Qué pasaría si la vida activa de las personas fuera desde los veinte o treinta años hasta los setenta, en una sociedad muy longeva? Actualmente ya es complicado mantener un sistema de pensiones adecuado; ahora imaginemos que, gracias a los avances de la ciencia y la tecnología, la mayoría de las personas llega a vivir hasta los ciento veinte años. Esto supondría unos veinte o treinta años de estudio sin trabajar al inicio de la vida y otros cincuenta años más de jubilación plateada y gloriosa a expensas de un número cada vez menor de trabajadores en la mediana edad. No hace falta tener un Premio Nobel de Economía ni un doctorado en Sociología para darse cuenta de que no salen las cuentas. ¿De qué ingresos vivirían esos jubilados? En Japón, de hecho, muchos séniors ya se ven forzados a trabajar y el gobierno está promoviendo la idea de que hay que trabajar toda la vida.

Por cierto, el *No Meiwaku* no implica falta de respeto hacia las personas mayores, sino todo lo contrario: existe el *Keiro no Hi* o 'Día del Respeto a los Mayores', que se celebra el tercer lunes de septiembre. En esta ocasión, se honra y se muestra gratitud a las personas mayores, deseándoles una vida larga y saludable.

Ahora podrías preguntarme si, después de toda una vida de trabajo y la expectativa de una jubilación tranquila, lo que debemos hacer es buscar un envejecimiento activo y exitoso. Pues sí, precisamente estoy diciendo esto. Bueno, no es que lo diga yo, nos interesa a todos como sociedad y a cada individuo en particular. Además, este concepto está publicado en numerosos estudios.

El éxito de ser activos

Envejecimiento exitoso es un concepto que se estableció en 1982 con seis dimensiones: **autoaceptación, relaciones positivas con otros, autonomía, maestría ambiental, propósito y crecimien-**

to personal. Todas estas están relacionadas con un funcionamiento positivo y un bienestar completo, tanto mental y físico como social y espiritual.

Así, el modelo de envejecimiento exitoso establece cinco criterios clave:

1. Ausencia de enfermedad.
2. Ausencia de discapacidad.
3. Rendimiento cognitivo conservado.
4. Rendimiento físico adecuado.
5. Participación social activa.

También existen otros modelos de envejecimiento exitoso. En todos, se pone mucho énfasis en los factores sociales y en la percepción que cada persona tiene de su propio envejecimiento, así como en los eventos vitales y su impacto en la etapa sénior.

Sin embargo, algunos critican el concepto de envejecimiento exitoso, ya que plantea una duda incómoda: ¿qué pasa si no tienes *éxito*?, ¿acabarás siendo eutanasiado o tratado como un trasto viejo e inútil?

Por este motivo, otros prefieren el término *envejecimiento activo*, que según la OMS es el «proceso de optimización de oportunidades para la salud, la participación y la seguridad para mejorar la calidad de vida de las personas a medida que envejecen». Para su valoración, se ha desarrollado el índice de envejecimiento activo, un concepto que incluye cuatro dominios y veinte indicadores, que puedes ver en la tabla 2.

Tabla 2. Parámetros del índice de envejecimiento activo

DOMINIO	INDICADORES
Empleo	Tasa de empleo para los grupos de edad: • 55-59 años • 60-64 años • 65-69 años • 70-74 años

DOMINIO	INDICADORES
Participación en la sociedad	• Actividades voluntarias. • Cuidado de niños o nietos. • Cuidado de personas mayores. • Participación política (sindicatos, grupos de acción política).
Vida independiente, saludable y segura	• Ejercicio físico. • Acceso a servicios de salud y cuidado dental. • Arreglos de vivienda independiente. • Seguridad financiera. • Seguridad física. • Aprendizaje continuo (*lifelong learning*).
Capacidad y entorno facilitador para un envejecimiento activo y saludable	• Expectativa de vida restante a los cincuenta y cinco años. • Proporción de años saludables en la expectativa de vida restante a los cincuenta y cinco años. • Bienestar mental (en la población mayor de cincuenta y cinco años). • Uso de TIC (tecnologías de la información y la comunicación). • Conexión social. • Logro educativo de las personas mayores.

Fuente: Elaboración propia a partir de Bautmans, I. *et al.*, «WHO working definition of vitality capacity for healthy longevity monitoring», *Lancet Healthy Longev*, 3, 11 (2022).

3.2. Vitales y sanos hasta la muerte

Capacidad intrínseca

Frente al éxito y la actividad, el término *envejecimiento saludable* es el que se usa ahora con mayor frecuencia, porque incluye también la dimensión psicosocial. Según la OMS, el envejecimiento saludable es «el proceso de fomentar y mantener la capacidad funcional que permite el bienestar en la vejez».

La **capacidad funcional** consiste en poseer los atributos necesarios para que las personas puedan ser y hacer lo que es importante para ellas. Así que, si para ti es importante hacer dominadas, escalar, escribir libros, grabar *reels* para tu Instagram, hacer el amor o correr por la montaña, tu envejecimiento saludable pasa por seguir haciendo todo eso toda tu vida.

Fíjate, estamos en la **década del Envejecimiento Saludable** (**2021-2030**). La OMS tiene un interés especial en este tema, ya que en el mundo hay más de mil millones de personas mayores de sesenta años. Si no queremos acabar como en *Soylent Green*, más vale que todo el mundo cumpla años de manera saludable.

Soylent Green es una novela y película que muestra la sociedad de 2022, la cual está hecha una ruina postapocalíptica. Como no hay recursos, las personas solo pueden comer un alimento procesado que se llama Soylent Green, cuyos ingredientes son restos humanos reciclados. Lo curioso es que hoy existen unos licuados de nutrición completa que se llaman Soylent, un nombre provocador buscado a propósito para llamar la atención.

Bien, chascarrillos macabros aparte, si no queremos acabar siendo licuado para nuestros nietos, necesitamos ser humanos antifrágiles con buena capacidad funcional. Esto incluye habilidades como poder cubrir nuestras necesidades básicas, conservar la movilidad, construir y mantener relaciones, contribuir a la sociedad y, por supuesto, aprender, crecer como personas y tomar decisiones.

En este contexto, la OMS define un concepto clave para el envejecimiento saludable, la **capacidad intrínseca**, que se refiere a «la combinación de todas las capacidades físicas y mentales de una persona, incluyendo la capacidad de caminar, pensar, ver, oír y recordar».

Esta capacidad intrínseca incluye aspectos locomotores, cognitivos, sensoriales y psicológicos, entre otros. Todas estas capacidades dependen del funcionamiento adecuado de sistemas biomoleculares que permiten la homeostasis energética, los sistemas de respuesta al estrés y los mecanismos de reparación.

Sobre ellos influyen, por un lado, la genética, el ambiente y el estilo de vida y, por el otro, los mecanismos del envejecimiento. Todo esto a su vez se refleja en la **vitalidad**, que es un estado fisiológico que depende de la interacción entre múltiples sistemas fisiológicos. Estos incluyen el nivel de energía, el metabolismo y las funciones neuromuscular, inmune y de respuesta al estrés del cuerpo. Veremos cómo valorar la vitalidad y la capacidad funcional en el capítulo dedicado al diagnóstico y las medidas de valoración de esta capacidad.

La importancia de la autonomía en las decisiones

¿Sabes cuando se infantiliza a una persona mayor y los hijos, los nietos o incluso el médico deciden por esa persona lo que creen que es mejor para ella?

Reconozco que yo misma he caído en esto, precisamente para evitar una caída. Mi madre tenía un cuarto de baño con tina. Yo misma me caí hace años en una tina de un hotel en Boston. Tenía una migraña horrible, colgué el cartel de «no molestar» y quería descansar sin interrupciones tras un baño relajante. Me resbalé en la tina, me di un golpe en la cabeza y terminé magullada y hecha polvo. Si me quedo tiesa cual berenjena en la tina asesina, de ahí no me saca nadie en los cinco días de mi estancia. Seguro que conoces a gente que le ha pasado; por ejemplo, un amigo salpicó de sangre su baño por el tajo que se hizo en la cabeza tras un resbalón tonto. Necesitó quince puntos y aún da gracias por estar vivo a pesar de su caída.

Con semejante experiencia en el mundo de las tinas, como buena hija, yo insistía a mi madre sobre los peligros de la suya, pero ella se hacía la que no oía. Finalmente, tomé yo la decisión de cambiar su tina por una regadera. ¿Hice bien? Desde el punto de vista de su autonomía de decisión, probablemente no, pero no quería que mi madre se cayera y se rompiera la cadera o la crisma. Aun así, reconozco que todavía le doy vueltas a si actué correctamente forzando la reforma de su cuarto de baño.

En cualquier caso, para lograr un envejecimiento saludable, es importante la autonomía, además de otros atributos del envejecimiento saludable:

1. Un proceso continuo de cambio y adaptación.
2. Definición propia e individualista.
3. Enlentecimiento de los procesos corporales.
4. Aceptación y movimiento hacia la muerte.
5. Deseo de continuar participando activamente en los procesos de la vida.
6. Capacidad para funcionar física, cognitiva y socialmente.
7. Modificación continua, autoevaluación y redefinición del yo y de las capacidades.

Todo esto se debería realizar en el marco de la **teoría de la autodeterminación**, que establece que el ser humano tiene tres necesidades psicológicas básicas: **autonomía, competencia y** *relatedness* (conexión con otras personas y pertenencia a la sociedad). Si estas necesidades están cubiertas, la persona se sentirá intrínsecamente motivada para llevar a cabo actividades, aunque, si los hábitos saludables dependieran solo de nuestra motivación, sería difícil mantenerlos. No obstante, la motivación nos otorga un impulso extra y, cuando es intrínseca y propia de la persona, es un motor brutal para un estilo de vida saludable.

Mantener ese bienestar extremo y la vitalidad, junto con la capacidad intrínseca a medida que cumplimos años, y ser antifrágiles, requiere autoconocimiento consciente y autónomo para ejecutar acciones que tendemos a posponer: hacerse un estudio audiométrico si uno no oye bien, buscar ayuda para los sofocos de la menopausia o viajar a ese sitio que siempre quisiste visitar, pero nunca fuiste, porque «ya lo haré más adelante».

Motivación, ganas, empuje frente al miedo y vivir con plenitud... Todo esto es necesario para cumplir años y conseguir no envejecer, sino rejuvenecer.

Envejecer vs. rejuvenecer

¿Prefieres envejecer, aunque sea de manera exitosa, activa y saludable, o rejuvenecer? De nuevo, entramos en una cuestión semántica.

Envejecer hace referencia tanto a un constructo biopsicosocial como al hecho de cumplir años, por alejarnos de nuestra fecha de nacimiento. Frente a ello, los longevitistas proponen rejuvenecer: cumplir años, pero hacerlo de manera que no solo no empeores y te deteriores, sino que estés mejor.

Obviamente, esto tiene un límite: nadie con cuarenta años quiere parecerse a su yo de quince años, con *brackets*, granos e inseguridades adolescentes. Pero quizás aspirar a una edad biológica entre los veinticinco y los treinta y cinco años sea razonable, dado que es cuando estamos en el mejor estado de forma.

El objetivo sería celebrar tus próximas décadas redondas (cuarenta, cincuenta, sesenta..., ciento veinte) sintiéndote mejor que ahora: más fuerte, más sabio, con menos dolores y disfrutando más de la vida. Sí, incluso de los baños de agua fría, aunque no sean tu actividad favorita.

¿Es posible? Sí. Muchos pacientes, amigos y conocidos que han hecho cambios en su estilo de vida afirman sentirse ahora mejor que nunca. Esto también ocurre con muchos de mis seguidores que comparten su historia de empoderamiento en salud al haber mejorado en todos los ámbitos de su vida.

El rejuvenecimiento busca revertir el envejecimiento, mientras que la extensión de la vida persigue oponerse a las causas del envejecimiento y enlentecerlo. Ambos son los pilares de una longevidad exitosa.

¿Y tú cómo quieres estar mañana o dentro de diez o treinta años? ¿Mejor que ahora? ¡Yo también! Descubramos, pues, cuáles son los mecanismos que lo hacen difícil: ¿qué es el envejecimiento a nivel de nuestras células, órganos y tejidos?

RESUMEN

- ✓ Cumplir años con éxito, siendo activos y saludables, es una meta maravillosa para el autocuidado.
- ✓ Preservar la capacidad intrínseca, es decir, las funciones físicas y mentales básicas, es esencial para esa meta.
- ✓ La vitalidad, como estado fisiológico, depende de la interacción de nuestros sistemas corporales y refleja nuestra salud y funcionalidad global.
- ✓ Para rejuvenecer, en lugar de envejecer, necesitas tomar decisiones conscientes en el día a día y no caer en las trampas del sistema: sedentarismo, ultraprocesados, adicciones, soledad, confort extremo, etc.

4

¿Por qué y cómo envejecemos?

4.1. ¿POR QUÉ EXISTEN EL ENVEJECIMIENTO Y LA MUERTE?

Teorías evolutivas: por qué envejecemos y morimos

Cuando hablamos de envejecimiento, nos podemos plantear muchas cuestiones. Una es cómo envejecemos: cuáles son los mecanismos celulares, moleculares y tisulares, e incluso desde un punto de vista macroscópico y del organismo completo, que nos llevan a envejecer. Otra pregunta podría ser por qué o para qué envejecemos.

En este sentido, se han propuesto muchas teorías para intentar responder a esta cuestión. Una de ellas es la teoría del **soma desechable**, de Thomas Kirkwood, que plantea que un organismo biológico puede dedicarse a reproducirse y, por otro lado, a reparar y mantener su cuerpo. Como lo que le interesa a la evolución es el éxito reproductivo (es decir, que dejemos descendencia), los cuerpos están más programados para esa reproducción que para mantenerse indefinidamente. Así, no tendría demasiado sentido vivir más allá de haber conseguido asegurar la descendencia y, por lo tanto, la continuidad de la especie.

Relacionada con esta teoría está la de la **pleiotropía antagonista** de George Williams. Según él, los genes que nos ayudan en las primeras etapas de la vida y en la reproducción son los mismos que pueden provocar daños o enfermedades cuando envejecemos. Por lo tanto, al final, se trataría de tener suficiente vigor y energía para reproducirnos, aunque esos genes nos lleven a envejecer y morir al final de la vida.

La teoría de las **mutaciones acumuladas** de Peter Medawar es similar y sostiene que las mutaciones que contribuyen al envejecimiento se transmiten porque ya nos hemos reproducido antes de que el envejecimiento se manifieste y, por lo tanto, se trasladan a las siguientes generaciones. Además, Medawar consideraba que, en estado salvaje, los cuerpos no suelen llegar a edades avanzadas, por lo que la selección natural tampoco actuaría sobre estos genes.

Otra teoría habla del **envejecimiento programado**, que sería un beneficio para la especie y el ecosistema. Como no hay recursos ilimitados, los individuos más jóvenes necesitan que se liberen recursos.

También se ha propuesto que el envejecimiento y la muerte podrían favorecer la **variabilidad genética**: un individuo joven tendrá mayor posibilidad de adaptarse a un entorno cambiante. Sin embargo, si uno viviera, por ejemplo, mil años, no estaría adaptado para enfrentarse al presente.

Al final, todas estas teorías, entre otras, plantean que el envejecimiento y la muerte son una estrategia evolutiva que prioriza la supervivencia de la especie por encima del individuo. Por lo tanto, lo más importante sería la reproducción y la adaptación al entorno mediante la renovación generacional.

También existen teorías sobre el envejecimiento centradas en mecanismos celulares y moleculares, de las cuales hablaremos más adelante. Antes, me gustaría mencionar la teoría de la **tasa de vida** (*Rate of Living Theory*). Los filósofos de la Antigüedad ya explicaban que tenemos una cantidad finita de una sustancia vital. Cuando dicha sustancia se consume, morimos; como si ya hubiéramos respirado o si el corazón hubiera latido un número predefinido de veces. De hecho, se ha estimado que nuestro corazón puede latir 3 000 millones de veces. Después... THE END. KAPUTT. FINITO.

Es una idea bonita que, de alguna manera, concuerda con las explicaciones de muchas filosofías orientales sobre la vida y la muerte. Según estas, la vida, el envejecimiento y la muerte forman parte de un ciclo natural que debemos aceptar. El sufrimiento asociado al envejecimiento y la muerte proviene del apego a nuestro cuerpo físico y a los deseos que tenemos en este mundo terrenal.

De medusas y árboles a tortugas gigantes: lecciones de longevidad

Para cada especie, el tiempo máximo de vida varía. Para los humanos, se ha estimado en unos ciento veinte a ciento veintidós. Muchos científicos consideran que por mucho que avance la ciencia, no vamos a poder superar este límite biológico.

Ante ello, los longevitistas extremos mencionan casos de especies muy longevas, como el árbol Pando, con una edad estimada de 16 000-80 000 años: es un único organismo de álamo temblón con 47 000 árboles en superficie y unas raíces masivas bajo la tierra. También existe una medusa inmortal, la *Turritopsis nutricula*, que no solo no muere, sino que rejuvenece una y otra vez. Las células de las langostas no envejecen, pero estas acaban muriendo cuando el esfuerzo de fabricar un nuevo caparazón es excesivo y fallecen por agotamiento. Y qué decir de las planarias, esos gusanos que, cuando los parten en dos, no mueren, sino que generan dos gusanos enteros.

Hay tortugas gigantes que viven más de doscientos años. Estos fascinantes reptiles envejecen a un ritmo mucho más lento que nosotros. Una de las tortugas más longevas conocidas, Harriet, llegó a los ciento setenta y cinco años y se dice que fue recogida por Charles Darwin. Al parecer, las tortugas gigantes llevan la longevidad con calma, literalmente. Su metabolismo lento y su estilo de vida relajado parecen ser clave para su extraordinaria duración de vida. Quizás deberíamos aprender algo de ellas: más siestas, menos estrés.

También las bacterias nos plantean una situación peculiar: una bacteria se divide y da lugar a dos nuevas bacterias, pero, desde cierto punto de vista, se trata de la misma bacteria original escindida de manera indefinida, una y otra vez.

En definitiva, la existencia de este tipo de organismos es lo que anima a los longevitistas a decir: «Y los humanos, ¿por qué no?». Sin embargo, las personas no somos (ni queremos ser, supongo) medusas, árboles, gusanos, langostas, tortugas gigantes ni bacterias. Utilizar estos modelos para investigar el envejecimiento es interesante y nos permite aprender mucha biología, pero pensar que vamos a conseguir la longevidad extrema utilizando estos modelos puede ser poco práctico.

Sea como fuere, muchos científicos consideran que el envejecimiento y la muerte tienen sentido desde un punto de vista evolutivo, y que no deberíamos ir en contra de ello. Por otro lado, hay quienes consideran que el envejecimiento y la muerte son una desgracia cuya abolición debemos buscar.

En cualquier caso, la investigación en gerociencia supone la inversión de miles de millones de dólares y euros. Los millonarios más ricos del mundo están interesados en no envejecer ni morir. Parecen competir en una suerte de *Juegos del Hambre de la Inmortalidad*: aquel que llegue primero gana la eternidad (o, al menos, unos cuantos *likes* en Instagram).

Muchos de ellos parecen optimistas al respecto, aunque, actualmente, ni las ciencias básicas ni sus aplicaciones prácticas permiten afirmar que vayamos a conseguir la longevidad extrema ni la abolición de la muerte. ¿De dónde viene entonces ese optimismo? ¿Podemos vencer a los mecanismos moleculares del envejecimiento? Conozcámoslos y lo veremos.

4.2. Los *HALLMARKS OF AGING*

No se puede escribir un libro sobre envejecimiento sin hablar del artículo de Carlos López-Otín y sus colaboradores titulado «Hallmarks of Aging». Se publicó por primera vez en 2013 y se actualizó con una nueva versión en 2023. En español se podría traducir como **características o rasgos distintivos del envejecimiento**. Además, en un simposio sobre esta cuestión celebrado en Copenhague, se añadió otro par más.

El artículo que te menciono es lo que algunos llaman «seminal». En realidad, en español esto está mal dicho, porque *seminal* no es un término adecuado en nuestro idioma. Ya sabes que el inglés nos invade por todas partes. Así, los tortuosos ejercicios con los que empiezo la semana todos los lunes con mi entrenador personal Víctor Téllez tienen nombres como *bear front through* o *bird dog*. A su vez, a una llamada le decimos *call*, y *random* es un vocablo que hasta yo he incorporado a mi vocabulario. Luego, tenemos los préstamos científicos y médicos, pero, en realidad, decir que una enfermedad es *severa* no es muy correcto y no *manejamos* las patologías.

Y no, los artículos no son *seminales*. Este término hace referencia al semen o a las semillas, por lo que lo correcto sería decir «artículo fundacional». Aun así, la palabra es descriptiva y este artículo siempre me ha parecido un texto verdaderamente *seminal*, en el sentido en inglés, porque inaugura una nueva línea de investigación en longevidad y es de referencia obligada en cualquier investigación sobre envejecimiento o longevidad.

En él se establecen las claves o los rasgos distintivos que ocurren en el envejecimiento a nivel molecular y celular. No quiero aburrirte con muchísimos detalles sobre esto, pero es importante que conozcas los conceptos, porque, luego, para entender bien qué podemos hacer para mantenernos jóvenes y sanos durante más tiempo, nos vendrá muy bien.

En primer lugar, se considera que estas claves o características del envejecimiento cumplen **tres premisas**:

1. Aparecen asociadas a la edad.
2. Si se acentúan, aceleran el envejecimiento.
3. Existe la posibilidad de actuar sobre ellas para frenar, detener o incluso revertir el envejecimiento.

Inestabilidad genómica

Nuestro material genético está expuesto a diferentes agentes químicos, físicos y biológicos que lo pueden dañar. Además, cosas que suceden en la célula, como la oxidación o los errores en la forma en que se realizan las copias del material genético, también pueden dañar el ADN. Este daño puede afectar tanto al ADN del núcleo como al de las mitocondrias, nuestras fábricas de energía celular.

Para entenderlo más fácilmente: si el ADN es el libro de instrucciones de cómo debe funcionar la célula y fabricar todas las proteínas de nuestro cuerpo, algo saldrá mal si este libro se corrompe. Imagínate que estás leyendo una novela y faltan palabras aquí y allá. Podrás comprender el significado del relato, pero si, de repente, a todas las palabras les quitaran algunas letras, la lectura se tornaría muy complicada.

En el envejecimiento, por un lado, se producen daños en el ADN y, por el otro, los mecanismos que lo reparan también están alterados. Estos procesos son muy complejos y no hay un único mecanismo que los explique. Además, aunque supiéramos cómo reparar el ADN dañado, no sería suficiente para solucionar el envejecimiento, porque hay otros mecanismos que participan de este.

¿Cómo contrarrestar la inestabilidad genómica? Sobre todo, evitando todo aquello que la cause (alcohol, tabaco, tóxicos...) y llevando a cabo acciones que permitan repararlo mejor. Por ejemplo, hay componentes de alimentos que pueden ser interesantes. Los veremos en el capítulo correspondiente, más que nada para que este capítulo no acabe siendo el libro completo.

Desgaste de los telómeros

El desgaste o acortamiento de los telómeros quizás te suene conocido porque incluso hay un libro sobre esta cuestión, de la premio nobel Elizabeth Blackburn: *La solución de los telómeros*.

Imagínate un cromosoma, que es como una especie de X rechoncha. En sus extremos encontramos los telómeros, que se comparan clásicamente con la cubierta de plástico protector de las agujetas de los tenis. Esos telómeros son secuencias de material genético que no codifican proteínas y protegen a los cromosomas. Está genial, pero cada vez que una célula se divide para dar lugar a dos nuevas células, los telómeros se acortan.

¿Y qué le pasa a la agujeta de tus tenis cuando pierde la cubierta? Se deshilacha y pierde la forma por la punta. Cuando esto les ocurre a tus cromosomas, sufren. Entonces, aparece la inestabilidad genómica, lo que acelera el envejecimiento de las células hasta que estas mueren.

Existe una enzima llamada telomerasa que permite que los telómeros mantengan una longitud adecuada. Sin embargo, hay una relación (aún no del todo comprendida) entre una telomerasa hiperactiva y la producción de células cancerosas. Dicho esto, la deficiencia de telomerasa se asocia a enfermedades como la fibrosis pulmonar. Además, un estudio mostró que las personas que sufrieron cuadros graves de COVID-19 tenían telómeros más cortos.

Podemos cuidar de los telómeros sin necesidad de someternos, todavía, a terapias génicas relacionadas con la telomerasa. Estas son una de las grandes promesas futuras en terapias antienvejecimiento, pero, mientras tanto, el estilo de vida influye mucho en la longitud de los telómeros. Estos se acortan por estrés oxidativo, sedentarismo, dieta no saludable, estrés crónico, inflamación crónica, alcohol, tabaco, otros tóxicos, pesimismo, pobreza...

Alteraciones epigenéticas

Entendamos primero qué es la epigenética. Para ello, piensa en tu material genético, el ADN, lo que hace que tú seas tú, como una partitura de una gran sinfonía. Por sí misma, esa partitura no es nada, no sonará ninguna música. Para una sinfonía necesitas músicos que la toquen y, según los instrumentos que se utilicen, la pericia de los músicos y del director de orquesta, y también según sea la sala de conciertos, la sinfonía sonará de una u otra manera.

Ahora imagina que la pieza incluye violines y que los violinistas se ponen en huelga. ¿Verdad que ya no sonaría igual? De la misma manera, el ADN tiene la capacidad de fabricar muchísimas proteínas diferentes. Pero resulta que, según los factores ambientales, el estilo de vida o las cosas que pasan dentro de las células, quizás algunos genes se silencien (como esos violinistas en huelga). O puede que nos encontremos a un músico superegoísta que toque muy fuerte, es decir, que un gen se exprese demasiado y haya un exceso de una proteína.

Esto es la epigenética: cómo se expresan los diferentes genes en diferentes momentos de la vida en función de los factores ambientales. No entraré en detalles sobre los mecanismos de regulación epigenética (tienen nombres como metilación, modificación de histonas, desrepresión de retrotransposones y cosas así). Lo que nos interesa saber es que esos mecanismos se alteran en el envejecimiento.

¿Y por qué? Adivina... ¡Hábitos, estilo de vida, factores ambientales! Es una buena noticia: puedes hacer mucho para cuidar de tu epigenética. El día que aparezcas en el trabajo con un *glow* especial y te lo digan, podrás lanzar al aire la siguiente frase: «Sí, es que hoy tengo los retrotransposones geniales».

Pérdida de proteostasis

Esta es fácil: las proteínas son las grandes moléculas de nuestro cuerpo que forman estructuras como el colágeno o la elastina de la piel, los ligamentos y tendones, así como las proteínas del músculo.

Otras proteínas regulan las funciones de nuestro cuerpo. Por ejemplo, la digestión la hacemos con enzimas; hay hormonas proteicas; otras proteínas protegen y hacen copias del ADN. Algunas son imprescindibles para la función de las mitocondrias, y así un largo etcétera. Por cierto, recientemente se ha descubierto que en la célula existen condensados de proteínas en su citoplasma, arrejuntados de manera caótica, que vienen a ampliar los libros de biología con lo que conocíamos sobre la estructura celular y los orgánulos.

Es importante que cada proteína se fabrique exactamente según el libro de instrucciones. Sin embargo, en el envejecimiento se pierde la proteostasis, es decir, la adecuada estructura y el adecuado funcionamiento proteicos. Esto puede suceder, por ejemplo, cuando las proteínas están glicadas (azucaradas) u oxidadas (no es que tengan herrumbre, pero casi) o cuando se pliegan mal. Entonces no funcionarán bien o, para colmo de males, pueden acabar formando gurruños de basura celular que interfieren en la salud celular. Un ejemplo es la enfermedad de Alzheimer, donde se acumulan proteínas mal plegadas. Si a este acúmulo de basura en las células le unimos el siguiente rasgo distintivo, ya nos metimos en un problema gigante.

Macroautofagia deshabilitada

La macroautofagia o autofagia es el proceso en el que se elimina la basura celular. Cuando una parte de la célula, una proteína o cualquier otra molécula está alterada o no funciona bien, hay que eliminarla.

Este proceso de eliminación es complejo. Imagina qué le pasaría a una ciudad si, de repente, no hubiera servicios de limpieza y recogida de basuras, a la vez que se atora todo el alcantarillado. Literalmente, estaríamos inundados de porquería y basura. Pronto las ratas y todo tipo de bichos indeseables camparían a sus anchas, los malos olores nos saturarían y diversas enfermedades infecciosas nos invadirían.

Pues esto es lo mismo: imagina que las células acumulan basura. Eso es lo que sucede cuando la autofagia no funciona como debe. Las consecuencias son nefastas: inflamación, daños en el ADN y las membranas y, por lo tanto, envejecimiento y enfermedades crónicas. El apocalipsis celular, en definitiva. Su importancia se traduce en casi cien mil artículos científicos indexados sobre este tema y en la concesión en 2016 del Nobel de Fisiología y Medicina a Yoshinori Ohsumi por sus estudios sobre la autofagia.

¿Verdad que te han entrado ganas de activar tus procesos de autofagia para disfrutar de unas células limpitas y relucientes? Una pista inicial sobre por dónde va la idea: el exceso de energía procedente de macronutrientes y tener mucha insulina circulante hacen que la autofagia se vea impedida, así que el ejercicio y la alimentación serán herramientas importantes para mejorarla.

Percepción de nutrientes desregulada

Fíjate, ya hemos introducido el concepto de los nutrientes. En este sentido, la desregulación de la percepción de nutrientes es otro fenómeno que encontramos en el envejecimiento.

¿Qué quiere decir esto? Nuestro organismo entero, nuestras células y cada uno de los orgánulos están acostumbrados a unos ritmos: circadianos, de luz y oscuridad, de movimiento y reposo y, por supuesto, de disponibilidad de alimentos y energía, incluyendo momentos de falta de nutrientes y energía.

A nuestro cuerpo no le cae bien la falta de variación. Por ejemplo, el exceso de disponibilidad de energía en forma de glucosa y grasas de manera continua es una rareza evolutiva. Nuestro cuerpo no está adaptado a que comamos continuamente, cinco o seis veces al día, con un exceso de ingesta energética constante.

A las células les ayuda alternar entre momentos de abundancia de comida, detectados por un sistema llamado mTOR, y momentos de escasez, regulados por otro sistema llamado AMPK. Estos dos sistemas detectan cómo estamos de energía y regulan cuestiones como los niveles de factores de crecimiento celular, las sirtuinas, la señalización de la inflamación o la autofagia.

Si comemos continuamente y mantenemos una señalización de aporte externo continuo de energía abundante, surgirán alteraciones en los procesos celulares, inflamación continua y proliferación celular excesiva. Esto puede derivar en problemas como obesidad, crecimiento excesivo de la próstata (entre otros órganos) y, en algunos casos, cáncer.

Quizás ahora puedes relacionar lo que te comentaba sobre la autofagia y esta percepción de nutrientes. ¿Será que la conclusión a la que han llegado muchos gurús y científicos del ámbito de la longevidad (que debemos comer menos cantidad, menos veces al día y practicar algún ayuno más largo) es un camino interesante para mejorar estos dos aspectos del envejecimiento? (*Spoiler*: sí).

Disfunción mitocondrial

¡Ay, mis queridas mitocondrias! El milagro de la vida y la endosimbiosis. Las mitocondrias originalmente eran microorganismos que, hace miles de millones de años, se fusionaron con otro microorganismo para formar la célula eucariota. Esta célula es la de la lombriz de tierra, la *Giardia lamblia*, el capibara y, por supuesto, el ser humano.

Cada célula tiene entre miles y millones de mitocondrias. Son las fábricas de energía celular y, sin ellas, no hay vida. En su libro *Activa tus mitocondrias*, mi querido amigo Antonio Valenzuela realiza un repaso exhaustivo de estos orgánulos, por qué enferman y cómo podemos cuidarlos.

Hay un término en particular que me encanta: «confusión mitocondrial», que ocurre cuando las mitocondrias reciben un exceso de nutrientes: cuando les llega demasiada grasa, glucosa y aminoácidos de golpe y a todas horas, no son capaces de gestionar su excedente. La cosa sale mal, muy mal, y si, además, no les damos a las mitocondrias lo que necesitan y les encanta (movimiento y ejercicio físico), se deterioran.

Un ejemplo de esta «confusión mitocondrial» sucede en el hígado graso no alcohólico: las mitocondrias están sobrecargadas por el exceso de grasa y glucosa acumulada en las células hepáticas. Se genera estrés oxidativo, inflamación y, en muchos casos, una disfunción metabólica que termina afectando al cuerpo entero. Las mitocondrias están pidiendo a gritos que las saques a correr un rato o que les des un respiro del exceso energético.

Con la confusión aparece la disfunción: no hay envejecimiento sin disfunción mitocondrial, y viceversa. ¡Qué bonito cómo vamos navegando hacia el mundo de la nutrición y el ejercicio físico para contrarrestar los mecanismos presentes en el envejecimiento!

Senescencia celular

Este término es una redundancia cuando hablamos de envejecimiento, porque literalmente significa 'envejecimiento celular'. Se trata de la respuesta de la célula al daño que sufre, ya sea agudo o crónico.

Este daño puede proceder de la activación de oncogenes (genes que promueven tumores), telómeros cortos, daño al material genético, mitocondrial y oxidativo, infecciones, desequilibrio de nutrientes o el estrés crónico. También la inflamación genera senescencia celular.

Encontramos este envejecimiento celular en muchas enfermedades, como el síndrome metabólico, la diabetes, la aterosclerosis, el alzhéimer... y en el envejecimiento del sistema inmunitario. ¿Por qué crees que una gripe que, a los treinta años, te deja en cama un par de días, a los ochenta puede llevarte al hoyo?

El SASP (fenotipo secretor asociado a la senescencia) describe las características de las células envejecidas: comienzan a expresar retrovirus endógenos, generan un exceso de radicales libres de oxígeno en las mitocondrias y alteran el sistema de autofagia.

¿Por qué nos ha dado la naturaleza esta respuesta de envejecimiento celular frente al daño? Parece ser que, por un lado, puede

protegernos de tumores (haciendo que las células dañadas enve-
jezcan y mueran antes de volverse cancerosas) y, por otro, permite
crear fibrosis o cicatrices en tejidos dañados, para que luego el sistema inmunitario repare el daño.

Por cierto, estas células envejecidas no se rinden fácilmente;
son como los que te llaman con *spam* a diario por mucho que hagas. SASP podría redefinirse como Senescente, Aunque Sobradamente Persistente (si te acuerdas del anuncio de JASP, es que eres
de la generación X o *millennial*, o anterior a estas; si no sabes de
qué hablo, búscalo).

Estas células envejecidas se aferran a la vida y, mientras lo hacen, liberan moléculas inflamatorias, radicales libres y otros men-
sajeros tóxicos que afectan negativamente a las células sanas que
las rodean, como ya vimos. Las células SASP, con su actitud de
«aquí me quedo», juegan un papel crucial en el envejecimiento y
en muchas enfermedades relacionadas con él. Así pues, aunque
puedan ser *sobradamente persistentes*, habrá que buscar maneras de despedirlas con elegancia, con ayuda de senolíticos, por
ejemplo. Son moléculas que contribuyen a reducir la senescencia
celular.

Un ejemplo prometedor es la quercetina, un compuesto presente en alimentos como las manzanas y las cebollas, que ha mostrado efectos senolíticos en estudios preclínicos. Combinada con
otras sustancias, como el dasatinib (utilizado en el tratamiento de
leucemias), parece ser capaz de eliminar células senescentes en
modelos animales.

Otra opción serían los senomórficos, que no eliminan a las células senescentes, pero regulan su comportamiento para que no
sean tan inflamatorias, como, por ejemplo, la metformina.

Con todo, ¿habrá alguno seguro y eficaz? La investigación está
avanzando, pero, por ahora, más vale prevenir la senescencia con
un estilo de vida saludable que esperar a que los senolíticos o los
senomórficos lleguen a ser una solución universal. Hablaremos de
ellos, en cualquier caso, más adelante.

Agotamiento de células madre

En el envejecimiento, hay una reducción tanto de la renovación como de la capacidad de reparación tisular. Cada uno de nuestros órganos tiene sus propias estrategias para mantener y reparar sus tejidos. Por ejemplo, en el intestino, el daño puede repararse con células no pluripotenciales. Pero de modo general, las células madre son las imprescindibles y esenciales para las tareas de renovación y reparación más profundas.

Lógicamente, si estas células envejecen o se agotan, la capacidad de realizar esas tareas disminuye. Esto puede contribuir a una regeneración incompleta y, en última instancia, al deterioro de los tejidos y órganos. Por eso, se está investigando la terapia con células madre como una posible estrategia de rejuvenecimiento y antienvejecimiento.

Ahora bien, ¿qué factores contribuyen al agotamiento de dichas células? Algunos de los más relevantes son el estrés oxidativo, la inflamación crónica, el acortamiento de los telómeros, la disfunción mitocondrial, los desequilibrios metabólicos y la exposición a toxinas.

Mientras tanto, lo que nos interesa es proteger a nuestras células madre. Parece que algunas estrategias de optimización nutricional, como la restricción calórica o dietas específicas, podrían ser útiles para mantenerlas funcionales durante más tiempo. Además, adoptar hábitos como el ejercicio físico regular y evitar la exposición a toxinas ambientales también juega un papel importante.

Alteración de la comunicación intercelular

Los humanos somos seres sociales y necesitamos comunicarnos con otras personas. La soledad nos enferma. Aunque, si nos rodeamos de personas pesimistas, enojadas todo el día o que nos tratan mal, también acabamos enfermando.

De forma similar, las células necesitan comunicarse entre ellas. Cuando ocurren fenómenos de envejecimiento, se producen alteraciones en diferentes tipos de comunicación entre las células.

Un ejemplo llamativo es lo que sucede en el SASP que ya comentamos: si hay una célula envejecida, esta puede transmitir su estado a las células cercanas, provocando que estas también adquieran características de envejecimiento. Es algo parecido a lo que pasa cuando tienes una fruta podrida en el frutero: afecta negativamente a todas las demás.

Un experimento muy conocido en este campo consistió en infundir sangre de ratones viejos a ratones jóvenes, y viceversa. Se observó que la sangre de los jóvenes mejoraba algunos marcadores de envejecimiento en los viejos. Aunque esto es muy interesante, no te recomiendo que le robes la sangre a tu hijo adolescente (mientras duerme el sábado por la mañana hasta muy tarde) con la esperanza de rejuvenecer.

Los mecanismos de comunicación celular son múltiples e incluyen moléculas como el óxido nítrico, las prostaglandinas, los radicales libres y diversas citoquinas (adipoquinas, cardioquinas o mioquinas). Por ejemplo, las mioquinas, producidas por el músculo en respuesta al ejercicio, tienen un papel clave en la comunicación saludable entre las células y los tejidos.

Inflamación crónica

La inflamación aguda es un proceso muy necesario en nuestro organismo. Si sufrimos una lesión, como un esguince o una herida, el sistema inmunitario repara ese daño gracias a los procesos de inflamación aguda; si tenemos una infección, nuestro sistema inmunitario genera inflamación aguda para combatirla. Incluso actividades como ir a la sauna o hacer ejercicio provocan una pequeña inflamación aguda y, en estos casos, es algo beneficioso para nuestro organismo. Este tipo de inflamación aguda, causada por estresores fisiológicos que nuestro cuerpo reconoce bien, es positiva siempre y cuando sea temporal y se controle adecuadamente.

El problema surge con el estilo de vida moderno, que nos expone continuamente a estresores crónicos. Estos provocan una inflamación persistente (habitualmente de bajo grado), llamada inflamación crónica, que está relacionada con muchas enfermedades crónicas. La inflamación crónica asociada al envejecimiento se denomina *inflammaging*.

Existe otro término aún más descriptivo: *oxi-inflammaging*, introducido por la doctora Mónica de la Fuente en un artículo del año 2000. Este concepto combina la inflamación crónica con un exceso de estrés oxidativo que nuestros sistemas antioxidantes no logran contrarrestar.

Llegados a este punto, nos podríamos preguntar: ¿el envejecimiento lleva a la inflamación crónica o la inflamación crónica conduce al envejecimiento? La respuesta es que ambos fenómenos están relacionados y se retroalimentan.

En el contexto del envejecimiento, la inflamación crónica se caracteriza por:

- Hiperfunción de células proinflamatorias. Estas generan moléculas inflamatorias que perpetúan el daño.
- Alteración de la inmunovigilancia. Es la dificultad para eliminar células infectadas por virus, malignas o senescentes.
- Pérdida de autotolerancia. Supone un aumento del riesgo de enfermedades autoinmunes.
- Debilitamiento de las barreras biológicas. Como la barrera intestinal o la barrera cutánea, lo que facilita infecciones y perpetúa la inflamación.

Además, la inflamación crónica está estrechamente relacionada con otros rasgos del envejecimiento, como la disfunción mitocondrial, la alteración de la proteostasis o la inestabilidad genómica. El estrés crónico, las alteraciones de los ritmos circadianos y el daño en la barrera intestinal o de la mucosa oral también contribuyen a este estado.

¿Cómo contrarrestarla? Veremos más adelante cómo adoptar un estilo de vida que reduzca la inflamación crónica. Te adelanto algo: no se trata de tomar antiinflamatorios en forma de medicamentos.

Disbiosis

La disbiosis es uno de los rasgos distintivos del envejecimiento. En este libro encontrarás un capítulo específico sobre la microbiota y el cuidado de esta para cumplir años de la manera más saludable posible.

Recuerda que somos un verdadero superorganismo, un *hotel* que alberga millones de genes microbianos que cumplen miles de funciones en nuestro cuerpo. Por ello, mantener nuestra microbiota en equilibrio es fundamental para disfrutar de una longevidad saludable.

En la reunión de Copenhague de 2022 sobre los *hallmarks of aging* se añadieron además dos rasgos adicionales, que veremos a continuación.

Alteraciones del *splicing*

El *splicing* es un proceso que permite que un gen produzca diferentes proteínas, según se procese el ARN. Parece que las intervenciones antienvejecimiento exitosas, al menos en parte, funcionan porque mejoran los patrones de *splicing*, que fallan en el envejecimiento: el resultado sería la síntesis de proteínas defectuosas o insuficientes, es decir, una alteración de la proteostasis.

Por otro lado, ya se han identificado errores de *splicing*, por ejemplo, en enfermedades neurodegenerativas, en algunos cánceres y en trastornos de la regeneración celular.

Alteración de las propiedades mecánicas

Este concepto se refiere tanto a las células como al ambiente extracelular. Con el envejecimiento, ocurren cambios en la movilidad de las células y en el citoesqueleto que mantiene su forma. Además, la matriz extracelular (la estructura que rodea a las células) sufre cambios deletéreos.

Todo esto se traduce en una pérdida de elasticidad y rigidez progresiva de los tejidos. Un ejemplo de ello es la glicación de las moléculas de colágeno, que reduce la flexibilidad de la piel y otros tejidos. Este campo, conocido como **mecanobiología**, busca comprender cómo estas alteraciones afectan al envejecimiento y cómo podrían revertirse. Por ejemplo, estudiar los mecanismos de rigidez en tejidos podría abrir nuevas vías para desarrollar terapias que rejuvenezcan los tejidos afectados.

4.3. Integración de los *HALLMARKS OF AGING* y las características de la salud

Presentar estos rasgos distintivos del envejecimiento de forma separada podría dar la impresión de que no están relacionados entre sí. Nada más lejos de la realidad: están intrínsecamente conectados.

La jerarquía del envejecimiento

Carlos López-Otín y sus colaboradores establecen una jerarquía en estos rasgos:

1. **Rasgos primarios**: relacionados con los daños iniciales, como la inestabilidad genómica, el acortamiento de los telómeros, las alteraciones epigenéticas y la pérdida de proteostasis.
2. **Rasgos antagonísticos**: reflejan las respuestas compensatorias al daño, como la disfunción mitocondrial, la percepción de nutrientes desregulada y la senescencia celular.
3. **Rasgos integradores**: surgen cuando el daño acumulado y las respuestas compensatorias ya no son suficientes, lo que lleva al agotamiento de las células madre, alteraciones en la comunicación intercelular, inflamación crónica y disbiosis.

Así pues, estos rasgos no son fenómenos aislados, sino parte de un complejo entramado. Por ejemplo, la disfunción mitocondrial contribuye a la inestabilidad genómica, y la inflamación crónica puede agravar la senescencia celular.

Las características de la salud

Por otro lado, examinar estos mecanismos que suceden a nivel celular, tisular o de orgánulos puede hacer que sea difícil visualizar qué significa esto realmente en nuestro cuerpo y en nuestra salud. Para entenderlo mejor, el propio López-Otín en otro artículo nos habla de las **características de la salud**, las cuales completan la definición de salud que vimos de manera amplia en el primer capítulo:

- Mantenimiento de la homeostasis: con oscilaciones rítmicas, reciclaje y recambio, e integración de circuitos.
- Respuesta a estresores: exige resiliencia homeostática, regulación hormética y reparación y regeneración.
- Compartimentalización espacial: con contención de perturbaciones locales e integridad de barreras.

Este último punto es clave: es imprescindible que, cuando ocurra un daño o una perturbación en algún lugar del cuerpo, este pueda contenerse y no se expanda más allá de donde empezó.

Integridad de barreras

La **integridad de las barreras** implica también los niveles de orgánulos y células. Por ejemplo:

- La membrana de las mitocondrias debe estar íntegra para mantener la producción energética.
- La envoltura del núcleo celular debe proteger adecuadamente el material genético.
- La membrana plasmática de cada célula es clave para regular el paso de sustancias.

Las barreras tisulares y de los órganos son más conocidas, como la hematoencefálica, la intestinal, la respiratoria y la cutánea.

Imagina qué pasaría si tu casa no tuviera paredes exteriores ni, por supuesto, puertas, que no hubiera tabiques entre las habitaciones y que no contaras con un refrigerador donde guardar la comida ni con un calefactor para calentar el agua. No sería una casa. Por eso es tan importante la compartimentación y el buen estado de las barreras biológicas.

Por tanto, una de las claves de la salud es **mantener en buen estado las barreras**, es decir, la salud oral, intestinal, respiratoria, cutánea y, desde luego, urogenital. De la misma manera, **la salud de nuestras membranas celulares**, incluidas las mitocondriales, es fundamental. Por este motivo (entre otros), es tan importante consumir grasas saludables para mantener todas las barreras en buen estado.

Integración de modelos y de soluciones

Veremos en sucesivos capítulos cómo podemos cuidar cada uno de estos aspectos de forma integrada. No tiene demasiado sentido decir «voy a comerme este aguacate para cuidar mis membranas mitocondriales» o «voy a darme un baño de agua fría para mantener en buen estado mi tejido adiposo pardo». Lo bueno del cuidado de la salud, y de cumplir años sintiéndonos en nuestro mejor estado, es que las medidas que podemos llevar a cabo son, en general, las mismas para nosotros de manera global, ¡y para nuestra microbiota!

En esta línea, se están realizando muchos esfuerzos por encontrar suplementos o fármacos mágicos, así como terapias génicas, para contrarrestar cada uno de los mecanismos que nos enferman o que nos hacen envejecer. Esta investigación está genial y sin duda será un campo cada vez más en auge y con resultados interesantes en los próximos años, pero sería muy ingenuo pensar que estos suplementos y estos fármacos nos liberarán de la necesidad de llevar un estilo de vida saludable.

Vesículas extracelulares y envejecimiento

Uno de los rasgos del envejecimiento es la alteración de la comunicación intercelular. Las vesículas extracelulares o VE (EV, en inglés) son uno de los principales componentes de esta comunicación. En los próximos años es muy posible que se pongan de moda.

Podríamos decir que son como bolas que sueltan las células, rodeadas de una especie de película, que es ni más ni menos que una bicapa de lípidos, es decir, un trozo de membrana de la célula.

Sus funciones son tan múltiples y variadas como sus tipos. Llevan una carga de proteínas, ácidos nucleicos, lípidos, metabolitos e incluso orgánulos de la célula madre. Se cree que la mayoría de las células que se han estudiado hasta la fecha liberan VE, incluidas algunas células bacterianas, fúngicas y vegetales, que están rodeadas por paredes celulares.

Existe una amplia variedad de subtipos de VE, definidos de diversas formas por tamaño, vía de biogénesis, carga, fuente celular y función. Esto ha llevado a una nomenclatura históricamente heterogénea, que incluye términos como exosomas y ectosomas.

Las VE en el envejecimiento y la biomedicina

Se ha comprobado que hay diferentes tipos de VE que pueden dañar el ADN. Algunas activan la vía de mTOR o inhiben la vía AKT, que ayuda a la supervivencia celular. Otras inhiben la autofagia o transportan esos factores del SASP.

Entre estas VE que favorecen los fenómenos del envejecimiento, encontramos ciertos miRNAs, amiloide y otras moléculas que señalizan un daño del tejido, como cfTERRA o ADN mitocondrial.

Por suerte, también hay VE que contrarrestan mecanismos de envejecimiento. Algunas ayudan a reparar el ADN, recuperan los telómeros, estimulan la autofagia o mejoran la función mitocondrial. Incluso hay VE que rescatan la capacidad potencial de las células madre para generar nuevas células.

Por eso, en biomedicina hay mucho interés en encontrar estrategias que permitan aumentar las VE buenas que nos rejuvenezcan y disminuir las que nos envejecen. Sin embargo, el problema es que ninguna VE por sí sola será nunca suficiente. Además, la causalidad entre los mecanismos del envejecimiento y las VE es doble: el envejecimiento produce un desequilibrio entre las VE y las VE desequilibradas producen envejecimiento.

La manipulación del secretoma, que es como se llama al conjunto de VE, podría ser una solución rejuvenecedora interesante. Se podría producir de forma masiva, ser específico en sus funciones y se considera una baja probabilidad de aparición de efectos indeseables. Posiblemente, en un futuro, también habrá desarrollos interesantes en enfoques diagnósticos relacionados con las VE.

De hecho, ya se han ensayado algunas VE en aplicaciones como la regeneración de la córnea, la remodelación del músculo cardiaco después de un infarto, enfermedades óseas o de los dientes, diversos tumores y el daño pulmonar. Dentro de la medicina regenerativa, el uso de terapias basadas en vesículas extracelulares es de los abordajes más prometedores que existen.

No solo nuestras propias VE son interesantes: también se están investigando las vesículas extracelulares bacterianas. Por ejemplo, en el síndrome de ovario poliquístico, se han estudiado para mejorar el metabolismo de los lípidos y los hidratos de carbono y para disminuir la inflamación del tejido adiposo.

Un caso curioso es el de la *Akkermansia*, una bacteria que suelta VE que pueden ir a diferentes órganos del cuerpo, al menos en los ratones, y modular funciones corporales a distancia del intestino.

4.4. Nervio vago y longevidad

En el año 2000, el equipo de Claudio Franceschi, de la Universidad de Bolonia, publicó un artículo pionero en el que propusieron por vez primera el término *inflammaging* que ya hemos comentado. En su trabajo, explicaban el papel clave de la inflamación crónica, de bajo grado y relacionada con la edad, en el proceso de envejecimiento. Hoy en día, este concepto se reconoce como un factor de riesgo relevante para el desarrollo de enfermedades relacionadas con la edad.

Por otro lado, los *hallmarks of aging*, que ya revisamos a detalle, están presentes en el envejecimiento, pero hay científicos que consideran que este modelo se centra demasiado en una secuencia causal de sucesos a nivel de orgánulos y células y deja de lado una comprensión más sistémica del envejecimiento no saludable. Esta discusión no es trivial, porque al final se trata de buscar qué hacer para contrarrestar la *viejunización*.

Lo que está claro es que, si envejecen las células, el cuerpo (ese sistema complejo que somos) también se degrada. En este contexto, un grupo italiano de Ancona (Olivieri *et al.*) propuso que el desequilibrio del sistema nervioso autónomo (SNA) está involucrado en el envejecimiento. Una de las razones es que el nervio vago, pieza clave de este sistema, contribuye a regular la inflamación.

¿Por qué importa el nervio vago?

Si andamos estresados todo el día, el sistema simpático domina: la adrenalina y la noradrenalina inundan el cuerpo constantemente, mientras que el pobre nervio vago se vuelve, precisamente, más vago. Este desequilibrio, llamado hiperactividad simpática, es perjudicial para la salud.

¿Cómo podemos saber si el nervio vago está funcionando bien? Una medida sencilla, no invasiva y económica es la variabilidad de la frecuencia cardiaca (VFC). Según nuestros amigos italianos, esta podría ser un biomarcador de envejecimiento.

Sabemos que en enfermedades como la diabetes, el párkinson o las cardiovasculares, hay una disautonomía, es decir, una alteración del SNA. Esto también afecta a la salud sexual: procesos como la lubricación, la erección, la eyaculación y los orgasmos dependen de un SNA en buen estado. Al final, ¿a qué hemos venido aquí? Como dirían algunos amigos míos: «A reproducirnos» (bueno, lo dicen de una manera menos fina). Así que, para mantenerte joven, en forma y apto para los movimientos reproductivos, ¡cuida tu vago!

Eso sí, tampoco nos interesa que el simpático esté apagado del todo. Seguro que conoces a alguien que parece siempre laxo, sin energía, como una ranita adormilada. No buscamos eso. Un buen equilibrio entre simpático y parasimpático, reflejado en una VFC adecuada, es beneficioso para la salud fisiológica y psicológica. Así, una VFC apropiada se asocia con bajo estrés, buena salud y menor riesgo de muerte súbita. En cambio, una VFC baja indica menor adaptación al estrés, peor salud física y mayor riesgo de sufrir enfermedades cardiovasculares y neurodegenerativas.

Además, la VFC está relacionada con biomarcadores inflamatorios sistémicos, como la IL-6 (un tipo de señalizador del sistema inmunitario: interleuquina 6), la PCR (proteína C reactiva) y el fibrinógeno. Esto sugiere un vínculo directo entre la inflamación y la disfunción del SNA, lo que podría explicar el mayor riesgo de mortalidad en personas con VFC reducida.

A su vez, la VFC depende de factores como la calidad y la duración del sueño, los niveles de estrés, factores ambientales (temperatura, calidad del aire...), el ejercicio físico...

Más adelante, veremos estrategias para cuidar y estimular el nervio vago, porque es una pieza fundamental en el rompecabezas de la longevidad. Te adelanto ya que el ejercicio físico es una de las mejores herramientas para aumentar la actividad parasimpática y equilibrar la relación simpático/parasimpático, que tiende a desajustarse con la edad.

4.5. EXTRA PARA LOS CURIOSOS

Cuando se habla de envejecimiento, hay algunos conceptos importantes que aparecen sistemáticamente, así que vamos a repasarlos brevemente. Esta parte es quizás un poco técnica, así que sáltatela si te parece que contiene demasiados datos. Sin embargo, recomiendo por la juventud de tu cerebro que hagas un pequeño esfuerzo por leerla.

¿Qué es el estrés oxidativo?

El estrés oxidativo se da cuando hay muchos radicales libres y carecemos de suficientes antioxidantes para neutralizarlos. Con el término radicales libres, parece como si alguien anduviera por ahí tirando cocteles molotov. En realidad, son moléculas que tanto pueden surgir del propio metabolismo como proceder de fuentes externas, como la contaminación atmosférica o el tabaco. Los radicales libres tienen electrones desapareados y reaccionan con otras moléculas, dañándolas. Por ejemplo, las proteínas o el material genético sufren por su presencia.

Los antioxidantes neutralizan a estos radicales libres e impiden que dañen a nuestras células; digamos que son como los antidisturbios del cuerpo. De hecho, los mejores antioxidantes son los que produce nuestro propio cuerpo, como el glutatión. También hay alimentos que contienen antioxidantes, como la vitamina C, la vitamina E o muchos compuestos bioactivos.

Este desequilibrio entre los radicales libres y los antioxidantes acelera el envejecimiento y puede provocar problemas como resistencia a la insulina, enfermedades neurodegenerativas, inflamación crónica y otros trastornos relacionados con el envejecimiento.

Entonces podríamos decir: «Genial, pues me lleno de antioxidantes y asunto arreglado». Sin embargo, no es tan sencillo, puesto que nuestro cuerpo es un sistema complejo. Tomar antioxidantes externos de manera continua o excesiva puede incluso ser perjudicial. Carlos López Otín, a quien conocí tras una charla maravillosa en un congreso, fue tajante en su ponencia: «Tomar antioxidantes externos no es la solución al envejecimiento».

¿Por qué no? Aunque no queremos individuos lanzando cocteles molotov por las calles, nuestro cuerpo sí requiere algunos radicales libres. Son necesarios, por ejemplo, para la respuesta frente a infecciones, la señalización en procesos celulares e incluso para regenerar tejidos. También contribuyen a regular la autofagia. Existe, por lo tanto, un eustrés oxidativo: un equilibrio entre reducción y oxidación que permite respuestas adaptativas beneficiosas. Por ejemplo, la oxidación que se produce durante el ejercicio físico, que genera beneficios adaptativos en el organismo.

Si tomamos antioxidantes externos de manera continua, estas funciones podrían no llevarse a cabo bien. Además, algunos antioxidantes externos tomados de forma prolongada a dosis excesivas pueden tener efectos adversos, como sucede con la vitamina E o incluso con los betacarotenos. En este caso, no es lo mismo obtener antioxidantes a través de una dieta equilibrada con una buena matriz nutricional que depender de suplementos de forma continua.

Sin embargo, un exceso de exposición a radicales libres que actúan sobre todo tipo de moléculas inespecíficas arrasa con lo que encuentra a su paso y provoca un estrés oxidativo perjudicial, asociado a enfermedad y envejecimiento.

Existen muchos marcadores del estrés oxidativo que se han estudiado en enfermedades crónicas: productos finales de la glicación avanzada, F2-isoprostano, glutatión, xantina oxidasa, Nrf2, LDL oxidado, entre otros. También se pueden estudiar factores genéticos y sus mutaciones; este campo se denomina «medicina redox».

Por último, hay que tener en cuenta que factores genéticos y de la microbiota influyen en la necesidad de antioxidantes de cada persona. La personalización será clave para entender y optimizar el equilibrio en cada caso.

¿Qué son las sirtuinas?

Muchísimos procesos relacionados con el envejecimiento y la longevidad están ligados a las sirtuinas, un tipo de enzimas fundamentales para responder a todo lo que estresa a las células, y también para el equilibrio energético y metabólico. Explicado de forma supercientífica, son deacetilasas de histonas dependientes del dinucleótido de adenina nicotinamida (NAD+). Vaya trabalenguas. Se llaman así porque primero se identificó en una levadura el Sir2 (*Silent Information Regulator*) y, a partir de ahí, se llamó a todas las moléculas del mismo tipo con esa raíz, *sir*. A mí el nombre me hace pensar en limones y limas.

Hay diferentes tipos de sirtuinas y todas tienen funciones asociadas con mecanismos que se relacionan con el envejecimiento. Básicamente, las sirtuinas van a actuar sobre la estructura y la función de diferentes proteínas. Así, participan en la reparación del ADN, optimizan la utilización de la energía, previenen el estrés oxidativo y ayudan a protegernos de la inflamación. Quizás la más famosa sea la SIRT1, que se relaciona con la función de las mitocondrias, las fábricas de energía de nuestras células. Además, se ha visto que, cuando esta proteína está activa en los animales, el envejecimiento se retrasa. Eso sucede, sobre todo, cuando hay poca disponibilidad energética.

Esta y otras sirtuinas se pueden activar de varias maneras: con la restricción calórica, el ejercicio físico y algunos compuestos naturales, como el resveratrol y suplementos que aumentan el NAD+. Por otro lado, se ha visto que hay una estrecha relación entre la regulación de las sirtuinas y los relojes circadianos de nuestro cuerpo, tanto los genes reloj como los genes controlados por estos. Así, es importante saber que cuidar los ritmos circadianos también es clave para un buen funcionamiento de las sirtuinas.

Se están buscando moléculas que activen las sirtuinas, pero los resultados en investigación humana son decepcionantes. Como siempre, con una única intervención no basta. De hecho, en un artículo titulado «Las sirtuinas no son genes conservados de la longevidad», Charles Brenner cuestiona la idea de que las sirtuinas procedan de genes de longevidad conservados. Según este artículo, su influencia directa en la extensión de la vida no está claramente establecida.

Además, Brenner considera que hay un *hype* exagerado con las sirtuinas y su activación, el cual incluso hizo perder 720 millones de dólares a una empresa farmacéutica que compró una patente relacionada con este mecanismo.

¿Cuál será la verdad verdadera? Como pasa con todo, probablemente las sirtuinas sí tengan un papel en nuestro estado de salud y en nuestro envejecimiento, pero su activación no es el elixir de la eterna juventud.

¿Qué es el NAD+?

Esta coenzima esencial está presente en todas las células. Actúa como transportador de electrones en las mitocondrias y es superimportante en la producción de energía celular y para regular muchos procesos metabólicos. Tiene dos formas: una oxidada, que capta electrones de otras moléculas, y una reducida, que libera esos electrones capturados. El NAD+ es imprescindible para generar ATP, la moneda de intercambio energético en nuestro organismo. Además, el NAD+ activa enzimas que reparan daños en el material genético y en las sirtuinas y mejora el estrés oxidativo.

Con el envejecimiento, los niveles de NAD+ van disminuyendo. Esta es una de las causas de que en un envejecimiento no saludable haya disfunción mitocondrial, exceso de estrés oxidativo, problemas para reparar el material genético y más enfermedades metabólicas y neurodegenerativas.

Por eso, se ha pensado que, si mantenemos unos buenos niveles de NAD+, podríamos envejecer mejor y tener una longevidad óptima. Hay científicos que consideran que tomar suplementos como nicotinamida mononucleótido (NMN) o ribósido de nicotinamida (NR) podría ser el famoso elixir de la juventud. Ojalá fuera tan fácil. Parece que estos suplementos pueden tener efectos positivos, sobre todo el NR, pero aún hay pocos estudios y tampoco conocemos su efecto a largo plazo.

Lo que sí sabemos es que el ejercicio físico, el ayuno intermitente, la restricción calórica y evitar el consumo de tabaco y alcohol ayudan a mantener niveles saludables de NAD+.

¿Qué es el estrés de los peroxisomas?

Cualquier parte de la célula se puede estresar. Un ejemplo son los peroxisomas, que tienen funciones muy importantes, sobre todo, relacionadas con las grasas. Son esenciales, por ejemplo, para procesar las grasas y convertirlas en energía, desintoxicar el peróxido de hidrógeno (que es un radical libre) y fabricar algunas grasas especiales como los plasmalógenos.

En los peroxisomas se producen radicales libres de oxígeno, pero también hay enzimas antioxidantes que los neutralizan. Si hay estrés oxidativo, se pueden dañar ciertas partes de la célula. Además, si un orgánulo está estresado, puede contagiar el estrés a otro. Por ejemplo, las mitocondrias estresadas acaban estresando a los peroxisomas, y viceversa. Pasa lo mismo que en una empresa: si unos trabajadores están estresados en un departamento y luego hablan con otros trabajadores de otro departamento, puede que acaben contagiando el desánimo y el estrés. Ningún orgánulo funciona de forma aislada.

Además, al igual que las mitocondrias, los peroxisomas también disminuyen su número y eficiencia con el envejecimiento. Por eso se piensa que cuidando nuestros peroxisomas podríamos envejecer con más salud. ¿Y cómo se hace? Seguramente adivinas al menos una medida interesante: sí, el ejercicio físico. También es importante una alimentación adecuada y parece que algunos suplementos pueden ser beneficiosos.

¿Qué son los sistemas mTOR, AMPK y AKT?

Estos sistemas son rutas de señalización clave en el metabolismo y el envejecimiento.

mTOR (*Mammalian Target of Rapamycin*) es una proteína que regula la proliferación y el crecimiento de las células y suprime la autofagia. También es muy importante en la regulación del metabolismo. El hecho de tener esta proteína continuamente activada está relacionado con la acumulación de diversos productos de desecho en las células. También se propone reducir su actividad para una mayor longevidad con fármacos o suplementos que inhiban este sistema para mejorar los marcadores del envejecimiento. Hablaré de ello en el capítulo correspondiente, aunque te aviso que hay una medida maravillosa que es... (complétalo tú, seguramente lo adivinas).

AMPK podría considerarse el contrario de mTOR; son como el yin y el yang, arriba y abajo, dentro y fuera, blanco y negro. Se trata de una proteína que detecta cuándo hay bajos niveles de energía, como sucede durante el ayuno o el ejercicio. Favorece la autofagia y la limpieza de componentes celulares dañados. Además, activa procesos que generan energía, como la utilización de grasas o glucosa. Cuando esta vía se activa, disminuye el estrés oxidativo y mejora la función mitocondrial, de modo que se asocia con un aumento de la longevidad. Sin embargo, si está siempre activa, puede dificultar la síntesis de nuevas grasas y proteínas, lo que podría generar problemas para aumentar la masa muscular.

Por esto, ambos sistemas, mTOR y AMPK, necesitan estar en equilibrio, activándose y desactivándose según las circunstancias. Tanto tener siempre activo un sistema como el otro resulta problemático.

Lo que sucede ahora es que vivimos en una sociedad de abundancia y la mayoría de las personas tienen la mTOR continuamente activa, ya que rara vez falta energía en el organismo: se come demasiado, demasiadas veces y no se realiza suficiente ejercicio físico. Ya sé que suena a la típica simplificación de que hay que comer menos y moverse más, pero no por ser un tópico en este caso deja de ser cierto. La mayoría de la gente necesita moverse más y comer menos y mejor.

Existe un sistema adicional, **AKT**, una proteína que regula la supervivencia, el metabolismo celular y el crecimiento; además, facilita la activación de mTOR. Si bien es fundamental para la supervivencia celular, una activación constante podría promover el envejecimiento al reducir la autofagia, debido a la continua estimulación de mTOR.

Carga alostática celular

Imagina que tus células son trabajadores en una empresa. Uno llega por la mañana, se hace un café y empieza a trabajar con un poquito de música de fondo. Rápidamente se le satura la bandeja de entrada del correo electrónico, el jefe se enoja y le pregunta dónde está el informe que quería para ayer, luego tira el café encima del teclado de la computadora y, además, la chica que le gusta le espeta «¡Te estás quedando calvo!». El dolor de espalda por estar todo el día sentado y la falta de luz natural le provocan fatiga. La comida que le trae un repartidor está llena de grasas no saludables e hidratos que no se ha ganado. Al final del día, el trabajador está agotado y lo único que quiere es apoltronarse en el sillón para descansar viendo una serie que le desconecte el cerebro.

Es lo mismo que le pasa a nuestro cuerpo y a nuestras células con la **carga alostática,** cuando el sistema de regulación de la célula, diseñado para adaptarse a pequeños cambios (como un poco de estrés o un rato de hambre), empieza a recibir demandas constantes y acumulativas. Al final, la célula se estresa, trabaja mal y puede acabar rompiéndose, igual que ese trabajador de oficina que acaba con *burnout*.

Nuestras células enfrentan desafíos continuos: inflamación crónica, radicales libres, desajustes en los ritmos circadianos, exceso de glucosa, contaminantes... Es como si el jefe nunca dejara de gritar y, además, las condiciones de la oficina empeoraran día tras día. A esto súmale que, con los años, los mecanismos de reparación celular, que serían como el departamento de Salud Laboral, empiezan a trabajar peor o se ausentan, también por *burnout*. Resultado: las células envejecen antes, se vuelven disfuncionales y contribuyen al desgaste general del organismo.

Como no podemos eliminar por completo el estrés de nuestra vida ni tampoco de las células, debemos identificar cuáles son los estresores beneficiosos que nos ayudan a estar sanos y cuáles son los que nuestras células no quieren. Lo veremos en la segunda parte del libro, aunque te adelanto que tiene que ver con el descanso, el movimiento, no agobiar a las células con un exceso de papeleo energético y disminuir la inflamación, que en nuestro ejemplo del trabajador sería tener menos discusiones y más armonía entre los orgánulos.

Además, es importante que no olvides cuidar tu *departamento de Salud Laboral* celular: dale tiempo, nutrientes y oxígeno para que pueda seguir resolviendo los problemas antes de que se acumulen. Si lo haces, tus células tendrán más energía para disfrutar del trabajo (y de la vida).

Tú no querrás tener *burnout*, ¿verdad? Pues no se lo provoques a tus células.

El equilibrio

Me parece bastante fácil entender que la salud y la enfermedad, el envejecimiento y la longevidad, mTOR y AMPK, son procesos en los que necesitamos un equilibrio. Aunque puede parecer obvio desde el punto de vista del funcionamiento de las moléculas de las células, no siempre es tan evidente. ¿Cuál es el punto exacto de equilibrio entre unos sistemas y los contrarios? ¿Acaso lo podemos medir?

Tampoco es fácil medirlo, pero quizás no es siempre tan necesario. Lo que sí sabemos es qué hacer para lograr un equilibrio óptimo. O esto, al menos desde el punto de vista de abordaje de la medicina del estilo de vida.

Ya cuando tratemos el tema de la suplementación, los fármacos, las terapias génicas y otras intervenciones, la cosa se volverá más complicada. Por eso es tan importante saber lo último y hacer quizás lo penúltimo o lo antepenúltimo.

4.6. En la raíz de todo: el envejecimiento social

Conocer todos los conceptos moleculares, celulares y tisulares del envejecimiento es clave, pero, como animales sociales y con una gran influencia de lo psicológico en lo biológico, no podemos obviar los *Social Hallmarks of Aging*: **causas sociales interrelacionadas con múltiples resultados en salud asociados con el envejecimiento.**

Los determinantes socioeconómicos de la salud influyen de manera inevitable en el funcionamiento físico y cognitivo y en la salud de las personas conforme envejecen. No podemos obviar estos factores socioeconómicos y psicosociales y centrarnos solamente en lo biológico, porque **lo psicológico y social es causal para lo biológico.**

La autora Eileen Crimmins habla de los *hallmarks* o **características sociales del envejecimiento:**

- El bajo estatus socioeconómico.
- Pertenecer a una minoría (discriminada).
- Los eventos adversos en la vida (sobre todo, en la infancia).
- Los estados psicológicos adversos.
- Las conductas adversas.

Así, los niveles aumentados de adversidad social se asocian con un envejecimiento acelerado. Todos estos mecanismos sociales, al igual que los marcadores biológicos del envejecimiento, están muy interrelacionados entre ellos y es muy difícil separarlos de manera experimental o en las vidas de las personas.

Se considera que **el bajo estatus social podría ser la causa fundamental de la mala salud y del envejecimiento,** porque está conectado con múltiples tipos de recursos, incluyendo el dinero, el poder, las conexiones y el conocimiento. Además, se relaciona con los otros cuatro *hallmarks* mencionados.

Esto quiere decir que dónde nacemos va a determinar, en gran parte, cómo transcurrirá nuestra vida y, por lo tanto, cómo envejeceremos. No es lo mismo nacer en Sudán del Sur que en una pacífica aldea japonesa. Nacer en una familia con un padre ingeniero y una madre médica en un barrio residencial de una ciudad tranquila y periférica de Madrid es un mejor punto de partida (sobre el papel) que tener una madre soltera inmigrante que fue violada por un narcotraficante y que (mal)vive en la Cañada Real.

A partir de ahí, todo lo que nos sucede en la vida estará determinado por factores sociales. Es verdad que se cuentan muchas historias de éxito de personas que salen de situaciones muy difíciles en la vida para acabar siendo neurocirujanos o creando empresas multimillonarias. Pero esas historias precisamente nos atraen porque son poco frecuentes, y no la norma.

Por lo tanto, si estás leyendo este libro, es muy posible que ya estés en una mejor situación que un porcentaje muy elevado de la población. No solo puedes buscar la supervivencia, sino que además te estás planteando cómo cumplir años de la forma más saludable posible e incluso cómo rejuvenecer.

Aunque es muy probable que no dispongas de dos millones de dólares al año para el cuidado de tu salud, seguramente sí puedas tomar decisiones conscientes al hacer las compras, ir a entrenar o tener contacto con la naturaleza.

¿Sabes qué? No necesitas dos millones de dólares al año para cumplir años con propósito y salud. Para empezar, ayudar a otros que no tienen tanta suerte como nosotros forma parte del envejecimiento saludable y exitoso. La gratitud y la generosidad, devolverle al universo lo bueno que tenemos, son actitudes que tus mitocondrias te agradecerán y harán que tus peroxisomas sean más felices. **La gratitud es el comienzo de la riqueza; la generosidad, su perpetuación.** Y no hablo solo de riqueza material.

Por supuesto que es importante el cuidado del cuerpo y lo biológico. Examinaremos esta cuestión a detalle en la segunda parte del libro. Antes, veremos qué le pasa a nuestro cuerpo a nivel macroscópico y funcional cuando envejecemos.

RESUMEN

Este capítulo ha sido denso. Hemos condensado en un ratito de lectura décadas de investigación y cientos de miles de artículos científicos. A la vez, hemos aprendido cosas nuevas y mejorado la reserva cognitiva de nuestros cerebros (ya veremos qué es eso).

Para acabar, resumamos de manera breve lo aprendido:

- ✓ Por qué envejecemos: no lo sabemos a ciencia cierta, pero parece que puede ser una estrategia evolutiva para priorizar la reproducción y la renovación generacional. Diversas teorías explican cómo los genes que nos benefician en la juventud y para la reproducción pueden perjudicarnos más tarde en la vida.
- ✓ La biología del envejecimiento: existen mecanismos biológicos identificados que explican cómo envejecemos, desde

la inestabilidad genómica hasta la disfunción mitocondrial, pasando por la disbiosis y la inflamación crónica. Comprender estos mecanismos nos permite buscar estrategias para frenar el envejecimiento o incluso revertirlo.

✓ El papel del estilo de vida: el envejecimiento depende mucho del ambiente. Hábitos como el ejercicio, una dieta adecuada, la gestión del estrés y el respeto por los ritmos circadianos tienen un impacto directo en cómo envejeces.

✓ Factores sociales y psicológicos: el contexto social y emocional influye en la biología del envejecimiento. La desigualdad, los eventos adversos vitales y los estados emocionales negativos aceleran el proceso de envejecimiento.

5

De 0 a 100 y más allá

5.1. LAS ETAPAS DE LA VIDA

> En toda la vida que perdura, el pasado parece una
> profecía invertida que anuncia presente, y el presen-
> te, una confirmación retrospectiva.
>
> PASCAL BRUCKNER

Clasificaciones de las etapas de la vida desde la medicina

A los seres humanos nos encanta clasificar, dividir y definir. Así, hay muchas clasificaciones diferentes sobre las etapas de la vida. Desde el punto de vista de la medicina, podríamos examinarlas considerando quién es el especialista encargado de cada momento de la vida de una persona.

Por ejemplo, los especialistas en obstetricia cuidan de la mujer embarazada mientras el bebé está en su vientre. Después, el pediatra toma las riendas del cuidado del bebé y del niño hasta una edad que varía según el país.

A partir de ese momento, el médico de familia puede convertirse en el principal profesional sanitario con el que una persona tiene contacto. La edad a partir de la cual se considera que una persona debería acudir al geriatra se sitúa entre los sesenta y cinco y los setenta y cinco años.

Elige bien a tu familia

Desde el punto de vista de la longevidad y el envejecimiento, es fundamental considerar cómo la salud de los padres o incluso de los abuelos influye en la salud y la longevidad del futuro individuo. Factores como la epigenética y el entorno socioeconómico que los progenitores procuran al nuevo ser desempeñan un papel crucial, como ya vimos. En particular, todo lo que sucede a la madre en el embarazo va a configurar la futura salud y longevidad del bebé.

Posteriormente, destacan los primeros mil días de vida, debido al desarrollo de la microbiota, el sistema inmunitario y el cerebro. Luego, hasta los seis o siete años, se atraviesa una etapa de infancia temprana caracterizada por el desarrollo del lenguaje y muchas habilidades motoras y sociales.

De los siete años hasta la adolescencia, podríamos distinguir una segunda etapa de la infancia, que culmina con la tormenta de los años adolescentes, marcados por cambios hormonales y cerebrales, así como por el desarrollo de la independencia.

La adultez y sus diferentes momentos

En la adultez, se pueden identificar diferentes momentos: una adultez temprana hasta los cuarenta años, una media hasta los sesenta y cinco y, después, la tardía o madura, a partir de los sesenta y cinco años (aunque los puntos de corte varían un poco según qué clasificación escojamos). Precisamente a los cuarenta y cuatro y a los sesenta años, hay cambios importantes, por lo que se consideran épocas de envejecimiento acelerado, si no ponemos remedio. Por eso, hay personas que literalmente se sienten mayores de repente, casi de un día para otro.

Cada una de estas etapas tiene características únicas, pero lo que las une es que las decisiones que tomes durante cada una determinarán cuánto tiempo y cómo vivirás la vida que te quede por delante. No es un trabalenguas: si fumas de joven, estarás ya estableciendo un daño celular; si practicas ejercicio físico o eres sedentario, eso influirá profundamente en tu salud futura; si no comes de manera saludable, podrías dañar tu metabolismo, y esto puede impactar en tu longevidad, y si descuidas tu microbiota, ella no cuidará de ti. Además, un adecuado desarrollo personal y socioeconómico es fundamental para sostener un estilo de vida saludable en la vejez.

Aun sabiendo lo importante que es cuidarse, a la mayoría de las personas no les preocupa demasiado ni el envejecimiento ni la longevidad antes de los cuarenta años. Hoy en día se dice mucho que «los cincuenta son los nuevos treinta» o que «los cuarenta son los nuevos veinte». Tal vez hayas visto videos de los años ochenta en los que personas de treinta años parecían tener cincuenta, según los estándares actuales. Si contemplas retratos del siglo XIX, descubrirás que aquellos caballeros serios con grandes bigotes a menudo tenían poco más de veinte años.

Antes, cuando uno era joven, quería parecer solvente y maduro. En cambio, ahora parece que el objetivo es parecer joven y vivir como si tuviéramos veinte años durante el mayor tiempo posible.

Juventud eterna o longevidad saludable

Ahora te voy a lanzar una pregunta para que reflexiones para tus adentros: ¿preferirías vivir sesenta años con el aspecto, la salud y la vitalidad de una persona de veinticinco para siempre o vivir ciento veinte o ciento cincuenta años con el aspecto que corresponde a cada etapa de la vida sin usar bótox ni trucos cosméticos? Supongamos además que alcanzaras los ciento veinte años en un excelente estado de salud, con plena capacidad cognitiva e intelectual. ¿Qué elegirías? ¿Arrugas y vitalidad prolongadas, o juventud completa, aunque limitada en el tiempo?

Por otro lado, ¿por qué queremos ser longevos o evitar el envejecimiento? ¿Es por miedo a la muerte? ¿Porque tenemos muchas cosas por hacer y necesitamos *más* tiempo? ¿O porque queremos disfrutar de la vida el mayor tiempo posible, por puro hedonismo?

El filósofo Pascal Bruckner, en su libro *Un instante eterno*, expone que nuestra visión del pasado se divide entre dos clichés: una suma de maravillas después de la cual el interés disminuye o un prefacio imperfecto de un futuro ideal.

Conforme cumplimos años, podemos vivir en la nostalgia por el ayer, redescubriendo aquello que tanto nos gustaba, o enfocarnos hacia un futuro idealizado lleno de novedades por explorar. Así, tanto podríamos elegir entre la comodidad de una repetición tranquilizadora como lanzarnos a nuevas aventuras cada día. ¿O por qué no las dos? Ambas estrategias pueden ser compatibles.

Independientemente de la edad a la que decidamos preocuparnos por nuestra longevidad, de poco sirve lamentarse por aquello que no hicimos ayer. La buena noticia es que todo lo que comencemos a hacer bien hoy, si lo mantenemos en el tiempo, podrá mejorar nuestra salud el resto de nuestra vida.

Es verdad que hay cosas que no dependen de nosotros, pero incluso si apareciera una enfermedad, nos irá mejor si la afrontamos con un buen estado físico, mental y espiritual. Nadie puede garantizar que nuestras acciones de hoy nos traigan un futuro determinado, pero al menos sabremos que hemos invertido en la mejor estrategia posible: cuidar de nuestro presente para construir un futuro más saludable.

5.2. Órganos y sistemas

El cuerpo es una mina de resistencia,
el corazón es una mina de gratitud,
el pecho es una mina de risa,
el hígado es una mina de compasión.

Rumi

De momento, ya vimos qué es la salud y qué sucede en el envejecimiento desde el punto de vista de sus porqués y cómos. Pero ¿cuáles son las manifestaciones de esos mecanismos en nuestro cuerpo? ¿Qué les pasa a nuestros órganos cuando envejecemos?

Cambios visibles: la piel y el cabello

Si piensas en envejecer, quizás lo primero que te venga a la cabeza es lo que se ve desde fuera. La piel adelgaza, pierde propiedades elásticas y se vuelve más frágil. Una de las principales causas es la disminución de la producción de colágeno y elastina.

Una parte de estos cambios se relaciona con el fotoenvejecimiento, los fenómenos cutáneos secundarios a la exposición solar excesiva. Ya veremos qué queremos decir con *exposición solar excesiva* y cómo debemos exponernos al sol para obtener todos sus beneficios para gozar de una óptima salud, sin que nuestra piel sufra por ello.

También es muy aparente la pérdida del grosor del cabello y su encanecimiento. Además, muchos hombres se quedan calvos. Las arrugas y las manchas cutáneas son una consecuencia bastante evidente del envejecimiento de la piel, así como la disminución de la producción de grasa: la piel suele estar más seca y tener una menor capacidad de regeneración y reparación cuando sufre alguna agresión.

Estas transformaciones en nuestra barrera más externa son las que más preocupan a la mayoría de las personas. Y es normal: la piel es nuestra carta de presentación y queremos parecer jóvenes, al menos por fuera. Sin embargo, suceden otros muchos cambios en nuestro cuerpo que no son visibles.

Cambios en los sistema musculoesquelético, metabólico e inmunitario

Estos tres sistemas están muy estrechamente relacionados. El metabolismo y el sistema musculoesquelético pueden apreciarse a simple vista como grandes perjudicados del envejecimiento: se produce una pérdida progresiva de la masa muscular. Este fenómeno se denomina sarcopenia y se suele acompañar de la dinapenia, que es la pérdida de fuerza.

Junto con la osteopenia (pérdida de la densidad mineral ósea, que en su grado extremo constituye la osteoporosis) y el desgaste de las articulaciones, también seremos víctimas de la cratopenia, que es la pérdida de la potencia o la velocidad de contracción muscular.

A partir de los treinta años, si no hacemos algo de forma muy activa para evitarlo, se pierde masa muscular, sobre todo, las fibras de tipo II que son las de contracción rápida. También la fascia sufre cambios, con aumento de la susceptibilidad a las lesiones y disminución de la movilidad y de la flexibilidad.

Además, se produce una pérdida de la capacidad funcional desde un punto de vista de la agilidad y la motricidad fina.

Pero, de nuevo, quiero recordar que el envejecimiento de nuestras capacidades de movimiento no está escrito en piedra.

Cuando estuve en el evento Antifrágil, del que luego te hablaré, mi entrenador Víctor Téllez y el fantástico Dani Ruiz nos mostraron una secuencia de *flow* de diez movimientos. Si todos realizáramos esa secuencia (o una similar por aquello de variar), aunque fuera una o dos veces al día, todos los días el resto de nuestra vida, probablemente llegaríamos con una capacidad funcional excelente hasta los ochenta, los noventa o los cien años.

Explicaré más sobre el movimiento en el capítulo correspondiente, pero antes quiero lanzar dos preguntas. ¿Eres capaz de sentarte en el suelo y de moverte allí como lo hace un niño pequeño? Si la respuesta es que no, tal vez debes empezar a planteártelo. ¿Y cuándo fue la última vez que trepaste por un árbol o una roca?

El deterioro de la capacidad de movimiento y la pérdida de la función del sistema musculoesquelético tiene consecuencias nefastas para el resto del organismo, incluido el sistema endocrino y metabólico. La pérdida de la masa muscular se acompaña también de la disminución de la producción de mioquinas, sustancias señalizadoras importantes tanto para el cerebro como para el sistema inmunitario.

Sistema inmunitario

El sistema inmunitario sufre con la edad el fenómeno de la inmunosenescencia: se pierde progresivamente la capacidad de luchar eficazmente contra las infecciones, se reparan peor las lesiones, disminuye la capacidad de inmunovigilancia de las células cancerosas y aumenta de manera constante la inflamación crónica de bajo grado, presente en prácticamente todas las enfermedades crónicas.

Por cierto, una cuestión muy importante es la salud del sistema linfático y su extensión al sistema nervioso central, el sistema glinfático.

El primero es una red de tejidos, órganos y vasos que tiene una función prioritaria para equilibrar los líquidos de tu cuerpo y eliminar toxinas. La linfa transporta grasa y otras sustancias, así como células. Los ganglios linfáticos conectan los vasos linfáticos y todo ese sistema es fundamental para el buen funcionamiento del sistema inmunitario. Sin embargo, con la edad también este sistema sufre.

Por su parte, el glinfático tiene un papel fundamental para eliminar diversos desechos del metabolismo y las toxinas que pueda haber en el cerebro. Actúa como un sistema de drenaje cerebral y es fundamental para el buen funcionamiento de este órgano. Está muy activo especialmente en el sueño; por este motivo, es tan importante el descanso nocturno para una buena salud cerebral. También es necesaria una buena hidratación e incluso la posición en la que duermes puede influir en cómo se limpia tu cerebro: sí, dormir de lado es más eficaz para el funcionamiento de este sistema.

Para cuidar el sistema linfático y para estimular esta circulación es fundamental el ejercicio, aunque, por supuesto, todos los otros factores del estilo de vida también son clave.

Hormonas y metabolismo

A su vez, con el envejecimiento disminuyen la producción de las hormonas sexuales, la melatonina y la hormona de crecimiento.

Se crea un coctel mortal de decrepitud y enfermedad. Conforme pasan los años, aumenta la prevalencia de la resistencia a la insulina, la diabetes de tipo 2 y la cantidad de grasa visceral, incluso aunque no siempre aumente el peso. ¿Te has fijado, por ejemplo, en la playa o en la piscina, que hay gran cantidad de personas que, incluso a edades jóvenes, muestran un abdomen prominente sobre unas piernas delgadas, sin músculo? No lo juzgo desde el punto de vista estético. Lo contemplo con mi sesgo profesional porque sé que detrás hay falta de músculo y exceso de grasa = falta de salud.

Esto no tiene por qué pasar por cumplir años, aunque lo cierto es que la senescencia de las células beta del páncreas, que fabrican la insulina, es un fenómeno que se asocia al envejecimiento. Por eso es tan importante la nutrición adecuada.

¡ESPERA!

Voy a hacer una pausa, porque me estoy agobiando yo sola al escribir esta sarta de sucesos catastróficos uno detrás de otro.

Aprovecho la pausa para mencionar que todos estos fenómenos pueden ser contrarrestados en gran parte. Además, depende de ti hacerlo y poner remedio a tanta senescencia y tanta inflamación. Pero antes de decirte cómo, vamos a terminar de ver qué más pasa con el envejecimiento si no adoptamos un papel activo frente a él.

El sistema cardiovascular: arterias y corazón bajo presión

En el sistema cardiovascular, las arterias son quizás las que más sufren. Pierden su capacidad elástica y pueden acumular placas, generando la aterosclerosis y la arteriosclerosis. Además, la presión arterial tiende a aumentar por la pérdida de la elasticidad de las arterias.

Adivina qué pasa si las arterias están más estrechas y la sangre no puede circular de manera libre a los órganos. Pues te lo voy a decir: cardiopatía isquémica, en forma de anginas o infarto de miocardio; problemas de riego cerebral, con enfermedad cerebro-vascular de pequeño vaso o infartos cerebrales grandes, o problemas de riego sanguíneo en los riñones con la consecuente enfermedad renal crónica.

El propio corazón (que, a fin de cuentas, es un músculo) también sufre, lo que se manifiesta, sobre todo, en forma de incapacidad para relajarse. Las arritmias pueden aparecer juntamente con las enfermedades vasculares.

Aparato genitourinario y reproductor

En general, se reduce la capacidad de los riñones para realizar eficazmente la eliminación de toxinas y mantener el equilibrio del agua y los electrolitos en el organismo. Las alteraciones en los niveles de sodio, potasio, magnesio o calcio son frecuentes.

Asimismo, pueden aparecer problemas en la vejiga urinaria. En el caso de los hombres, la próstata parece crecer sin remedio, lo que genera dificultades para orinar y pérdida de la fuerza del chorro de la orina.

Estrechamente relacionado con el aparato urinario, tenemos el aparato reproductor y las hormonas asociadas. En las mujeres, tras la menopausia y debido a la disminución de los niveles de estrógenos, se producen cambios en la mucosa urogenital, razón por la que es muy frecuente la sequedad vaginal. La disminución de la testosterona afecta a ambos sexos y ello tiene efectos negativos en la libido y en diferentes partes del cuerpo.

Además, es obvio que se produce una pérdida total de la capacidad reproductiva en las mujeres a partir de la menopausia. Aunque los hombres la mantienen, no está al mismo nivel que en las décadas anteriores.

El temor al deterioro cognitivo

Si algo le da miedo a muchas personas cuando se habla de envejecimiento es pensar en un posible deterioro cognitivo. En general, pueden disminuir el volumen y la masa cerebral, producirse alteraciones de las conexiones sinápticas y bajar la producción de neurotransmisores. También se reduce la velocidad de conducción nerviosa, de manera que los reflejos y los tiempos de respuesta van mermándose. No obstante, esto no quiere decir necesariamente que las capacidades intelectuales disminuyan. El cerebro es un órgano con una neuroplasticidad impresionante y se puede mantener una actividad intelectual muy rica hasta el momento de la muerte.

Lógicamente, necesitamos cuidar de manera específica nuestra salud cerebral y seguir estimulando el cerebro toda la vida.

No pierdas el fuelle

La función respiratoria también puede sufrir de manera importante por el envejecimiento, tanto porque se produzca una pérdida de la elasticidad de los alvéolos, lo que disminuye la capacidad de los pulmones y el intercambio de oxígeno, como por el debilitamiento de los músculos respiratorios.

Además, con la inmunosenescencia aumenta el riesgo de infecciones respiratorias como bronquitis y neumonías, que son una causa frecuente de fallecimiento en edades avanzadas. Igualmente, la contaminación atmosférica y la mala calidad del aire en interiores tienen un efecto muy perjudicial para la salud respiratoria.

Aquí debo insistir en que, si nunca se ha aprendido a respirar bien, es aún más esencial hacerlo de manera óptima en las edades tardías de la vida.

La digestión

El sistema digestivo no está exento de sufrir los estragos de un envejecimiento no saludable. La gingivitis y la enfermedad periodontal aumentan su prevalencia con la edad y son una causa frecuente de pérdida de piezas dentarias. Esto, a su vez, está directamente relacionado con la capacidad para alimentarse e incluso con la pérdida de la capacidad cognitiva.

Además, la disminución de la producción de saliva puede generar alteraciones en la microbiota oral. Por otro lado, la sequedad de boca también interfiere en la función digestiva. La hipoclorhidria (es decir, la pérdida de capacidad para producir ácido en el estómago) aumenta con la edad y perjudica la digestión, especialmente, de proteínas, y también afecta al perfil de la microbiota intestinal.

La motilidad intestinal se reduce, así que el estreñimiento es un problema muy frecuente en edades avanzadas si no se toman medidas para remediarlo. Como ya mencioné en mi libro *¡Es la microbiota, idiota!*, es fundamental para nuestra salud defecar en buenas condiciones.

El hígado también envejece, ya que aparecen células senescentes en este órgano tan importante con cientos de funciones vitales. Sin embargo, dicho esto, quizás te resulte familiar el mito de Prometeo, donde se presenta al hígado como un órgano inmortal. Incluso existe cierto debate científico sobre si realmente envejece, ya que es uno de los órganos que más tiempo puede mantener su capacidad regenerativa y características jóvenes. A pesar de esta capacidad, lo cierto es que solemos maltratar a nuestros hígados. Entre una cuarta parte y un tercio de la población de las sociedades desarrolladas tiene esteatohepatitis metabólica, en gran parte debido a un estilo de vida inadecuado. Por lo tanto, si quieres mantener un hígado joven, esfuérzate por cuidarlo.

Los sentidos: el desafío de mantenerse conectado

Otra cuestión muy visible del envejecimiento es la pérdida de capacidades sensoriales. Quizás a todos nos venga a la mente una persona mayor con lentes y audífono. ¡Y benditas sean estas ayudas! No corregir una alteración visual o auditiva aumenta el riesgo de caídas, genera aislamiento del entorno e incrementa mucho el riesgo de deterioro cognitivo.

El cristalino sufre con la edad, de manera que la presbicia es un fenómeno del que es muy difícil escapar. El desprendimiento del vítreo le ocurre a casi todo el mundo a partir de los cuarenta años y las cataratas o la degeneración macular asociada a la edad también pueden generar problemas de visión.

Asimismo, la capacidad auditiva se ve trastocada y, por su parte, poco se habla de las alteraciones del gusto y el olfato. Muchas personas experimentan una pérdida completa o parcial de estos sentidos, lo que puede ser peligroso, por ejemplo, al no detectar olores que indiquen peligro, como un incendio o comida quemándose. Además, si no se disfruta de la comida, la ingesta de alimentos puede disminuir, impactando negativamente en el estado nutricional.

En cuanto al tacto, parece que disminuye la capacidad para discriminar diferentes tipos de estímulos, debido a cambios en la piel y el sistema nervioso. Sin embargo, el tacto afectivo mantiene su funcionalidad e incluso puede percibirse de manera más placentera en edades avanzadas.

El desajuste de los ritmos circadianos

Los ritmos circadianos también se alteran con el envejecimiento. Esto tiene que ver, por un lado, con la pérdida de producción de melatonina y, por el otro, con el hecho de no pasar suficiente tiempo al aire libre. Problemas como la falta de optimización de los micronutrientes, alteraciones en la microbiota o la senescencia celular afectan a los genes que regulan los ritmos circadianos.

Unos malos hábitos de sueño pueden hacer que se duerma poco y mal, aunque los ritmos circadianos van mucho más allá del sueño, agravando así los problemas relacionados con el envejecimiento.

5.3. Envejecimiento en el contexto psicosocial

El envejecimiento no solo se refleja en el cuerpo; afecta también a cómo vivimos, pensamos y nos relacionamos con el mundo. En este sentido, ya comentamos anteriormente el edadismo y sus males de manera extensa.

Con la edad, también pueden aparecer problemas económicos, psicosociales y de aislamiento. Si uno ha construido su identidad en torno a su profesión, la jubilación puede ser un momento muy difícil. ¿Qué haremos, de repente, con tanto tiempo libre? Hace un par de años hubo un gran movimiento para reivindicar la necesidad de dar una atención especial a los ancianos en los bancos, porque muchos no se defienden bien con la tecnología y los cajeros. Estoy muy a favor de que podamos tener atención humana empática y eficaz en cualquiera de nuestras gestiones tanto en entidades públicas como privadas, pero...

... pero. Me cuesta mucho aceptar esa figura del *pobre anciano que no se entera*. Me niego y me rebelo. Es verdad que la tecnología avanza muy rápido y que no siempre es fácil mantenerse al día.

Por otro lado, en una charla sobre longevidad a la que asistí hace un tiempo, se hablaba sobre la importancia de facilitar la vida a los ancianos quitando obstáculos y haciéndolo todo fácil y sencillo. Andadores. Botellas que se abren muy muy fácil. Grúas para pasar de la cama a la silla y de la silla a la cama. Botones enormes en teléfonos. Y así sucesivamente.

Me rebelo ante este discurso, porque precisamente se presenta la edad sénior, sea esta la que sea, como una época de necesidad de cuidados y de discapacidad, en la que se requiere todo tipo de ayudas. Te hacen creer que la dependencia funcional es el único camino y que no podrás arreglártelas si alguien no te ayuda para cada una de tus gestiones.

No soy ingenua. Entiendo perfectamente la necesidad de este tipo de medidas para muchas personas actualmente, pero lo entiendo desde el fracaso de la prevención, porque no se ha promovido el envejecimiento saludable. Cuando empiezan a aparecer manifestaciones del envejecimiento y de la discordancia evolutiva, ¿qué se hace? Pastillas. Fármacos. Es cierto que no es fácil cambiar el sistema ni tampoco las creencias limitantes de cada persona. No digo ni siquiera que sea posible hacerlo en muchos casos, pero... podemos ser ambiciosos para hoy y para mañana.

Yo tengo un sueño. Un sueño quizás utópico. En ese sueño, cuando una persona tenga ochenta, cien, ciento veinte años, seguirá manteniéndose activo. Se dejará ayudar cuando lo necesite, en aquellos ámbitos en los que se dejó ayudar en otras épocas de su vida. Y otras veces, será quien ayude a los demás. Quizás tendrá arrugas y canas, pero mantendrá su masa muscular y un cerebro activo. Será un pozo de sabiduría y experiencia.

Vivirá donde le dé la gana. Viajará porque querrá y podrá. En el mundo real o en uno virtual, si le place. Abrirá botes y botellas. Irá a un gimnasio sin aparatos donde hará dominadas y se parará de manos, para después meterse en la sauna y en una cubeta con agua fría.

Esta es la longevidad que quieren los longevitistas. Esta es la que yo también querría y la que te animo a buscar. Obviamente, nadie puede garantizarte el resultado final, pero... se trata de comprar el máximo número de boletos de lotería para que te toque salud, capacidad intrínseca y vitalidad en lo que te queda de vida. Y esto en una gran parte depende de ti.

Las etapas del envejecimiento de Cohen

Desde el punto de vista psicosocial, sería interesante examinar las fases del envejecimiento propuestos por el psiquiatra Gene Cohen, que parte de una perspectiva de crecimiento y oportunidades en positivo:

- En la fase de reevaluación, entre los cuarenta y los sesenta y cinco años, toca introspección, reflexionar sobre la vida, lo que has conseguido y tu propósito. Por algo coincide con la crisis de los cuarenta en su inicio. Puede ser un buen momento para cambiar de carrera o para empezar una nueva afición y, desde luego, para preguntarse: ¿la vida que tengo ahora es la que quiero para mí? En la práctica, en esta fase, son muy frecuentes los divorcios.
- En la fase de liberación, de los sesenta y cinco a los ochenta y cinco años, hay que enfocarse en aprovechar el tiempo aún más, ser auténtico y expresarse uno mismo. El propósito personal puede ser renovado y es un momento fantástico para seguir aprendiendo cosas nuevas, como un idioma, para viajar o para escribir el libro que llevas en la mente.
- En la fase de resumen de la vida, a partir de los ochenta y cinco, uno se puede preguntar: ¿qué significado ha tenido

mi vida?, ¿qué huella quiero dejar? Puedes escribir tus memorias o ser una fuente de sabiduría para las nuevas generaciones. Si vives hasta los ciento veinte, se te va a hacer muy larga esta etapa.

• La última fase es la de culminación, donde se integran la identidad, las experiencias y los valores. Se podría experimentar paz interior, sentido de plenitud e incluso la *iluminación*. La gratitud por una vida con sentido permite prepararse para el tránsito hacia lo que venga después.

Si bien es una propuesta interesante, ¿por qué no sentir gratitud, propósito e integración ya hoy, independientemente de la edad que tengas? Son muchos años reflexionando sobre la vida, ¿qué tal si vives cada día con intensidad y propósito, dejando huella?

Siéntete siempre como un niño curioso, juega y muévete como lo hacías entonces, o incluso más, porque algunos quizás fuimos demasiado serios en nuestra infancia. Estudia y aprende cosas nuevas cada día. Como dice Clint Eastwood: «No dejes al viejo entrar».

RESUMEN

✓ Las etapas de la vida marcan nuestra longevidad: desde el embarazo hasta la adultez tardía. Las decisiones y las condiciones en cada etapa tienen un impacto directo en la calidad de vida y la salud futura.

✓ El envejecimiento no es una sentencia:
  • Cambios como la pérdida de masa muscular, la inmunosenescencia o el deterioro de los sentidos pueden mitigarse con hábitos saludables. La prevención es clave.
  • El envejecimiento afecta a todos los órganos y sistemas, pero también la forma en que nos percibimos y conectamos con el mundo. La antifragilidad física y mental es fundamental para la longevidad saludable.

✓ El poder está en el presente: independientemente de la edad, lo que hagamos hoy determina nuestra salud y nuestra longevidad futuras. Vivir con propósito y curiosidad es el mejor antídoto contra el envejecimiento.

6

Interludio: en la encrucijada del tiempo

Mientras reviso estas palabras, en un descanso, me salta una noticia, como muchas otras que leo en los últimos meses. En esta ocasión, el titular *clickbait* reza así: «Desvelan la fecha en la que la fórmula de la eterna juventud será una realidad».

Como no es la primera vez que aparece un titular de este tipo, sé que es muy probable que la noticia hable de Ray Kurzweil y de la velocidad de escape de la longevidad, con pinceladas de IA, transhumanismo y nanotecnología.

Parece que sea clarividente porque, con algún aderezo, el contenido es exactamente el que me imaginaba. Vamos a desarrollar un poco más estos puntos, aunque lo de la inteligencia artificial y el transhumanismo lo voy a dejar para el final del libro.

Ray Kurzweil es ingeniero y autor de *La singularidad está cerca* y *La singularidad está más cerca* (este hombre no tiene a Mago More para poner títulos a sus libros). Antes ya realizó predicciones sobre el futuro, en las que muchas veces acertó (menos cuando falló). Fue preciso con sus predicciones sobre la aparición de asistentes virtuales, como Siri o Alexa, el crecimiento exponencial del poder de computación o la digitalización de casi todos los aspectos de la vida cotidiana. Sin embargo, falló cuando dijo que, para 2009, la realidad virtual no se podría distinguir de la realidad física o cuando afirmó que para 2020 los nanorrobots ya se utilizarían de manera rutinaria en la medicina. También había dicho que, para 2010, las computadoras serían invisibles (y, de momento, la mía la sigo viendo, menos mal).

En el libro que escribió en 2004 con Terry Grossman, *Fantastic voyage*, propuso tres puentes hacia la inmortalidad:

- El primero sería cuidar de manera extrema la salud para vivir lo suficiente como para aprovechar las terapias futuras.
- El segundo consistiría en utilizar tecnologías como la ingeniería genética o la regeneración celular para llegar finalmente a alcanzar la velocidad de escape de la longevidad: en ese punto, se prolongaría la vida rejuveneciendo a un ritmo más rápido del que se envejece. De esta manera, cada año que pasa en realidad estarías ganando más tiempo de vida.
- Finalmente se llegaría al tercero, en el que gracias a la IA y la nanotecnología se podría reconstruir el cuerpo y la mente si fuera necesario. Incluso podríamos digitalizar nuestra mente, y el cuerpo biológico sería una opción no ineludible.

De este modo, lograríamos alcanzar la amortalidad. Es decir, salvo que se nos caiga una maceta en la cabeza, tengamos un accidente o nos mate un misil nuclear, podríamos vivir sanos y felices hasta el infinito y más allá. Sería literalmente la *muerte de la muerte*, una idea defendida con pasión por longevitistas y transhumanistas.

Según la noticia que leí hoy, Ray afirma que llegaremos a alcanzar esa velocidad de escape de la longevidad en 2029.

Sin embargo, la mayoría de los científicos consideran que estas predicciones son una utopía. Aun así, es cierto que se están realizando muchísimos esfuerzos para encontrar el elixir de la eterna juventud y, con ello, la longevidad extrema. Esta búsqueda empezó desde el momento en que el ser humano se dio cuenta de que era mortal y quiso emular a los dioses para ser inmortal.

Por otro lado, muchos de los más ricos del mundo (dueños de empresas como Google, Amazon, Meta o el propio Elon Musk) están financiando compañías que persiguen el rejuvenecimiento y la amortalidad porque creen firmemente que es posible.

De momento, en cualquier caso, nos encontramos en ese primer puente, donde necesitamos cuidarnos para llegar a vivir en un futuro que realmente nadie sabe cómo será. Ignoramos cuándo sucederán esos hipotéticos logros, si es que llegan algún día. El ser humano es un sistema complejo que vive en un entorno también extremadamente complejo. Ya hemos revisado de manera muy detallada todos los fenómenos que tienen lugar en un cuerpo que envejece. Ni siquiera existe una definición única de envejecimiento o conciencia.

Aun así, si bien es una realidad que envejecemos, también podemos aceptar que está en nuestras manos rejuvenecer de una manera al menos relativa. Y creo que esto es firmemente así por el simple hecho de que muchas personas envejecen precozmente porque no se cuidan. Por esto, podemos llegar a rejuvenecer y, desde luego, envejecer de una manera saludable, exitosa y activa, con vitalidad y con una capacidad intrínseca, al máximo de *power*.

¿Y cómo lo podemos hacer? Esto lo vamos a tratar en la segunda parte del libro. Buscaremos ser Antifrágiles, Biohackers, Cuidadores Extremos de nuestro cuerpo, el único que tenemos de momento cada uno de nosotros.

> La juventud no es un tiempo de vida; es un estado del espíritu.
>
> Atribuido a MATEO ALEMÁN

¿Vamos a buscar juntos ese estado?

LA GRAN AVENTURA DE TU VIDA LONGEVA

Ya conocemos las reglas del juego: hemos examinado los entresijos del envejecimiento, sus causas y cómo desafiarlo. Tenemos una visión clara de cómo queremos encontrarnos y qué es la Salud, así, con mayúsculas.

Ahora, empieza la acción: hablaremos de las decisiones que transformarán tu vida, las que harán que disfrutes de una existencia plena y saludable durante mucho tiempo o, por el contrario, las que harán que caigas por la pendiente del deterioro funcional progresivo y la pérdida de autonomía.

Cada capítulo será una encrucijada en tu historia. Lo que elijas hacer (o no hacer) sumará o restará puntos en tu camino, en tu Gran Aventura.

Esto de los puntos es literal y, al final del libro, podrás sumarlos todos y ver si estás en el camino de pasarte el juego victorioso o si necesitas ajustar tu estrategia. En este juego, podrás recomenzar cada día, hasta que llegue uno que será el *Game Over* definitivo. Ese día llegará, pero, si juegas con propósito y plenitud, tomando decisiones valientes y teniendo cuidado de no caer en las trampas del sistema, podrás retrasarlo más de lo que imaginas. Porque no se trata solo de retrasar el final, sino de ser un protagonista épico de tu propia historia.

7

Nivel 1: tú tienes el poder

7.1. Toma las riendas, nadie vendrá a hacerlo por ti

> El precio de cualquier cosa es la cantidad de vida que
> ofreces a cambio.
>
> Henry David Thoreau

Si quieres ganar la partida de la longevidad y hacerlo en condiciones óptimas, lo primero que necesitas es tomar las riendas de tu vida y de tu salud. Nadie vendrá a hacerlo por ti. Es más, lo que necesitas hacer exige tu esfuerzo, tu disciplina e incluso, hay quien diría, tu sacrificio.

Esto del sacrificio podría ser algo discutible, pero lo cierto es que, en una sociedad donde nos empujan a la comodidad, a comer a todas horas y a movernos lo menos posible mientras mantenemos un confort térmico extremo, todas las medidas que te voy a comentar a continuación para llegar a viejo siendo muy joven, e incluso pretender rejuvenecer, pueden parecer esforzadas y sacrificadas. Sin embargo, vale la pena llevarlas a cabo: estarás ganando puntos para una salud longeva.

A nuestro cerebro y a nuestro cuerpo lo que les gusta es no gastar energía sin necesidad. Por eso, es tan importante tener información para hacerte una especie de autolavado de cerebro y, de esta manera, conseguir estar, si no motivado, al menos sí con la certeza de que lo que estás haciendo realmente te va a servir para algo.

Si estás leyendo este libro, doy por hecho que ya te preocupas por tu salud y tu bienestar y que muchas de las cosas que te voy a contar quizás ya las domines. No obstante, puede ser que haya cuestiones que todavía no hayas atendido. El eslabón más débil de una cadena es la que hace que se rompa.

Antes de empezar, vamos a revisar algunos conceptos importantes.

No persigas la perfección

Todas las medidas que encontrarás en los próximos capítulos son importantes para cumplir años con salud o para rejuvenecer, aunque algunas lo son más que otras. Veremos qué y cómo debemos priorizar las diversas herramientas rejuvenecedoras, porque la obsesión por la perfección puede generarte tal grado de estrés que este acabe siendo contraproducente y que se te vaya el esfuerzo al garete.

Por poner un ejemplo: si pretendes llevar una alimentación con un ajuste al cien por ciento con todas las recomendaciones que supuestamente te van a ayudar a vivir ciento veinte años, estos se te van a hacer muy largos. Además, la alimentación saludable por sí sola no es garantía de llegar a esa edad. Sería absurdo llegar al nivel de los gurús del longevitismo, y contar con detalle cada una de las calorías que consumes y buscar un supuesto equilibrio perfecto de los macronutrientes cada día. El esfuerzo que esto te exigiría solo supondría pequeños beneficios extra o, quizás, ninguno.

Por otro lado, no existe una única dieta ideal que te garantice la longevidad. La nutrición es una disciplina donde hay bastantes incertidumbres cuando hablamos de ajuste fino en las intervenciones para aplicar en una persona concreta.

La mayoría de las publicaciones se basan en estudios epidemiológicos que, a menudo, tienen problemas metodológicos. Tampoco nos permiten extraer conclusiones que sean siempre extrapolables a personas individuales. Esto se debe a que cada uno de nosotros tiene características propias, tanto nutrigenéticas como microbiómicas y metabólicas. Dicho esto: por supuesto que existen unas normas generales en las que hay consenso. Además, recordemos que comer es mucho más que nutrirnos. Es cultura y placer. Renunciar a estas partes nos hace menos humanos.

Progresividad antes que radicalidad

Cuando queremos hacer cambios en nuestro estilo de vida, puede suceder que de repente decidamos cambiarlo todo y lanzarnos de cabeza a una dieta, una pauta de ejercicio y media hora de meditación todos los días, además de comprar un montón de *gadgets* tecnológicos que nos prometen mejorar la salud de nuestras mitocondrias y limpiar nuestra sangre de metales pesados.

No digo que esto esté mal, pero, si necesitamos hacer una reforma profunda de nuestro estilo de vida, es mejor que sea de manera progresiva y realista. Hay algunos aspectos del estilo de vida que son particularmente difíciles de controlar, como puede ser, por ejemplo, la exposición a los tóxicos. Veremos qué podemos hacer sin volvernos locos y sin abandonar a la primera de cambio por puro agotamiento.

Mide lo que puedas, sin obsesionarte

Este enfoque gradual también permite incorporar mediciones sencillas sin abrumarte con datos innecesarios. Es cierto que, si no medimos nada de lo que estamos haciendo ni tampoco los resultados que estamos obteniendo, puede ser que caigamos en el desánimo. Porque, a fin de cuentas, hasta que no lleguemos a los ciento veinte años, no sabremos si nuestro enfoque ha funcionado.

Por lo tanto, de nuevo, sin obsesionarnos, es conveniente que establezcamos algunos parámetros de medida para saber por dónde estamos yendo (lo veremos en un capítulo específico más adelante). La mayoría de las cosas son fácilmente medibles en casa o con un análisis sencillo, por lo que no es necesario hacerse el catálogo de pruebas de Bryan Johnson en su protocolo Blueprint. Piensa que Bryan se hace resonancias magnéticas e incluso se mide las erecciones matutinas con un aparato específico. Su caso es extremo; te aseguro que las personas ancianas de las zonas azules no se miden nada y, sin embargo, han llegado a edades provectas.

Así pues, cabe diferenciar entre dos tipos principales de medidas o formas de supervisarnos:

- Medir lo que hacemos: cómo comemos, cuánto nos ejercitamos, las horas de sueño..., por ejemplo, con un diario de hábitos.
- Resultados relacionados con la salud actual y predictora de la futura: pueden ser medidas objetivas como la frecuencia cardiaca en reposo, la cantidad de grasa visceral..., o cuestiones subjetivas como tu nivel de energía o si te sientes bien con tu vida (también examinaremos esta cuestión en un capítulo concreto).

Prepárate para el futuro

Como ya te comenté antes, debes ser tú quien tome las riendas de tu salud. Hay muchas personas que de verdad creen que llegará una pastilla mágica, una inyección, alguna terapia génica, que van a permitirles vivir para siempre. Otros consideran que conseguiremos condensar nuestra conciencia en un formato que permita verterla en un sustrato tecnológico para alcanzar la amortalidad y la *muerte de la muerte*.

Sin embargo, hay mucha gente escéptica con el horizonte optimista de 2029 como fecha para lograr la velocidad de escape de la longevidad. Otros opinan que esto sucederá más tarde, en 2050. Incluso aunque la biotecnología nos permitiera rejuvenecer de manera continua, lo cierto es que nuestros hábitos seguirán teniendo un impacto clave en nuestra salud y en nuestro bienestar.

Otra cosa es que terminemos siendo una entidad poshumana con una conciencia que ya no se sustente en un cerebro biológico, sino en uno digital o cuántico. No obstante, seguiremos siendo seres humanos hasta ese momento y, para llegar allí, ya sea en 2029 o en 2050, necesitamos saber cómo cuidarnos para hacerlo en condiciones óptimas.

7.2. NO TE MUERAS ANTES DE TIEMPO

Aunque parece algo muy obvio, es necesario que te diga esto: si quieres llegar a vivir ciento veinte o ciento cincuenta años, no te mueras antes de tiempo. Ya hemos hecho antes un repaso de qué es lo que mataba a los seres humanos antes de que hubiera alcantarillas, antibióticos y comida higienizada.

Entonces, ¿qué es lo que nos mata ahora? ¿Cuáles son las enfermedades que comprometen nuestra salud en las sociedades WEIRD?

Vamos a revisar primero la información de la Organización Mundial de la Salud (OMS) sobre las causas de muerte en el mundo. Como se tarda bastante en recoger este tipo de datos, los últimos disponibles son del año 2021 y los encuentras en la tabla 3.

Tabla 3. Causas de mortalidad en el mundo

POSICIÓN	CAUSA DE MUERTE	AÑO 2000 (millones)	AÑO 2019 (millones)	AÑO 2021 (millones)
1	Enfermedad isquémica del corazón	5.0	6.0	8.9
2	COVID-19	–	–	5.0
3	Accidente cerebrovascular (stroke)	5.5	6.6	6.0
4	Enfermedad pulmonar obstructiva crónica	2.7	3.2	3.3
5	Infecciones respiratorias inferiores	3.0	2.6	2.4
6	Cáncer de tráquea, bronquios y pulmón	1.2	1.8	2.0
7	Enfermedad de Alzheimer y otras demencias	1.4	2.4	2.4
8	Diabetes mellitus	1.0	1.5	2.0
9	Enfermedades renales	0.9	1.3	1.8
10	Tuberculosis	1.7	1.2	1.2

Fuente: Elaboración propia a partir de la OMS.

El 13 por ciento de los fallecimientos en todo el mundo se deben a la cardiopatía isquémica. La segunda causa en 2021 fue el COVID, responsable de casi nueve millones de fallecimientos. Este dato debería matizarse (mucho), porque hubo sombras en los reportes de las muertes por COVID. De hecho, se llegaba a considerar que un fallecimiento había sido causado por COVID solo por una prueba positiva, aunque la causa real fuera otra, como un cáncer con metástasis. Por otro lado, el hecho de tener una edad avanzada o enfermedades como diabetes u obesidad aumentaba mucho el riesgo de fallecimiento. En cualquier caso, el COVID es una anomalía en la serie histórica.

Si agrupamos todos los cánceres en el mismo saco, liderarían la tabla, con 9.3 millones de muertes. La mayoría de estas se deben a los cánceres de pulmón, colorrectal, hígado, mama y estómago. Cabe precisar que en 2022 esa cifra ya subió a 9.7 millones.

Realmente, la cardiopatía isquémica, el accidente cerebrovascular, la diabetes y las enfermedades renales comparten muchos factores causales; por eso, se consideran en gran parte enfermedades evitables. Incluso el alzhéimer se llama «diabetes tipo 3» por su estrecha relación con problemas de señalización energética cerebral, aunque, sin duda, hay diversos subgrupos de pacientes y no debemos caer en la simplificación con esta devastadora forma de demencia.

La enfermedad pulmonar obstructiva crónica, que generó 3.3 millones de muertes en el año 2021 en todo el mundo, en la mayor parte de los casos está causada por el tabaquismo.

Asimismo, un gran número de muertes en el mundo se ocasionan por causas externas, como lesiones accidentales por accidentes de tráfico, muertes por violencia interpersonal (en las que se incluirían homicidios o fallecimientos en guerras) y suicidios (estos últimos suponen unos 700 000 casos al año en todo el mundo).

Estas causas externas provocan entre 2.5 y 3 millones de muertes anuales. Sin embargo, son cifras que pueden variar muchísimo según los conflictos bélicos y los desastres naturales que haya en un año en particular. Por ejemplo, en septiembre de 2024, según algunos datos, se afirmaba que solo en la guerra de Ucrania habrían fallecido 200 000 rusos y 80 000 ucranianos, y esto sin contar las víctimas civiles ni los heridos.

El código postal importa

Como vivo en España, vamos a comentar también las estadísticas del año 2023 para este país.

Por primera vez, los tumores superaron a las enfermedades del sistema cardiovascular como primera causa de muerte. Más de un cuarto de los fallecimientos se debieron a diferentes tumores (26.6 por ciento). El cáncer de bronquios y pulmón y el cáncer de colon fueron los tumores más frecuentes como causa de deceso.

Asimismo, se apreció una disminución de las muertes por enfermedades del sistema circulatorio, pero aun así fue la segunda causa más frecuente (26.5 por ciento). Aquí se incluyen tanto las enfermedades isquémicas del corazón como las cerebrovasculares, la insuficiencia cardiaca y la enfermedad hipertensiva. También la demencia ocupa un lugar importante como causa de muerte en el año 2023.

En ese año, el 95.9 por ciento de los fallecimientos se debieron a lo que se consideran causas naturales y solo el 4.1 por ciento ocurrieron por causas externas. Dentro de estas causas externas, las caídas accidentales ocuparon el primer puesto con 4 018 defunciones. El suicidio aparecía el segundo de la lista con 3 952 casos, seguido por los ahogamientos, la sumersión y la sofocación accidentales (3 625). Los accidentes de tráfico en el año 2023 causaron la muerte de 1 750 personas.

En cuanto a los países americanos, hay muchísima variabilidad entre los diferentes Estados y, dentro de estos, entre sus zonas. Por ejemplo, no tiene mucho que ver un chamán del Amazonas con alguien que viva en pleno centro de São Paulo. Las principales causas de muerte en la región de América, según la Organización Panamericana de la Salud, son fundamentalmente la cardiopatía isquémica, el accidente cerebrovascular, las demencias, la enfermedad pulmonar obstructiva crónica, las infecciones respiratorias de vías bajas, la diabetes mellitus, el cáncer de pulmón y bronquios y las enfermedades renales. La violencia interpersonal ocupa el puesto noveno en la región de América y las lesiones en las carreteras el puesto undécimo. Por lo tanto, vemos que hay diferencias relevantes según donde se viva.

Póntelo, pónselo

Hay algunas enfermedades en las que ya no se piensa mucho, que quizás no te maten, pero que restan calidad de vida e incluso reducen la longevidad. Como me dediqué muchos años a la consulta de enfermedades infecciosas, con especial atención a pacientes con infección por VIH y otras enfermedades de transmisión fundamentalmente sexual, me jalo los cabellos cuando veo que las tasas de estas siguen aumentando.

Es muy importante recordar que las enfermedades de transmisión sexual se pueden evitar de una forma bastante sencilla: utilizando preservativo en todas las relaciones sexuales que no se tengan con una pareja monógama estable.

Afortunadamente, se considera ahora que la infección por VIH es una enfermedad crónica y muy controlada, gracias a las medicaciones modernas antirretrovirales que permiten a una persona con esta infección realizar una vida normal. Sin embargo, a fin de cuentas, se trata de una infección que genera un estado de inflamación crónica de bajo grado incluso con la carga viral indetectable gracias a la medicación.

Además, se producen fenómenos de inmunosenescencia. De este modo, una persona con infección por VIH es como si tuviera diez años más de los que en realidad tiene y, según su estilo de vida, esta cifra puede ser incluso mayor.

Las causas de la morbimortalidad de las personas con infección por VIH han cambiado muchísimo gracias a estos fármacos. Ya no nos tenemos que enfrentar (casi nunca) a situaciones en las que no podíamos hacer nada para salvar la vida de las personas, como la leucoencefalopatía multifocal progresiva, una inmunodeficiencia extrema con múltiples infecciones imposibles de solucionar, o linfomas muy agresivos.

Por supuesto, a veces aún encontramos estos casos, pero ahora la mayoría de los problemas de salud de las personas con infección por VIH tienen que ver con enfermedades cardiovasculares, cánceres, como el de pulmón o el colorrectal, o la cirrosis hepática.

Prevención de causas externas

Otro punto por valorar son los fallecimientos por causas externas, como accidentes, suicidios o violencia interpersonal. Para evitar los suicidios, debemos cuidar de la salud mental y esta depende también de nuestro estilo de vida. Por supuesto que hay enfermedades psiquiátricas extraordinariamente difíciles de tratar, pero deberían ponerse más medios en la prevención del suicidio.

Por otro lado, los accidentes de tráfico afortunadamente han disminuido a lo largo de los años, pero hoy aún hay gente que se pone al volante tras haber consumido alcohol o que utiliza el celular mientras conducen. Así, ponen en peligro no solo su vida, sino también la de otras personas que están por la carretera. Las muertes por otros accidentes, como los derivados de actividades de riesgo (*puenting*, parapente, *rafting* u otros similares), en general, son poco frecuentes en la población general, porque son prácticas minoritarias.

Cabe mencionar también las caídas en personas de avanzada edad, que representan un problema serio. Si un anciano se cae, se rompe la cadera y acaba en el hospital, su riesgo de muerte se dispara en el año siguiente. Quizás la cadera quede estupendamente después de la operación, pero la pérdida de capacidad funcional o las infecciones de adquisición hospitalaria pueden ser letales.

Evita tener que ir al médico

Quizás hayas oído una noticia de hace unos años sobre la yatrogenia, el daño involuntario causado por intervenciones médicas. Basándose en un estudio de 2016 publicado en la revista académica *British Medical Journal*, esta noticia afirmaba que la yatrogenia era la tercera causa de muerte en Estados Unidos. Se estimaba que los errores médicos eran responsables de la muerte de 250 000 estadounidenses al año, incluyendo errores diagnósticos, infecciones nosocomiales, reacciones adversas a medicamentos y complicaciones quirúrgicas.

Sin embargo, es difícil extrapolar estos datos y estimar posibles cifras de muertes por yatrogenia de una manera universal;

incluso es difícil establecer claramente la causalidad. Por ejemplo, si una persona que ingresa en el hospital por una insuficiencia cardiaca y tiene una neumonía nosocomial que acaba siendo fatal, ¿cuál sería la causa de muerte?, ¿la insuficiencia cardiaca o la neumonía adquirida en el hospital? Depende de qué y cómo consideremos la causalidad en la mortalidad.

En mi experiencia clínica como internista en varios hospitales, puedo decir que en estos se salvan muchísimas vidas o, al menos, se retrasan muchas muertes. En ocasiones, las intervenciones médicas pueden provocar un evento adverso, incluso muy grave. Pero volvemos a la misma situación de antes: si una persona, por ejemplo, necesita realizarse una cirugía por un tumor y, durante la operación, sufre una hemorragia por el motivo que sea y el paciente fallece, es verdad que sin la cirugía el paciente no habría fallecido de inmediato, pero el tumor sí habría acabado siendo mortal.

La medicina moderna salva muchas vidas. Aun así, como médica, te diré que cuanto más lejos nos mantengamos de los hospitales y, en general, de todo tipo de intervenciones farmacocentristas o quirúrgicas, mejor. Esto no solo evita posibles eventos adversos, sino que también significa que estamos en un buen estado de salud y no necesitamos atención especializada.

Cada vez se medicalizan más distintos procesos vitales. Se realizan a menudo cribados y pruebas diagnósticas sin necesidad, que pueden generar un sobrediagnóstico de enfermedades inexistentes y la prescripción de fármacos que no se necesitan.

Si alguien tiene un accidente o sufre una enfermedad aguda grave y requiere asistencia, por supuesto que es maravilloso poder acudir a un sistema sanitario moderno con los máximos recursos a su disposición para salvarse.

Sin embargo, para la prevención y la promoción de la salud y una verdadera salutogénesis, lo ideal es necesitar poco a los médicos. Digo esto siendo yo misma parte del colectivo médico. En los sistemas sanitarios, se necesitan muchos más profesionales, como entrenadores, psicólogos, fisioterapeutas, odontólogos, terapeutas ocupacionales, enfermeros, nutricionistas, dietistas y, desde luego, trabajadores sociales. Incluso sería muy deseable que se instaurara la figura profesional del *health coach* o 'entrenador de salud'.

Los médicos de atención primaria son especialistas en medicina de familia y comunitaria (o pediatras) y, de las especialidades médicas, los más preparados para promover conductas saludables. La realidad es que, con la carga de enfermedad que hay en la población actualmente, la mayoría están abocados (muy a su pesar) a poner parches en un sistema que hace aguas. Ya me dirás qué tareas de prevención llevas a cabo con una agenda de sesenta pacientes en una mañana. Estaría genial preguntar a estos médicos cómo gestionarían a la población a su cargo, así como crear programas de salud realmente eficaces y profundos, en vez de ahogar a los profesionales en burocracia, que es como una especie de muerte lenta por papeleo.

Un mundo ideal: equipos integrales de salud

En un mundo fantástico, que quizás nunca llegue a ver, me imagino equipos de salud para la población con programas de seguimiento desde muy pequeños y con talleres para toda la familia para aprender a cuidarse. Es verdad que todos deberíamos empoderarnos y tomar las riendas de nuestra salud y saber cómo movernos, cómo entrenar, cómo alimentarnos y cómo llevar a cabo toda una serie de conductas saludables. Tú, querido lector, probablemente lo tengas muy claro. Y, si no es así, esto cambiará conforme avances en los capítulos.

Sin embargo, también sé que la mayoría de la población realmente ignora qué debe hacer para disfrutar de una salud óptima. Aquí es donde entran en juego los determinantes socioeconómicos de la salud. ¿Cómo podemos prevenir problemas en la inmensa mayoría de las personas cuando el dinero no les llega para comprar la canasta básica saludable, ni tienen tiempo suficiente para hacer ejercicio, pasar tiempo en la naturaleza o realizar meditación, *mindfulness* u otras técnicas de mejora en la gestión del estrés?

Puntos clave

✓ Toma las riendas de tu salud porque nadie va a hacerlo por ti. Pero no te agobies por lograr una perfección extrema: busca el equilibrio de manera gradual.

✓ No te mueras antes de tiempo por causas evitables: el estilo de vida es fundamental para prevenir la mayoría de la mortalidad por enfermedades crónicas no transmisibles.

✓ Sé prudente sin miedo: evita los accidentes por despistes y utiliza preservativo en tus relaciones sexuales esporádicas fuera de una relación estable monógama.

✓ Evita las intervenciones y los tratamientos médicos que no tengan un claro beneficio frente a los riesgos de posibles efectos adversos.

La encrucijada I

Estamos en el primer nivel de la Gran Aventura. No es una fase opcional y, además, determinará cómo transcurre el resto del Juego. El primer paso para una vida longeva y plena exige que te empoderes, que tomes las riendas de tu vida y que asumas el control de tu salud. Los atajos te pueden hacer caer en las trampas del sistema. El héroe de tu historia eres tú: no vendrá otro a salvarte en el último momento.

A continuación, debes decidir entre estas opciones. Descubrirás la suma de tus puntos del juego al final del libro.

☞ OPCIÓN 1:

- Tomas el control de tu salud, asumiendo la responsabilidad de tus decisiones de manera consciente.
- Evitas la perfección obsesiva: vas a priorizar lo esencial y entiendes que la flexibilidad forma parte del juego.
- Adoptas un enfoque progresivo, con cambios graduales y sostenibles a largo plazo.
- Mides tu progreso de forma práctica y sencilla.
- Te preparas para el futuro, sentando hoy las bases para los avances de mañana.

☞ **OPCIÓN 2:**

- Buscas un médico que te mande pastillas para todos los males.
- Te apuntas al gimnasio a la vez que empiezas la dieta en enero (y luego no vas).
- Te haces análisis de sangre y microbiota cada mes y, mientras, esperas que lleguen rápido los avances que te harán ser guapo y joven (hoy no, pero a ver mañana).

8

Alimenta tu longevidad

Como en cualquier aventura, también en esta necesitas víveres. En *El Señor de los Anillos*, los hobbits llevan *lembas*, un pan para el camino, regalo de los elfos. Con un pequeño trozo, ya tienen energía para un viaje largo y, además, dura mucho tiempo. Se trata de un alimento delicioso y conectado con la naturaleza.

Los dioses griegos se alimentaban de ambrosía para ser inmortales y bebían el néctar de la eterna juventud.

Tú también necesitas alimentarte con manjares para recorrer la vida con salud y energía. El bufet libre está servido: tú eliges qué pondrás en tu plato. Así que vamos a descubrir todo lo necesario para tomar buenas decisiones al final del capítulo.

8.1. Qué comer para vivir más y mejor

Todo el mundo a estas alturas ya debería saber qué, cuánto y cuándo comer para tener una salud óptima. Sin embargo, no es así. Quizás no ayude demasiado el hecho de que haya personas que se organicen en tribus nutricionales y que polaricen la alimentación, como si fuera una nueva religión.

Esto me genera hasta un poco de pereza: ahora mismo, da igual lo que digas sobre alimentación, siempre habrá alguien que se te eche encima dispuesto a rebatirte, aunque sea un pequeño aspecto del conjunto del contenido que ofreces. La nutrición hoy es un tema tan delicado (o más) como la política, el futbol o la religión.

Si tuviera que responder de manera resumida a la pregunta: ¿qué comer para optimizar la longevidad?, diría:

Por ejemplo, en España, una dieta pescomediterránea; o atlántica, si vives en la cornisa cantábrica. En el interior, puede haber ciertas variantes.

Se trata de la dieta que más se ha estudiado para disminuir el desarrollo de diversas alteraciones asociadas a la edad, de modo que tiene muchísimos estudios científicos que respaldan su uso desde hace décadas. Se reconoce como la estrategia o el patrón dietético más interesante para conseguir una combinación ideal de sustancias beneficiosas para contrarrestar los mecanismos del envejecimiento.

Particularmente, el énfasis de la dieta pescomediterránea está en obtener la proteína de origen animal y las grasas saludables del pescado y los mariscos. En concreto, sabemos que la dieta pescomediterránea:

- Tiene un efecto positivo en el microbioma intestinal.
- Se asocia a marcadores de menor fragilidad.
- Puede aumentar la función cognitiva.
- Disminuye marcadores inflamatorios como la proteína C reactiva o la interleuquina 17.
- Se reconoce como el patrón dietético óptimo para reducir el riesgo cardiovascular y disminuir la morbimortalidad derivada de estas patologías.

Esto no quiere decir que la dieta pescomediterránea sea el único estilo de alimentación que permita optimizar la longevidad saludable. Hay otras estrategias como la dieta báltica, la japonesa tradicional, la dieta *pegana*... Todas tienen en común «comer comida, no demasiada», como dice Michael Pollan, y con alto contenido de alimentos vegetales con foco en las hortalizas.

Por eso, sería deseable recordar que la libertad individual y, por lo tanto, las preferencias personales e incluso características individuales, tanto de ejercicio físico como nutrigenéticas, modulan nuestra respuesta a la dieta. «El café para todos» o *one size fits all* no es un enfoque válido aquí. Aun así, podemos intentar buscar las bases de la alimentación longevitista y examinar lo que veremos a continuación.

Los componentes de la dieta óptima para la longevidad

Veamos qué contiene una alimentación óptima si quieres ser longevo:

Abundancia de verduras y hortalizas

Lo ideal es que sean, como vemos en una pirámide, la base de la alimentación. En esta categoría incluimos verduras de hoja verde, jitomates, pimientos, calabacitas, calabaza, berenjenas... Están repletas de carbohidratos accesibles a la microbiota (lo que mucha gente aún llama *fibra*), vitaminas, minerales y componentes bioactivos. Estos últimos son sustancias que incluso se estudian para la longevidad como suplementos: quercetina, fisetina, licopeno...

Los hongos: un superalimento olvidado

Los hongos son especialmente interesantes, porque tienen tipos de fibra y componentes bioactivos beneficiosos para la microbiota, el sistema inmunitario, la salud cardiovascular y el sistema nervioso. Además, tienen un perfil muy equilibrado de macronutrientes. Lo ideal sería comer hongos varias veces a la semana y pueden consumirse frescos o rehidratarlos si los adquirimos deshidratados.

Las frutas

Las frutas también son una parte relevante de este tipo de alimentación y, en particular, los frutos del bosque, como los arándanos, las fresas, las frambuesas, las moras... Con un par de raciones al día es más que suficiente, aunque si comes más tampoco sería un problema, siempre y cuando sea, preferentemente, la fruta entera y no licuada ni en licuado.

Hay algunos divulgadores que llegan a echarle la culpa de la obesidad y la diabetes a la fruta, lo cual es una barbaridad. Otra cosa es que, si alguien ya tiene exceso de grasa en su cuerpo o diabetes, no le interesa abusar de la fruta, sobre todo, de algunas como el plátano. Cabe recordar también que la fruta deshidratada contiene una elevada concentración de fructosa y azúcar.

El aceite de oliva virgen extra: el oro líquido

El aceite de oliva (idealmente, extra virgen) es la grasa saludable por excelencia de la dieta pescomediterránea, sobre todo, porque está repleto de componentes bioactivos que tienen múltiples funciones antiinflamatorias, antioxidantes, prebióticas...

Por cierto, el *ghee* también es una grasa saludable y lo puedes fabricar en casa a partir de mantequilla ecológica.

Frutos secos y semillas

Los frutos secos y las semillas contienen diversos micronutrientes como minerales, vitaminas y componentes bioactivos, además de grasas saludables.

Fuentes de proteína

Los huevos, la carne de pollo, el pescado, los mariscos, los lácteos y las legumbres se consideran las fuentes principales de proteína, aunque estas últimas además contienen bastantes hidratos de carbono. Aquí también se puede incluir el consumo de carne y de vísceras de mamífero de ganadería extensiva y regenerativa.

La importancia de los alimentos fermentados

Asimismo, quiero hacer una referencia específica a los alimentos fermentados, que deberíamos incorporar en nuestra alimentación de forma masiva. Como ejemplos tienes los lácteos fermentados, como el yogur, pero otros como la kombucha o el kimchi son fantásticos también.

Las especias y hierbas aromáticas: el toque especial

Habitualmente no se mencionan las especias y las hierbas aromáticas cuando se habla de la dieta, pero es muy interesante incluirlas en grandes cantidades y diversidad, porque contienen muchas sustancias bioactivas que tienen múltiples beneficios para la salud y la longevidad.

Café, té, chocolate, mate

Lo confieso: soy una apasionada del café. Y, como dato curioso, Finlandia es el país del mundo donde más café se bebe. La ciencia está de mi lado, porque el café de especialidad de calidad es fantástico para la salud y se puede tomar hasta tres o cuatro tazas al día. Eso sí, no lo tomes más allá de las dos o tres de la tarde para no interferir en el sueño nocturno. Por otro lado, aunque el café es saludable, si no puedes funcionar sin él, quizás tengas un problema.

Asimismo, el té verde, especialmente, el matcha, el chocolate y el mate también son aliados para la longevidad.

Todas estas deliciosas bebidas están repletas de sustancias bioactivas con múltiples efectos beneficiosos. Ahora bien, si no te gustan, no las bebas; hay otras muchas infusiones que también pueden ser interesantes. Eso sí, recuerda elegir siempre marcas con producción orgánica certificada.

El vino y la dieta mediterránea

Durante mucho tiempo se ha discutido si el consumo de vino forma o no parte de una dieta óptima. Este debate se ha centrado en parte en los beneficios del resveratrol, un componente bioactivo que se encuentra en el vino, sobre todo, en el tinto. No obstante, también hay resveratrol en la uva y en otros alimentos sin alcohol.

La evidencia científica actual revela que es mejor evitar cualquier consumo de alcohol. En todo caso, si se consume vino, se recomienda que en ningún caso sea más de una copa al día en el caso de las mujeres o más de dos en el caso de los hombres, aunque el consumo diario no es para nada aconsejable. No vale hacer trampa y utilizar una copa enorme, puesto que la dosis estándar de una copa de vino es entre 100 y 150 mililitros. Si no tomas vino, no es recomendable empezar a hacerlo.

El agua

Cuando decía que lo primero para ser longevo es no morir, la calidad del agua es otro de los factores principales para conseguirlo. Todavía hoy mueren millones de personas en el mundo por no tener acceso a agua potable.

En nuestra sociedad, tenemos la grandísima suerte de que podemos abrir la llave y tener acceso a agua potable, aunque no en todas las zonas tenga la misma calidad. El agua de la llave, por desgracia, puede contener microplásticos, cloro o incluso metales pesados o algunos parásitos. Por eso, puede ser conveniente utilizar algún tipo de filtro, aunque sea de carbón activado, o un sistema de ósmosis inversa con posterior remineralización.

Además, debes saber que el agua en botella de plástico no es mejor, porque los microplásticos tienen efectos adversos para la salud. Por otro lado, no busques tampoco agua de mineralización débil, porque necesitamos minerales. Para ello, podemos añadir un poquito de agua de mar para remineralizar el agua si es necesario.

Adicionalmente, hay diferentes tipos de agua que implican la utilización de aparatos, como son el agua alcalina, pero puede salir muy cara y, además, no hay pruebas de que tenga una clara utilidad para la salud o la longevidad. Otra agua que se ha puesto de moda es la estructurada, que en los estudios de laboratorio parece interesante, pero no hay ensayos clínicos todavía que permitan afirmar que realmente sea más eficiente para hidratar las células, como afirma el doctor Gerard Pollack, su promotor.

En cuanto al agua hidrogenada, parece que puede ser interesante para evitar la inflamación, el daño oxidativo o las enfermedades metabólicas, pero aún hace falta más estudios.

De manera práctica y resumida, el agua de la llave filtrada y remineralizada puede ser la mejor opción en cuanto a inversión de tiempo, dinero y resultados. También el agua de manantial conservada en envase de vidrio sería una opción excelente.

Actualmente, se venden muchos aparatos para generar agua de diferentes tipos, que se comercializan con gran publicidad por sus supuestos efectos beneficiosos. Aunque pueden ser buenas propuestas, lo más probable es que su beneficio sea pequeño y que se conviertan en alternativas muy costosas para los resultados esperables.

Los hidratos de carbono y los alimentos feculentos

En el patrón dietético de una persona, hay un aspecto importante que valorar: la cantidad de alimentos con una gran carga de hidratos de carbono procedentes de tubérculos, cereales y otros feculentos. Los feculentos son aquellos alimentos que contienen mucho almidón, que es un tipo de hidrato de carbono complejo que posteriormente se va a degradar en glucosa. Entre estos alimentos podemos encontrar:

- Los tubérculos (papa, camote yuca).
- Los cereales (trigo, maíz, avena, cebada, centeno, arroz).
- Los pseudocereales (trigo sarraceno, quinoa, amaranto).
- Sus derivados, como panes, pastas, galletas, panqués, *hot cakes*...

Durante mucho tiempo, estos feculentos han estado en la base de las pirámides alimentarias, que tienen sus raíces en la crisis económica de los años setenta y también en las presiones de la industria agroalimentaria estadounidense de aquella época. Sin embargo, estos alimentos son muy ricos en densidad energética, pero más bien pobres en micronutrientes. A la mayoría de la gente le conviene más comer sus hidratos en forma de verduras que una cantidad equivalente de trigo.

Hay un divulgador fantástico, Claudio Nieto, que dice que los hidratos de carbono te los tienes que ganar; yo estoy totalmente de acuerdo con él. Con esto se refiere a que, si realizas una gran cantidad de actividad física y necesitas mucha energía para rendir, ya sea porque entrenas mucho o porque tienes un trabajo muy físico, probablemente sea difícil que consigas toda esta energía comiendo salmón, arándanos y brócoli. En lugar de ello, probablemente, necesites arroz, papa, camote, trigo sarraceno o plátano macho.

No obstante, la mayoría de la población no tiene un gasto energético excesivo y, ahora, cuando veamos cuánto necesitamos comer, será fácil comprender que haríamos mejor comiendo pocos feculentos priorizando la ingesta de hidratos de carbono procedentes de la verdura y la fruta.

Lo que no debes comer: ultraprocesados

Como me gusta divulgar en positivo, dudaba sobre si debía insistir en lo que no tienes que comer. Sin embargo, para que no haya dudas, sí lo voy a comentar aquí. Y el mensaje se podría resumir en tres (bueno, cuatro) palabras:

NO COMAS NO-ALIMENTOS

O, dicho de una manera más comprensible, no comas ultraprocesados. Son productos, no *alimentos*. (En realidad, había puesto una palabra muy fea en vez de «no-alimentos», pero una vocecita en mi interior me ha dicho: «No te pases». Es lo que en finés llamamos *paska*).

Si esto fuera una publicación de Instagram, ahora llegarían los *haters*, comentando: «Pero qué exagerada eres, por un poquito de vez en cuando no pasa nada», «Tampoco es para tanto», «Vas a generar trastornos de la conducta alimentaria lanzando mensajes así», etc.

Ya lo he dicho en anteriores ocasiones. Como hay muchísima gente que lanza este mensaje de que «por un poquito no pasa nada», yo prefiero seguir siendo radical en este tema. Es como con el alcohol: la gente ya lo bebe sin que les digamos «por un poquito no pasa nada». Con los ultraprocesados pasa lo mismo. Así que... No comas ultraprocesados.

No es productivo entrar en un debate infinito sobre qué es un ultraprocesado, que si hay procesados buenos, que si cambias el azúcar por pasta de dátil, eritritol o maltitol está bien, que por un poquito no pasa nada (otra vez), que no hay evidencia para decir que los ultraprocesados sean tan malos...

Está bien, voy a matizar un poco el mensaje: come lo que te dé la gana, pero...

... si quieres cumplir años de forma saludable, no comas ultraprocesados. Esto incluye (y a lo mejor olvido algo, porque no los conozco todos y no suelo ver mucho estas secciones si voy a un supermercado):

- Pasteles, galletas, bollos, etc.
- Papas fritas de bolsa, frituras.
- Comidas preparadas con un montón de ingredientes.
- Productos ultraprocesados sin gluten.
- Barritas de chocolate que no sean de chocolate negro (>70-85 por ciento) y todo lo que entra en la categoría de dulces.
- Derivados cárnicos o de pescado ultraprocesados: *pavo* (con un 60 por ciento de pavo), *salchichas* (con un 56 por ciento de carne), surimi...
- Ultraprocesados veganos que quieren imitar productos cárnicos: hamburguesas veganas y similares.
- Refrescos con *muuucho* azúcar o con edulcorantes artificiales horribles.
- Todo lo que tenga como primer ingrediente azúcar, fructosa, jarabe de maíz, dextrosa o equivalente.
- Casi todo (o todo) lo que contenga «aceites vegetales hidrogenados o parcialmente hidrogenados».
- Las cosas que contienen un montón de emulsionantes, edulcorantes, estabilizantes y otros aditivos.

- En general, todos los productos que vienen en paquetes de colores llamativos, que se suelen anunciar en televisión y cuya lista de ingredientes es larga y necesitas algunos conocimientos de química para entender la etiqueta.

¿Para qué necesitas los ultraprocesados? ¿Qué te aportan? O, si los come un niño, ¿en qué están pensando sus adultos responsables? ¿En que «por un poquito no pasa nada» y en que «hay que disfrutar de la vida»? Recuerda:

> Quien vive a base de botanas, envejece como un maní oxidado. Y la fritura de hoy, es la disfunción mitocondrial del mañana.
>
> Antoine Valenziel, siglo xxi

Los procesados saludables

Hay alimentos en la naturaleza que podemos comer tal cual: la mayoría de la fruta y verdura entra en esta categoría. Sin embargo, hay otros productos que, a pesar de ser procesados, son saludables, como:

- El AOEV (aceite de oliva extra virgen).
- Las conservas de pescado, marisco, verdura, legumbres... idealmente en bote de cristal.
- La fruta, la verdura y el pescado y los mariscos congelados.
- Los productos de panadería elaborados de manera adecuada y con fermentación larga: el típico pan de masa madre. Siempre y cuando no tengas problemas con el gluten, claro; en ese caso, sería pan de masa madre sin gluten.

¿Nunca me puedo dar un capricho?

«Pero, entonces, ¿nunca me puedo comer un pastel, un pay, un bollo, una pizza o una hamburguesa? ¡Pues me enojo, no respiro y no juego!».

Para empezar, quizás podrías cambiar lo que entiendes por un capricho. Unos huevos revueltos con hongos son deliciosos. Un yogur de cabra con arándanos y *nibs* de cacao es una maravilla. Una pizza casera o artesana de vez en cuando, ¿por qué no? En cuanto a los ultraprocesados o el azúcar... Por poder, claro que puedes comerlos. Ya te comenté antes que el estrés por hacerlo todo perfecto puede ser peor que hacerlo un poco menos que perfecto. Sin embargo, lo ideal es en general evitar los dulces y los ultraprocesados. Y, si alguna vez se te antoja, porque es un momento especial como una fiesta o una boda, o quieres hacer alguna elaboración casera, perfecto, pero que no sea la norma. Piensa que hasta un tercio de lo que se come en España, e incluso más de la mitad de la alimentación en algunos países de América, se basa en productos ultraprocesados. El azúcar ya se come de manera excesiva y consumir mucho envejece.

Creo que el mensaje queda lo bastante claro; no voy a insistir más en ello.

Puntos clave

Considera este resumen como un acordeón para cuando te toque tomar decisiones en el Juego de la Gran Aventura de tu Vida Longeva:

✓ Adopta una dieta pescomediterránea (o la que te corresponda por genética y/o lugar de residencia), rica en verduras, hortalizas, frutas y hongos.
✓ Incorpora alimentos fermentados en tu alimentación diaria.
✓ Prioriza las fuentes de proteína saludables: huevos, pollo, pescado, marisco y legumbres.
✓ Limita el consumo de hidratos de carbono procedente de alimentos feculentos si no tienes un alto gasto energético.

✓ Evita el consumo de ultraprocesados en tu dieta diaria.
✓ Utiliza aceite de oliva extra virgen como grasa principal.
✓ Añade especias y hierbas aromáticas en tus comidas para potenciar su valor nutricional.

8.2. Pequeños grandes detalles de optimización nutricional

Hay algunas cuestiones especialmente importantes en la composición de la alimentación sobre las que se han realizado múltiples estudios. Vamos a ver algunas de ellas.

Proteínas, glicina y metionina

Cantidad óptima de proteína para la longevidad

Un aspecto sobre el que se vierten ríos de tinta y se crean infinitos *reels* de Instagram e *hilos* en X (antes, Twitter) es la cantidad de proteína que deberíamos ingerir para una longevidad óptima. Las proteínas son un macronutriente esencial que necesitamos en nuestra alimentación. El ADN de nuestras células se transcribe al ARN, que posteriormente se traduce para generar las proteínas, que se componen de cadenas de aminoácidos, cuyos constituyentes básicos son:

- Nueve aminoácidos esenciales: histidina, leucina, isoleucina, lisina, fenilalanina, triptófano, valina, treonina y metionina.
- Seis aminoácidos condicionalmente esenciales: glicina, glutamina, prolina, cisteína, tirosina y arginina.
- Cinco aminoácidos no esenciales: alanina, asparagina, ácido aspártico, ácido glutámico y serina.
- Un aminoácido especial (con esencialidad relativa): la selenocisteína, que se encuentra en por lo menos 25 proteínas fundamentales para la vida llamadas selenoproteínas.
- Aminoácidos derivados no proteinogénicos y no codificados por el ADN: beta-alanina, citrulina, ornitina, taurina, car-

nitina, GABA o teanina, que no se codifican por el genoma, sino que aparecen por modificaciones postraduccionales.

Que un aminoácido sea esencial quiere decir que nuestro cuerpo no puede fabricarlo y que necesitamos obtenerlo a través de la dieta. Los condicionalmente esenciales son necesarios en ciertas circunstancias, mientras que los no esenciales pueden ser fabricados por nuestro cuerpo.

Después de comer proteínas, los aminoácidos circulan por todo el cuerpo para acudir allá donde hagan falta. Necesitamos comer proteínas de manera regular para mantener los tejidos de nuestro cuerpo.

Hay un tipo de aminoácidos especiales que son los ramificados (leucina, isoleucina y valina) que, cuando se encuentran en cantidades excesivas, pueden asociarse a resistencia a la insulina, obesidad o diabetes. Cuando se disminuye su ingesta, parece que mejora la composición corporal y la tolerancia a la glucosa.

La leucina, en particular, es un aminoácido interesante, puesto que estimula la vía de señalización mTOR. Por eso, se ha estudiado su utilización en personas mayores con sarcopenia, porque parece que puede ayudar a mejorar su masa muscular. Ahora bien, un exceso de ingesta de leucina puede generar una activación excesiva de la vía mTOR y resistencia a la insulina. Por lo tanto, en general, para buscar una longevidad saludable, vamos a intentar evitar la ingesta excesiva de leucina. Sin embargo, dentro de un patrón dietético saludable, no es necesario preocuparnos por esto.

Proteínas animales vs. vegetales

Otra cuestión sujeta a debate es si las proteínas deberían ser obtenidas de fuentes basadas en plantas o en animales. Este planteamiento solo tiene sentido en nuestra sociedad. Entre los cazadores-recolectores de antaño, también hace años, se comía lo que había. Evolutivamente no habríamos sobrevivido rechazando los alimentos de origen animal.

Asimismo, existen bastantes metaanálisis y revisiones sistemáticas sobre este tema y, en muchos de ellos, parece que los alimentos con proteínas provenientes de plantas pueden tener efectos beneficiosos. No obstante, a menudo en estos estudios no se distingue entre los diferentes tipos de proteínas animales.

Incluso en un estudio prospectivo, se comprobó que la proteína de origen animal se asocia de manera inversa con la mortalidad por todas las causas y por enfermedades cardiovasculares en personas mayores. Sin embargo, en otros estudios, se ha comprobado que la proteína de origen animal, cuando forma parte de productos cárnicos procesados, aumenta el riesgo cardiovascular y de cáncer. Pero fíjate, dice «procesados», y aquí se incluyen esos embutidos que tienen un 56 por ciento de pollo o pavo, así que probablemente la culpa no sea de la carne en sí.

En el estudio PURE de 2021 en 21 países, se observó que el consumo de carne roja no procesada no se asociaba a mayor mortalidad o enfermedad cardiovascular. En otro amplio estudio, que incluía datos de 175 países, se comprobó que el consumo de carne se asociaba a una mayor esperanza de vida y una disminución de la mortalidad infantil. Un metaanálisis sin ningún tipo de conflicto de interés y con una técnica estadística novedosa para mejorar la capacidad de análisis, mostró los mismos resultados: el consumo de carne roja no procesada incluso puede reducir la mortalidad por todas las causas.

Por lo tanto, encontramos estudios para todos los gustos. No todos distinguen entre proteína animal procedente de la carne versus proteína de huevo, lácteos o de pescado y marisco. Desde un punto de vista de matriz nutricional completa, no es lo mismo comer un producto cárnico ultraprocesado que un filete de merluza, unos calamares, unos ostiones o unos mejillones y no es lo mismo un huevo de gallinas felices que la carne de pollos torturados.

Cantidad mínima y óptima de proteína

Lo que sí se ha comprobado en diferentes estudios es que la cantidad mínima de proteína que necesita una persona es de 0.8 g/kg/día. Sin embargo, esta cantidad se queda bastante escasa para mantener una adecuada masa muscular en una persona que entrena. Así, hay estudios y metaanálisis que demuestran que probablemente la cantidad óptima de proteína sea de 1.2 a 1.6 g/kg/ día, siempre y cuando se realice entrenamiento físico. En las personas mayores es particularmente importante asegurar una suficiente ingesta de proteínas para evitar la sarcopenia.

También se han realizado muchos estudios sobre si es necesario tomar la proteína en varias comidas y, de nuevo, encontramos estudios para todos los gustos. En general, parece ser que podemos repartir la ingesta de proteína tanto en dos, tres o cuatro comidas, sin que tenga un efecto perjudicial el hacerlo en menos tomas.

Restricción de proteínas y longevidad

En algunos estudios en animales, la restricción de proteínas se asocia a un aumento del tiempo de vida. Esto sucedería incluso sin que haya restricción calórica. Sin embargo, parece que estos hallazgos tienen más que ver con la restricción de un aminoácido concreto: la metionina. Y, rizando el rizo, parece que el problema no es tanto la metionina como la relación entre la metionina y la glicina.

La metionina puede ser perjudicial en grandes cantidades, porque aumenta la homocisteína, que se reconoce como un factor de riesgo cardiovascular. Además, la homocisteína activa el mTOR, que a su vez inhibe la autofagia. La homocisteína se puede elevar también por otras causas como el déficit de ácido fólico o de vitamina B12.

Por otro lado, sabemos que la glicina, y también la serina y la cistina, disminuyen los niveles de homocisteína. Además, la metionina hace que disminuya la glicina. Por cada gramo de metionina que consumas, tus necesidades de glicina aumentan en 0.5-1 gramos.

Ahora vayamos al núcleo del asunto: la metionina está en grandes cantidades en las carnes magras, como la pechuga de pollo o un filete y, en cambio, la glicina se encuentra en vísceras y tejidos ricos en colágeno como tendones, ligamentos, crestas de gallo, manitas de cerdo, etc. El colágeno contiene 25 veces más glicina que metionina. Los alimentos vegetales contienen entre tres y cuatro veces más de glicina que metionina, pero su contenido total en glicina es bajo.

Por lo tanto, si comemos proteínas de origen animal, lo que debemos hacer es asegurar nuestra ingesta de glicina, comiendo vísceras y caldo de huesos. También la gelatina, los torreznos, la piel de pollo o la clara de huevo contienen glicina. Si comemos animales, debemos comernos el animal entero y, desde luego, potenciar la ganadería regenerativa.

Consideraciones sobre el consumo de carne de mamíferos

Dicho todo lo anterior, no es necesario comer carne de mamífero. Los productos derivados de los mamíferos contienen además una molécula que se llama Neu5Gc, que es un tipo de azúcar presente en las membranas celulares que nosotros, los humanos, no tenemos. Se ha postulado que este podría ser un factor que genere inflamación y problemas de salud cardiovascular, si bien probablemente no sea un problema por sí solo, sobre todo, si se hace ejercicio y se varía la fuente de proteínas, priorizando los huevos, los mariscos y el pescado. Si comemos aves, lo ideal es comprarlas enteras y aprovechar todas las partes para consumir también las que son ricas en colágeno.

En cuanto a los productos derivados del cerdo, la ternera o el cordero, se debería priorizar el consumo de alimentos de alta densidad nutricional como las vísceras. El hígado es el alimento con mayor densidad nutricional que existe.

Proteínas de alto valor biológico

También se debe tener en cuenta que, para conseguir la suficiente cantidad de proteínas de alto valor biológico, no es lo mismo consumir proteínas de origen animal que de origen vegetal. En un estudio, se comprobó que la respuesta anabólica a la ternera es el doble que el que genera la proteína de soya.

En otro estudio se comenta que para obtener todos los micronutrientes que necesitamos de manera óptima, al menos la mitad de las proteínas ingeridas debería provenir de fuentes animales. Aunque hay atletas vegetarianos y veganos con buen rendimiento, en un reciente metaanálisis, se ha demostrado, por ejemplo, que la ganancia de fuerza es menor con las dietas veganas.

Si se quiere realizar una dieta exclusivamente a base de productos de origen vegetal, cosa cada vez más frecuente, es muy importante balancear bien los macronutrientes para que no se produzca una ingesta excesiva de hidratos de carbono, teniendo en cuenta la cantidad de actividad física que realiza esa persona, y para asegurar un buen perfil de los aminoácidos.

No es mi objetivo entrar en un debate ideológico sobre comer o no animales, pero es un elefante que está en la habitación. Desde el punto de vista de la salud, se puede llevar una dieta adecuada para la longevidad de muchas maneras, y la cuestión ideológica no debería ser una imposición externa, sino una cuestión particular de cada uno. Dicho esto: los animales se merecen un trato digno, y la ganadería regenerativa es una respuesta holística a los problemas que conlleva la producción de alimentos de origen animal.

Hace miles de años, y aún hoy, cuando se cazaba, nuestros ancestros honraban al animal cazado. Si tuviéramos que seguir cazando, probablemente comeríamos mucha menos carne que en la actualidad. De hecho, en muchos lugares, la recolección de pequeños bichos, tanto terrestres como acuáticos, era una fuente más frecuente de alimentación que las grandes presas. Comer carne era un acto ritual de conexión con la naturaleza y se honraba la memoria del animal muerto.

Por otro lado, las últimas investigaciones científicas muestran que tal vez también las plantas tengan una especie de conciencia o *inteligencia vegetal*. Por eso, hay personas que solo comen frutos, para evitar dañar a los organismos vegetales. Es un tema muy controvertido. Hay quien no tiene dudas: en muchas culturas con tradición chamánica, se reconoce que las plantas tienen *alma* o *espíritu*.

En la naturaleza no existen estas cuestiones. Somos los humanos relativamente modernos quienes nos las podemos plantear. La realidad es que, para que unos vivan, otros deben morir, en un ciclo infinito. Podemos aspirar a ser parte de esa naturaleza de manera respetuosa, de modo que nuestra existencia consista en un intercambio constante con el entorno y con otros seres vivos.

Grasas y longevidad

Hay personas que defienden la dieta vegana para la longevidad por estudios como el de los adventistas, que son precisamente los que hacen que Loma Linda sea esa ciudad californiana con gran cantidad de centenarios. Sin embargo, si examinamos a fondo los datos de este estudio, se comprueba que las personas con una dieta pescovegetariana tienen mejores resultados en morbimortalidad que las personas con una dieta vegana.

Necesitamos ácidos grasos omega 3, esenciales para nuestro cerebro, nuestro sistema inmunitario y las membranas celulares. En concreto, necesitamos suficiente DHA y EPA, que son los omega 3 que encontramos en el pescado y los mariscos. En las algas también hay DHA, pero es muy difícil ingerir suficientes algas como para obtener la cantidad requerida.

En una gran investigación que incluye 17 estudios de cohorte prospectivos, se examinaron los niveles de omega 3 y la mortalidad por todas las causas. Se incluyeron 42 466 individuos y, tras dieciséis años de seguimiento, se comprobó que las personas que contaban con más DHA, EPA y DPA en su sangre tenían menor riesgo de muerte. El ALA, el omega 3 de origen vegetal, no se asociaba a esta menor mortalidad.

Además, el consumo de productos de origen marino como los mejillones es especialmente interesante por su contenido en plasmalógenos. Son un tipo de fosfolípidos muy importantes para una adecuada función celular y de los exosomas. Nuestro cuerpo los puede fabricar en pequeñas cantidades, pero, con la edad y la inflamación crónica de bajo grado, su producción disminuye. De igual modo, parece que enfermedades como el alzhéimer y el párkinson, en particular, se asocian a tener bajos plasmalógenos. En este sentido, se ha llegado a proponer la suplementación con este tipo de fosfolípidos, pero son suplementos muy caros y es mejor obtener estas preciadas grasas con una alimentación adecuada.

Estos fosfolípidos se encuentran, sobre todo, en las ostras y los mejillones, pero también en diversos mariscos, en las vísceras de mamíferos y algo en huevos y productos lácteos fermentados. Además, para que podamos producir plasmalógenos en nuestro cuerpo, necesitamos tener suficiente colina, ácidos grasos esenciales y antioxidantes presentes en verduras, como, por ejemplo, el brócoli, además de suficiente vitamina C para proteger a los plasmalógenos del daño oxidativo.

Por último, el ácido pentadecanoico o C15:0 es un tipo de ácido graso que se está proponiendo como esencial. Se ha estudiado en delfines y también en humanos por sus efectos inmunomoduladores, antioxidantes, antiinflamatorios, antifibróticos, neuroprotectores... Hasta lo han llegado a llamar el *nutriente de la longevidad*. Si bien la investigadora que más los ha estudiado propone suplementarnos con C15:0, te diré que en 10 g de mantequilla (o *ghee*) ya tienes de 100 a 150 mg de C15:0, la misma cantidad que en el suplemento (que además no es barato).

En definitiva, las grasas son un nutriente muy importante para nuestra salud, al igual que las proteínas. La naturaleza no fabrica grasas malas: solo lo hace la industria. Así, asegúrate de comer suficiente grasa, porque tu salud y tu longevidad dependen de ello. Eso sí, huye de los aceites vegetales de los ultraprocesados, porque te pueden inflamar y envejecer.

Puntos clave

√ Asegura una ingesta adecuada de proteínas.

√ Varía tus fuentes de proteína, priorizando huevos y productos del mar.

√ Si comes carne, consume el animal entero para equilibrar la ingesta de aminoácidos como metionina y glicina. Incluye vísceras y caldos de huesos en tu dieta para aumentar el aporte de glicina.

√ Limita el consumo de carnes magras para evitar un exceso de metionina.

√ Si sigues una dieta basada en plantas, balancea bien los macronutrientes y considera la calidad de las proteínas vegetales.

√ Considera incluir alimentos ricos en plasmalógenos, como los mejillones, para apoyar la salud cerebral.

√ La mantequilla y el *ghee* son excelentes fuentes de C15:0, una grasa probablemente esencial.

8.3. Cuánto comer

Tan importante como **qué comer** es **cuánto** y **cuándo comer**. Aquí entran en juego dos conceptos sobre los que se publica muchísimo en el ámbito de la investigación de la longevidad y el envejecimiento: la **restricción calórica** y el **ayuno intermitente** o *time-restricted eating* ('alimentación restringida en el tiempo').

Restricción calórica

La restricción calórica consiste en ingerir una cantidad inferior a las calorías teóricas que necesita nuestro cuerpo. Hay muchos estudios en animales que indican que estos pueden vivir más tiempo si practican la restricción calórica, aunque no todos los estudios han llegado a las mismas conclusiones. Este concepto es el que en las zonas azules se llama **comer solo al 80 por ciento**. En japonés, y esto lo repetimos todas las personas que escribimos libros sobre salud, se dice *hara hachi bu*, que significa 'estómago al 80 por ciento'.

Realizar estudios de restricción calórica a largo plazo en humanos y comprobar qué sucede con la longevidad no es tan fácil; entre otras cosas, porque comer menos de lo que quieres y tu cuerpo necesita te pone de muy mal humor.

Por otro lado, no es nada fácil saber las calorías que necesita una persona en un momento concreto, porque depende de múltiples factores: sexo, edad, nivel de actividad física, masa muscular, cómo son sus ciclos fútiles bioquímicos, la cantidad de tejido adiposo pardo que tenga, cómo está su microbiota... Se pueden realizar estimaciones más o menos acertadas, pero a largo plazo un error de 100 o 200 kcal cada día puede provocar grandes cambios.

Cuando se dice que la teoría de las calorías no sirve para estimar la pérdida de peso tiene que ver con estos factores antes mencionados, pero realmente sí necesitamos estar en un déficit calórico si queremos acabar pesando menos; y, en cambio, si queremos pesar más, necesitaremos comer más. Por mucho que hagas una dieta cetogénica, si comes demasiada comida, no perderás peso. Otra cosa es que gracias a la dieta cetogénica tengas menos hambre o que comas comida real y que por ello pierdas peso.

Por otro lado, está el hecho de que vivir midiendo absolutamente todas las comidas que se realizan en cuanto a calorías y macronutrientes es agotador y estresante. Quizás si siempre comieras lo mismo, como hace Bryan Johnson, o si alguien lo hiciera por ti, sería más sencillo. Pero imaginemos una persona que vive con su familia; pensemos en una prototípica, de cuatro miembros con dos adultos y dos niños, donde a veces cocina un adulto y otras veces el otro. Además, de vez en cuando, comen fuera, ya sea por trabajo o por ocio. Cuando se cocina en una casa, la cantidad de comida suele ser mayor que la de una única comida, y las raciones probablemente no tengan el mismo tamaño. Por ejemplo, cuando cocinas una crema de calabaza, puedes sumar todas las calorías que tiene la crema completa, pero quizás no quieras pesar el resultado final y luego la ración que te comes. Si las preparaciones son varias, las tendrías que pesar todas y, después, tu ración. Cuando comes fuera, la cosa se complica más aún.

Lo que sí es útil es hacer el esfuerzo, al menos una vez, durante algunos días, de medir las calorías y los macronutrientes de todo lo que comes. La mayoría de la gente tiende a infraestimar el contenido energético de sus raciones, incluso en un 40 o 50 por ciento. Un mínimo conocimiento sobre la composición nutricional de los alimentos es conveniente si lo que quieres es optimizar tus marcadores de salud y mejorar tus opciones para llegar hasta los ciento veinte años en un estado óptimo de forma.

El exceso de calorías en las sociedades modernas

La mayoría de las personas de las sociedades WEIRD comemos demasiado. Es normal, comer es un placer. Veamos datos de 2020 de las calorías que se consumieron en diferentes países del mundo, aunque en ellos no se tienen en cuenta las sobras que se tiran a la basura.

Según la Organización de las Naciones Unidas para la Agricultura y la Alimentación y Our World in Data, en Estados Unidos se consume un promedio de 3 868 calorías por día; y, en Bahréin, se llega a las 4 000. La cifra de España, por ejemplo, es de

3 310 calorías al día. Los requerimientos medios de ingesta de calorías son de 1 600 a 2 500 calorías; lógicamente son mayores si la persona tiene una mayor actividad física.

Cuando se dice que de manera irremediable con la edad se va subiendo de peso, es porque casi siempre disminuye la actividad física, se pierde masa muscular y se come demasiado.

Quizás tú seas una de esas personas que no come demasiado y que incluso te cueste subir de peso. ¡Enhorabuena! La mayoría de la población está en el caso contrario y, más allá de los factores estéticos en los que no voy a entrar, el sobrepeso y la obesidad se asocian invariablemente a disfunción mitocondrial y a una alteración de las señales relacionadas con las vías que participan en los mecanismos del envejecimiento.

Si quieres envejecer con una buena salud, necesitas mantener baja la cantidad de grasa visceral y tu peso en un rango saludable. Ojo, he dicho «rango saludable»: no estoy hablando de estética, ni de cuál sería el peso *ideal* para una persona concreta. La composición corporal es clave: muchas personas tienen un peso o índice de masa corporal aparentemente saludable y, sin embargo, les falta músculo y presentan un exceso de grasa visceral.

Beneficios de la restricción calórica en el envejecimiento

Existen muchas vías por las que la restricción calórica puede tener efectos beneficiosos en los mecanismos relacionados con el envejecimiento (tabla 4).

Bryan Johnson durante mucho tiempo mantuvo una restricción calórica del 20 por ciento, es decir, comía un 20 por ciento menos de lo que gastaba. Hasta que un día se cansó, fue a una famosa cadena de hamburguesas y se comió cuatro raciones grandes de papas y hamburguesas, un refresco y un helado, porque no aguantaba más.

Nooooo, es una broma. Nuestro amigo Bryan empezó a tener problemas de tiroides a pesar de estar medicado. A la tiroides no le va muy bien la restricción calórica excesiva de forma prolongada. Por eso, hoy la restricción calórica del Humano Más Sano del Planeta (él mismo *dixit*) solamente es de un 10 por ciento.

Tabla 4. Beneficios de la restricción calórica

- Inhibición de la señalización mTORC1.
- Reducción de la señalización de insulina/IGF-1.
- Aumento de la señalización AMPK.
- Regulación al alza de la autofagia.
- Reducción de la inflamación y el estrés oxidativo.
- Disminución de los factores de riesgo cardiometabólico, como presión arterial, colesterol, insulina, azúcar en sangre y adiposidad visceral.
- Influencia circadiana favorable.
- Aumento de la biogénesis y del control de calidad mitocondrial.
- Activación de factores de transcripción de la familia FOXO.
- Reciclaje de NAD a través de la vía de rescate.
- Neurogénesis y plasticidad sináptica.
- Resistencia al estrés mediante hormesis.
- Mantenimiento de los telómeros.
- Mantenimiento de las células madre.
- Reparación del ADN.
- Disminución de la temperatura corporal.

Fuente: Elaboración propia a partir de Surugiu, R. *et al.*, «Molecular mechanisms of healthy aging: the role of caloric restriction, intermittent fasting, Mediterranean diet, and ketogenic diet - A scoping review», *Nutrients*, 16, 17 (2024), p. 2878.

Es muy importante que, si decides llevar a cabo una restricción calórica, todo lo que comas tenga una alta densidad nutricional. Además, no caigas en la idea de bajar tu flujo energético, es decir, si decides comer menos, que no sea a expensas de tener menos energía para la actividad física.

Es mucho más fácil conseguir una restricción calórica si aumentas la actividad física mientras comes lo mismo. En cualquier caso, salvo que seas un friki que quiera participar en las Olimpiadas de Rejuvenecimiento, no te recomiendo medir tus calorías de una manera constante. Asegúrate de mantener una adecuada composición corporal, que si subes algo de peso que sea a expensas de masa muscular y, sobre todo, mantén a raya el porcentaje de grasa visceral.

PUNTOS CLAVE

✓ Considera la restricción calórica como una herramienta para mejorar la salud y la longevidad, pero aplícala con moderación y conciencia.

✓ Evita obsesionarte con el recuento de calorías y enfócate en consumir alimentos de alta densidad nutricional.

✓ Realiza un seguimiento de tu ingesta calórica y macronutrientes durante unos días para entender mejor tus hábitos alimentarios.

✓ Mantén una composición corporal saludable, priorizando el desarrollo muscular y minimizando la grasa visceral.

✓ Incrementa tu actividad física para lograr un balance energético favorable sin necesidad de reducir drásticamente la ingesta calórica.

8.4. FRECUENCIA Y HORARIO DE INGESTAS

Introducción

Exploremos ahora **cuándo** y **cuántas veces debes comer**. Habrás oído hablar muchísimo acerca del **ayuno intermitente**, pero no toda la información que se publica sobre ello es positiva. Así, hay quien te meterá miedo y te dirá que el ayuno intermitente es peligroso o que tienes que comer cinco o seis veces al día para que tu metabolismo no se dañe. No faltan los que se dan golpes en el pecho gritando (metafóricamente): «¡El ayuno intermitente es una moda muy peligrosa!».

El ayuno intermitente, o la alimentación restringida a una ventana temporal concreta, es una de las formas más sencillas de conseguir realizar una restricción calórica sin necesidad de pasar hambre. Es uno de los mecanismos por los que el ayuno intermitente resulta tan interesante cuando hablamos de longevidad y de la lucha contra el envejecimiento.

Lo que es una moda desde hace algunas décadas es comer cinco o seis veces al día, o incluso ocho, como he visto en algunas recomendaciones particulares. Recuerdo con horror cómo durante la pandemia del COVID se decía que había que comer de cinco a diez veces al día con mucho pan, pudines y galletas.

Lo que voy a comentar ahora no se aplica en la infancia, puesto que los niños están creciendo. Si sus mecanismos de saciedad y hambre no se han estropeado, deben comer cuando tengan hambre y, si no tienen hambre, que no coman. En las temporadas en las que crecen más, puede ser que coman muchas veces al día cantidades asombrosas de comida para un cuerpo tan pequeño. Otras veces, cuando estén creciendo menos, quizás querrán comer menos y también se lo deberemos respetar.

Un adulto sano que viva en un entorno no obesogénico y que no induzca sedentarismo también puede comer respetando las señales de hambre y saciedad. Sin embargo, en la sociedad actual, estamos sometidos a diversos tipos de factores culturales, sociales, comerciales... que hacen que el apetito y el hambre se confundan. Si hacemos caso a lo que se nos antoja comer, probablemente tendremos problemas metabólicos y, desde luego, que no llegaremos a los ciento veinte años.

Beneficios del ayuno intermitente

Hay muchos estudios científicos sobre el ayuno intermitente y la alimentación restringida por tiempo. Por supuesto, la calidad de lo que se come también influye. Por ejemplo, si se practica un ayuno intermitente 16:8, pero se comen ultraprocesados y un exceso de calorías, probablemente veremos pocas ventajas derivadas del ayuno. Todas las estrategias de alimentación son complementarias entre ellas y una no sustituye a las otras.

Como regla general, el reposo digestivo **mínimo** que deberíamos respetar todas las personas adultas es un **ayuno nocturno de doce o trece horas**. Esto quiere decir que, si terminas de cenar a las nueve de la noche, lo ideal es que no empieces a desayunar hasta las nueve de la mañana del día siguiente, como mínimo. Esto ni siquiera es ayuno intermitente, sino un ayuno nocturno fisiológico básico.

En los estudios en los que se examina la alimentación restringida por tiempo, parece que las ventajas se obtienen cuando la alimentación se centra en una ventana de ocho a diez horas, lo que quiere decir que estaríamos entre catorce y dieciséis horas sin ingerir alimentos.

Por otro lado, actualmente no hay suficiente evidencia como para decir que realizar solo una comida al día y permanecer veintitrés horas sin ingerir alimentos ofrezca muchas ventajas respecto a la ventana de alimentación de ocho a diez horas. No obstante, introducir algún ayuno más largo de vez en cuando sí puede ser muy interesante.

Tabla 5. Efectos beneficiosos del ayuno intermitente

Promueve la autofagia	• Favorece la eliminación de células dañadas y la regeneración celular.
Mejora la sensibilidad a la insulina	• Ayuda a reducir el riesgo de diabetes tipos 2 y enfermedades metabólicas.
Reduce la inflamación sistémica	• Disminuye los marcadores inflamatorios asociados con el envejecimiento.
Aumenta la producción de hormonas de crecimiento	• Estimula la reparación de tejidos y el mantenimiento de la masa muscular.
Mejora la salud cardiovascular	• Contribuye a reducir la presión arterial, el colesterol y los triglicéridos.
Favorece la pérdida de peso y la reducción de grasa visceral	• Ayuda a mantener un peso saludable y disminuye el riesgo de obesidad.
Optimiza la función cerebral	• Incrementa los factores neurotróficos y puede retrasar enfermedades neurodegenerativas.
Regula los ritmos circadianos	• Mejora la calidad del sueño y equilibra los ciclos hormonales.
Estimula la resistencia al estrés oxidativo	• Aumenta la capacidad del cuerpo para manejar el estrés y los radicales libres.
Podría prolongar la esperanza de vida	• Está asociado con estudios científicos en animales con una mayor longevidad y salud general y la evidencia indirecta en humanos es prometedora.

Fuente: Elaboración propia a partir de Anton, S. D. *et al.*, «Flipping the metabolic switch: understanding and applying the health benefits of fasting», *Obesity (Silver Spring)*, 26, 2 (2018), pp. 254-268.

Formas de practicar el ayuno intermitente

Aunque hay estudios sobre cada una de las diferentes formas de ayuno intermitente, no hay suficientes datos como para decir cuál es la mejor para ti. Lo ideal es que encuentres tu propio esquema, el que mejor se adapte a tu estilo de vida y tus preferencias. Veamos algunas de las formas de practicar el ayuno intermitente:

- 14:10, 16:8, 18:6. En estos esquemas, se realiza un ayuno de catorce a dieciocho horas y se come en las seis a diez horas restantes del día.
- 24:24. Se come durante veinticuatro horas y las siguientes veinticuatro no. Por ejemplo, desayunas, comes y cenas el lunes; desayunas el martes y no vuelves a comer nada hasta el desayuno del miércoles, y vuelta a empezar.
- Ayuno de días alternos. Se come un día, otro día no se come nada y, así, sucesivamente. Por ejemplo, el lunes desayunas, comes y cenas; el martes no comes nada, y vuelves a desayunar, comer y cenar el miércoles. Este esquema parece que no tiene mayores ventajas respecto a un ayuno intermitente estándar tipo 16:8. Hay quien lleva a cabo este esquema, pero en los días de *ayuno* ingiere muy pocas calorías (menos del 25 por ciento de su gasto, por ejemplo, 500 kcal). En general, estos esquemas tienen una baja adherencia, salvo de personas extremadamente motivadas.
- 5:2. Es un tipo de ayuno que popularizó Mark Mattson, autor del libro *La revolución del ayuno intermitente*. Consiste en comer *normal* cinco días a la semana, y los otros dos, un 25 por ciento del gasto calórico.
- Ayunos prolongados. Donde solo se ingieren líquidos sin calorías. Pueden tener su utilidad como herramienta de uso puntual. Son ayunos de 72 horas, o cinco o más días. Algunas de estas pautas tienen beneficios como reducir la inflamación o mejorar parámetros metabólicos. Incluso pueden generar cambios en los circuitos de la dopamina, el neurotransmisor de la motivación con el que tenemos bastantes problemas en nuestra sociedad actual. No te recomiendo comenzar por este tipo de ayuno si ahora mismo comes entre tres y cinco veces al día y nunca has experimentado con ayunos más cortos.
- Dieta que imita el ayuno (*Fasting Mimicking Diet*). Valter Longo, autor de *La dieta de la longevidad*, propone esta pauta que fisiológicamente imita un ayuno de solo agua. Consiste en comer cinco días al mes solo 300-500 calorías, con muy poca proteína y moderado contenido de grasas e hidratos. En un estudio comparativo a cuatro meses con

dieta mediterránea, sus efectos fueron similares en los factores de riesgo cardiovascular a los de la dieta mediterránea, por lo que al menos desde ese punto de vista en ese periodo corto no se puede decir que fuera *mejor* que una dieta mediterránea con un ayuno intermitente estándar. Lo que sí es cierto es que ha mostrado que regenera en los ratones su sistema inmunitario y estimula a las células madre hematopoyéticas. En su libro, recomienda comer el primer día 1 100 calorías y 800 kcal del segundo al quinto y realizar esta estrategia siempre bajo control médico o nutricionista.

Número óptimo de comidas y su horario

También existen estudios que demuestran que posiblemente saltarse el desayuno pueda ser la peor opción. Sin embargo, en muchos de ellos hay variables que no siempre se valoran bien, como, por ejemplo, que hay personas que se saltan el desayuno porque tienen otros hábitos no tan saludables o porque quizás no se lo puedan permitir. Además, todos desayunamos, porque el desayuno es cuando rompemos el ayuno nocturno.

Más que obsesionarnos con desayuno, comida y cena, deberíamos centrarnos, sobre todo, en comer durante las horas de luz. Es especialmente importante que no cenemos tarde. Esto quiere decir que lo ideal sería dejar al menos cuatro horas desde la cena hasta la hora de acostarnos. Desde un punto de vista metabólico, tenemos menor sensibilidad a la insulina por la noche, en parte, por los niveles de melatonina.

Por otro lado, el horario ideal de las comidas de una persona concreta no necesariamente coincide con el horario social, así que cada uno debería comer a las horas que le vienen bien.

En cuanto al número de comidas, me asombra que todavía se publiquen pautas de alimentación con cinco o incluso seis ingestas al día, teniendo en cuenta que nuestro intestino necesita un periodo de reposo de hasta cuatro horas entre una comida y otra para poder realizar bien las tareas de limpieza y mantenimiento de este órgano para evitar la disbiosis. Por otro lado, cada vez que comemos, generamos un pico de insulina, de modo que tener cinco o seis picos de insulina al día durante décadas no es la estrategia más interesante para evitar la resistencia a ella.

Adaptando el ayuno a cada persona

El número de ingestas ideal depende, por lo tanto, de la persona. En el caso de las mujeres, en particular durante su edad fértil, tanto la duración del ayuno como el número de ingestas óptimos varían además según la fase del ciclo menstrual. En su fantástico libro *Ayuna para sanar* (*Fast Like a Girl*, en inglés), la doctora Mindy Pelz nos explica de una manera muy concisa y clara cómo deberíamos ayunar en función de nuestro ciclo.

En concreto, en el periodo premenstrual, cuando necesitamos niveles adecuados de progesterona, es complicado que podamos llevar a cabo ayunos largos o una restricción importante de hidratos de carbono. En cambio, la primera fase del ciclo puede ser un momento ideal para algún ayuno de 36, 48 o 72 horas. En este periodo, además, conviene realizar estrategias de dieta cetobiótica, como la llama ella.

Los hombres y las mujeres no somos iguales, y la mayoría de los libros sobre dieta cetogénica y ayuno están escritos y dirigidos a los hombres. Si eres mujer, no te fijes en ellos y busca tu propio esquema.

En cualquier caso, para la inmensa mayoría de las personas, realizar dos o tres comidas al día es un esquema ideal. No es necesario estar comiendo a todas horas. De vez en cuando, comer solo una vez al día puede ser también muy beneficioso. En cuanto a entrenar en ayunas, lo puedes hacer perfectamente, pero, para tener una salud óptima, tampoco es estrictamente necesario. También es recomendable que salgas a caminar durante quince minutos o media hora después de una comida. Evitarás el tremendo sueño que a veces entra después de la comida y mejorarás tu sensibilidad a la insulina.

Consideraciones sociales y familiares

Si no insisto mucho en que concentres tus comidas en las primeras horas del día es porque hay un hecho social que a menudo se pasa por alto en los estudios científicos. En muchas familias, la cena es la única comida del día en la que la familia está reunida. Los niños aprenden a comer siguiendo el ejemplo de sus padres. Ayunar mientras nuestros hijos cenan puede ser psicológicamente duro para nosotros y nos impide ser ejemplo de buenas decisiones en la mesa.

Sin querer yo ser ejemplo de nada, te cuento mi caso: suelo realizar mi primera comida del día a eso de las doce o la una del mediodía. Hay veces que, por cuestiones laborales o viajes, no puedo respetar este horario. No pasa nada de vez en cuando, aunque es mejor que en general nuestras horas de comida sean más o menos fijas. La cena habitualmente la suelo hacer a eso de las ocho u ocho y media de la tarde. Preferiría que fuera más temprano, aunque, por cuestiones logísticas, no me es posible. También es verdad que en mi caso particular no me suelo acostar antes de las doce; a veces, por trabajo, tengo cenas muy tardías. Esas noches duermo peor, me baja la variabilidad de la frecuencia cardiaca y el pulso en reposo me aumenta. No es grave, pero si tu esquema vital hace que cenes siempre a las diez u once de la noche, probablemente debas revisar tus horarios.

¿El ayuno intermitente tiene contraindicaciones?

No dejes que te manipulen con los supuestos peligros del ayuno intermitente. Este es seguro y fisiológico para una gran parte de la población adulta. Algunos te asustan con mil males. Es curioso que (casi) nadie te diga que no comas cinco veces al día, cuando no hay ninguna evidencia científica que exponga que esa frecuencia de ingestas sea buena para tu salud. Tampoco (casi) nadie te recomienda supervisión médica para comer ultraprocesados o beber refrescos, cuando son productos claramente insalubres. Es el mundo al revés: esos hábitos sí son peligrosos.

Aun así, hay algunas situaciones en las que un ayuno nocturno más largo de las doce o trece horas habituales quizás no es aconsejable o requiere de supervisión de un profesional de la salud que esté actualizado en el ayuno (esta puntualización es importante):

- Embarazo y lactancia.
- Enfermedades oncológicas.
- Enfermedades que se acompañen de sarcopenia, como el enfisema pulmonar.
- Trastornos metabólicos como la porfiria aguda intermitente y otras enfermedades raras de base genética.
- Personas con trastornos de la conducta alimentaria.
- Personas con diabetes.
- Deportistas de alto rendimiento.

PUNTOS CLAVE

✓ Considera implementar el ayuno intermitente como herramienta para mejorar la salud y la longevidad.

✓ Empieza con un ayuno nocturno mínimo de 12 a 13 horas y, si te sientes cómodo, expándelo a ventanas de ayuno más largas como de 14 a 16 horas.

✓ Elige el esquema de ayuno intermitente que mejor se adapte a tu estilo de vida y tus preferencias personales.

✓ Prioriza la calidad de los alimentos durante tus ventanas de alimentación; evita ultraprocesados y el exceso de calorías.

✓ Procura comer durante las horas de luz y evita cenar tarde.

✓ Adapta el ayuno intermitente a tus necesidades individuales; especialmente, si eres mujer y estás en edad fértil, ten en cuenta las fases del ciclo menstrual.

✓ Mantén un número de comidas que sea sostenible para ti; dos o tres comidas al día son una opción ideal para la mayoría.

✓ Sé flexible y reconoce que ocasionalmente romper la rutina no te afectará negativamente si mantienes hábitos saludables en general.

La encrucijada II

Cómo te alimentarás durante tu Aventura va a ser determinante para su desarrollo y su duración. ¿Qué decides?

☞ **OPCIÓN 1:**

- Optas por un patrón de alimentación basado en alimentos reales y ricos en micronutrientes. Tomas una gran variedad de vegetales, grasas saludables, proteínas de calidad, especias, fermentados, hierbas aromáticas... Te centras en la calidad y la densidad nutricional y no te obsesionas con calorías y macronutrientes.
- Estableces horarios regulares para tus comidas y realizas un ayuno nocturno de más de trece horas.
- Comes para nutrirte, pero con flexibilidad. Tomas decisiones conscientes sobre tu alimentación y disfrutas de la comida, pero no permites que esta te domine ni que tus emociones dependan de ella.
- Tu bebida fundamental es el agua, aunque también tomas a veces café, té o alguna bebida fermentada.

☞ **OPCIÓN 2:**

- Consumes ultraprocesados a diario, porque «por un poquito no pasa nada».
- Bebes refrescos, alcohol o bebidas energéticas para tener energía.
- Sigues las últimas modas en alimentación, buscando la fórmula mágica para estar en forma para las vacaciones de verano.
- Utilizas la comida como recompensa o castigo a diario.

9

Sin movimiento no hay rejuvenecimiento

No hay Aventura sin movimiento.

Piensa en la palabra *aventura*. ¿Qué imágenes vienen a tu mente? Quizás un viaje en barco, una selva tropical, un bosque de la taiga o un paisaje nevado. Compañeros que caminan junto a ti. Días de experiencias y emociones. Y, por supuesto, movimiento. En cambio, sería difícil vivir grandes aventuras desde el sillón de tu casa. Por eso, el movimiento es una de las partes fundamentales de la Gran Aventura de tu Vida Longeva.

9.1. El ejercicio, clave para la longevidad

Los beneficios del ejercicio y el movimiento

Si tuviera que decirte una única cosa que es obligatoria, necesaria, efectiva e imprescindible para cumplir años con salud y siendo joven sería el movimiento. No hay ninguna otra intervención que tenga tantos efectos positivos en todos los marcadores relacionados con el envejecimiento.

Bueno, tal vez haya algo que tenga un efecto parecido, y es dejar de fumar. Pero voy a dar por hecho que no fumas y, si lo hicieras, ¡déjalo cuanto antes! (iba a decir por favor, pero no, por favor no: por ti).

Veamos primero cuáles son las ventajas del ejercicio físico para la salud y frente al envejecimiento en dos tablas que te las resumen.

Tabla 6. Efectos del ejercicio físico en diferentes órganos y sistemas

Función cerebral

- ↑ Neurogénesis
- ↓ Neurodegeneración
- ↓ Alteraciones cognitivas

Función cardiovascular

- ↑ VO_2 máx
- ↓ Presión arterial
- ↑ Flujo sanguíneo regional
- ↑ Volumen sanguíneo
- ↑ Regulación de fluidos corporales
- ↑ Función endotelial
- ↑ Función autónoma
- ↑ Tono vagal y VFC
- ↑ Acondicionamiento cardiaco previo

Función pulmonar

- ↑ Ventilación
- ↑ Intercambio de gases

Función muscular

- ↑ Fuerza/potencia muscular
- ↑ Resistencia muscular
- ↑ Calidad muscular
- ↑ Equilibrio y movilidad
- ↑ Rendimiento y control motor
- ↑ Flexibilidad y ROM articular
- ↑ Diferencia arterio-venosa de O_2

Composición corporal

- ↓ Peso
- ↑ Masa libre de grasa
- ↑ Masa muscular
- ↓ Adiposidad regional
- ↑ Densidad ósea

Metabolismo

- ↑ Tasa metabólica en reposo
- ↑ Síntesis de proteínas musculares
- ↑ Oxidación de grasas

Fuente: Elaboración propia a partir de Garatachea, N. *et al.*, «Exercise attenuates the major hallmarks of aging», *Rejuvenation Research*, 18, 1 (2015), pp. 57-89.

Tabla 7. Efectos del ejercicio físico en los *hallmarks of aging*

Disminuye la inestabilidad genómica	Previene el acortamiento de los telómeros	Mejora las alteraciones epigenéticas por regulación tisular y de células plasmáticas mononucleadas
• ↓ Daño en el ADN y mtDNA • ↑ Defensa antioxidante sistémica y reparación del ADN • ↓ Patología multisistémica y mortalidad prematura	• ↑ Actividad de la telomerasa • ↑ Actividad y expresión de TERT • ↑ Complejo shelterin	• ↑ Metilación del ADN (e.g., ASC, BDNF, PGC-1α, PDK4, PPAR-δ) • ↑ Regulación de miRNAs (e.g., miR-33, 1, 133a, 499-5p, 208a, 126, 146a, 206) • ↑ Modificaciones de histonas (HATs, HDACs, jmjC, LSD)
Induce autofagia en cerebro, corazón, músculo, hígado, páncreas y tejido adiposo	**Activa la detección de nutrientes en el músculo**	**Mejora la función y biogénesis mitocondrial**
• A través de mecanismos como IGF-1, AKT/mTOR, Akt/FoxO3a, beclin1 • Modula el sistema ubiquitina-proteasoma	• ↑ mTOR, AMPK, SIRT, GLUT4 • ↑ Testosterona, GH, IGF-1	• ↑ PGC-1, SIRT • ↑ Defensa antioxidante • ↑ Ensamblaje de la cadena respiratoria • ↑ Cambio en mtDNA
Regula la senescencia celular	**Estimula la proliferación y migración de células madre**	**Efectos antiinflamatorios**
• ↑ Actividad de células NK • ↑ Presentación de antígenos • ↓ Inflamación y células senescentes • ↓ p16^INK4a • ↓ Marcadores de senescencia • ↑ Actividad de la telomerasa • ↑ Cambio en mtDNA • ↓ Apoptosis		• ↑ IL-4, IL-6, IL-10, IL-13 • ↓ NLRP3, IL-1β, AUF1

Fuente: Elaboración propia a partir de Garatachea, N. *et al.*, «Exercise attenuates the major hallmarks of aging», *Rejuvenation Research*, 18, 1 (2015), pp. 57-89.

La dosis importa

Como verás, el movimiento, el ejercicio físico, tiene efectos positivos en cualquier aspecto relacionado con el envejecimiento y la salud. Recordemos las diferencias entre varios conceptos:

- El movimiento es el cambio de posición del cuerpo respecto a un punto fijo. Por ejemplo, cuando estás sentado y cambias de postura, pero también cualquier movimiento complejo y dirigido. Los siguientes otros tres conceptos implican movimiento, incluso la respiración necesita de movimiento.

- La actividad física es todo movimiento que implique un gasto de energía superior al reposo y con un objetivo, aunque no necesariamente planificado: caminar, realizar tareas de la casa, jardinería...
- El ejercicio físico consiste en actividad física estructurada con objetivos concretos. Por ejemplo, correr, remar, hacer calistenia, ciclismo, baile...
- Al deporte se añade un componente social, competitivo o recreativo con reglas específicas, como el futbol, bádminton, tenis...

El sedentarismo es la enfermedad carencial número uno de nuestra sociedad y, por desgracia, también es el eslabón más débil para la mayoría de las personas que quieren cuidarse.

Una de las trampas del sistema es intentar engañar a la gente diciendo que es suficiente con caminar solo dos o tres mil pasos o hacer un poquito de actividad física de vez en cuando. La *Matrix* parece aferrada a que las personas busquen atajos para moverse menos, obsesionados con la dosis mínima eficaz.

A mí no me gusta demasiado salir en redes sociales y, si lo hago, es para divulgar sobre temas de salud que considero importantes. En general, siempre procuro hacerlo en positivo. No obstante, cuando me hacen entrevistas que pueden tener una duración de veinte minutos a tres horas, a veces, cuando se saca alguna afirmación fuera de contexto, se generan arduos debates sobre lo que he dicho.

Esto me pasó en una ocasión hasta el punto de que llegó a afectarme de una manera muy negativa. En una entrevista comentaba, en referencia a la epidemia de sobrepeso y obesidad en la que estamos inmersos, que hay muchos anuncios de productos ultraprocesados en la televisión en los que, en un texto pequeñito abajo del todo, figura la consabida frase de «Mantén un estilo de vida activo y camina treinta minutos al día». A propósito de esto, comenté que me parecía un mensaje sumamente pernicioso, porque caminar treinta minutos al día no se puede considerar ejercicio físico para la inmensa mayoría de la población y es claramente insuficiente para contrarrestar el sedentarismo y unos malos hábitos alimentarios.

Sin embargo, solo mi comentario de que «caminar treinta minutos al día no es hacer ejercicio» se extrajo para un *reel* y hordas de *haters* comenzaron a insultarme en redes sociales, llegando a vilipendiarme incluso por mi aspecto físico sin conocerme nada. Ahí aprendí mucho, sobre todo, a tolerar a esos *haters*. Llegué a la conclusión de que, si eso les ofendía, es porque probablemente no hacen mucha actividad física ni tampoco ejercicio, por lo que tendrían neuroinflamación y eso les induciría semejante conducta. Le pese a quien le pese, seguiré diciendo que caminar treinta minutos al día no es ejercicio físico (sí actividad física) para la inmensa mayoría de las personas, ni es suficiente para tener una salud óptima ni, desde luego, para conseguir una longevidad saludable. Aunque sí, «cualquier movimiento es mejor que nada», pero no, un movimiento insuficiente no te va a hacer longevo ni saludable.

Es más, incluso las recomendaciones de la Organización Mundial de la Salud se quedan muy cortas si lo que buscamos es optimizar la longevidad. Veamos cuáles son esas recomendaciones.

Tabla 8. Recomendaciones de ejercicio de la OMS
(la dosis mínima recomendable)

CADA MOVIMIENTO CUENTA

- **LIMITA** el tiempo sedentario.
- **REEMPLAZA** el tiempo sedentario con algo de actividad física.
- **CUALQUIER MOVIMIENTO ES MEJOR QUE NADA.**

Recomendaciones de actividad física:

- **150 minutos por semana** para **mujeres embarazadas y en posparto.**
- **150 a 300 minutos por semana** para **adultos y adultos mayores.**
- **60 minutos por día** para **niños y adolescentes.**

Actividades adicionales recomendadas:

- **Al menos dos días a la semana en adultos:**
  - Actividades de fortalecimiento muscular.
- **Al menos tres días a la semana en adultos mayores:**
  - Actividades multicomponente para mejorar el equilibrio y la fuerza.
- **Más de 300 minutos por semana:** ¡Más es mejor! Para **todos los que puedan.**

Fuente: Elaboración propia a partir de la OMS.

Parámetros importantes en el ejercicio físico

Vamos a repasar dos parámetros fundamentales cuando se habla de ejercicio físico, cuya mejora tiene una clara relación con el envejecimiento saludable y el aumento de la esperanza de vida y el *healthspan*.

VO_2 máx

El VO_2 máx es el consumo máximo de oxígeno durante la actividad física y se mide en mililitros por minuto por kilogramos de peso corporal (ml/min/kg). Este parámetro refleja la capacidad del cuerpo de transportar el oxígeno a los pulmones, y de ahí por la sangre a los músculos, donde se utiliza para la producción de energía. Cuanto más alto es el VO_2 máx, más eficiente es el sistema cardiovascular y mejor es la forma física aeróbica.

Un hombre promedio que no entrena tiene un VO_2 máx de 35 a 40 y, por su parte, una mujer, de 27 a 31. Por hacer una comparación, el triatleta noruego Kristian Blummenfelt tiene 103; el esquiador Oskar Svendsen, 97.5, y Kílian Jornet, el corredor de ultras de montaña que es un portento de la flexibilidad física y metabólica, 92. El valor más alto registrado en una mujer es de Joan Benoit, campeona olímpica de maratón de 1984, con 78.6, seguida de la esquiadora Bente Skari y de la ciclista brasileña Flavia Oliveira.

Si examinamos el VO_2 máx de personas de diferentes edades y estados de forma, vemos que un atleta, es decir, alguien que está en el 3 por ciento más alto de VO_2 máx de su rango de edad, tiene la misma condición física que un adolescente con un buen estado de forma. Un hombre de setenta y cinco años que entrena regularmente tiene el mismo VO_2 máx que otro de sesenta y cinco años en un estado intermedio o un hombre sedentario de cincuenta y cinco años. Esto quiere decir que, según tu nivel de forma física, es como si tuvieras veinte años menos. Un hombre de cincuenta y cinco años en forma tiene el mismo VO_2 máx que un hombre estándar de treinta y cinco años y está en mejor estado que un adolescente sedentario.

Si examinamos a las mujeres, vemos que una mujer en el 3 por ciento superior de VO_2 máx está incluso mejor que una adolescente sedentaria. Una mujer con un buen estado de forma de setenta y cinco años tiene el mismo VO_2 máx que una mujer estándar de sesenta y cinco o que una mujer sedentaria de cincuenta y cinco años.

Con la edad se produce una pérdida de este valor de VO_2 máx, pero se puede mantener en cifras muy buenas gracias al ejercicio físico. Así, se considera que tener una VO_2 máx de 18 es la línea bajo la cual una persona ya no es capaz de cuidarse de sí misma y tiene un alto riesgo de muerte. Por otro lado, una persona de ochenta años que no entrena suele tener en promedio una VO_2 máx de 20.

Aquí tienes una de las claves del rejuvenecimiento.

La fuerza

Es más importante tener fuerza que mucha masa muscular, si bien hay una correlación entre ambos conceptos. Sin embargo, hay gente muy fuerte que aparentemente no dispone de tanta masa muscular y personas que, con una gran hipertrofia, no tienen mucha fuerza.

No entraré en cuestiones estéticas: lo que pretendo transmitir es que es más importante tener un cuerpo funcional y fuerte que buscar una estética determinada, como pueden ser unos bíceps gigantes en el caso de los hombres o unos glúteos despampanantes en el caso de las mujeres. Hay quienes entrenan en gimnasios convencionales con máquinas que aíslan los músculos para realizar ejercicios analíticos y pueden tener unos músculos impresionantes, pero alguien que entrena de manera más funcional llega a tener más fuerza y otras capacidades.

La fuerza de agarre es uno de los indicadores que se suele utilizar para medir la función y la fuerza de los músculos y la salud en general. Tener poca fuerza de agarre se relaciona con enfermedades crónicas como las cardiovasculares, la enfermedad renal crónica, la diabetes tipo 2, la demencia, algunos cánceres, fragilidad y sarcopenia y la mortalidad por todas las causas.

La sarcopenia es una situación en la que hay poca calidad y poca cantidad de músculo, una baja capacidad física y poca fuerza. Además, la sarcopenia con frecuencia se asocia a la obesidad, en un cuadro llamado obesidad sarcopénica. Es cierto que hay personas obesas que pueden tener masa muscular por el simple hecho de cargar con un exceso de peso, pero eso no significa que tengan mucha fuerza ni tampoco potencia. La potencia hace referencia a la velocidad con la que se pueden ejecutar los diversos movimientos de fuerza que realicemos.

Podemos determinar la fuerza y la salud muscular, por ejemplo, midiendo la comentada fuerza de agarre, contando el número de repeticiones para levantarse y sentarse en una silla en quince segundos o cronometrando la velocidad de la marcha. La DEXA para medir la composición corporal permite estimar nuestra masa muscular, aunque no dice nada sobre su función.

Hay otros parámetros relacionados con la forma física cardiorrespiratoria, como la frecuencia cardiaca en reposo o la variabilidad de la frecuencia cardiaca. Hablaremos de ambas en el capítulo sobre el diagnóstico.

Cómo mejorar tu VO$_2$ máx y tu fuerza

Seguro que ahora estás deseando saber cuál es tu VO$_2$ máx y cómo mejorarlo. La forma exacta de conocerlo requiere de una prueba de esfuerzo. Actualmente, en los relojes inteligentes también suele haber aplicaciones para conocer el VO$_2$ máx, pero no son demasiado exactas, aunque pueden servir de referencia. Hay muchas estrategias para mejorar el VO$_2$ máx y todas exigen moverte haciendo ejercicio físico.

Ejercicio aeróbico de baja intensidad (zona 2)

Por un lado, se requiere realizar ejercicio aeróbico de baja intensidad durante al menos 45 o 60 minutos seguidos. Es la famosa **zona 2**, en la que mantienes una frecuencia cardiaca entre el 65 y el 75 por ciento de tu frecuencia cardiaca máxima, que, *grosso* *modo*, se estima en 220 menos tu edad. Es una orientación muy aproximada.

Si tienes un reloj inteligente, puedes utilizarlo para que te indique cuándo estás en zona 2. Ahora bien, si no tienes uno de estos relojes, una forma de saberlo es que puedes hablar con la persona con la que vayas, o tú solo, sin que se te entrecorte demasiado el habla. Lo ideal sería realizar como mínimo dos sesiones de este tipo a la semana.

Aquí se incluyen ejercicios como caminar a buen ritmo, la marcha nórdica, el ciclismo, el remo y, por supuesto, correr despacio.

Actividades de alta intensidad

También es necesario realizar actividades de alta intensidad que implican alcanzar frecuencias cardiacas muy elevadas, hasta el 90 por ciento de la frecuencia cardiaca máxima. Incluye, por ejemplo, el famoso **HIIT** (*High-Intensity Interval Training*), que son entrenamientos por intervalos de máxima intensidad.

Además, se incluiría actividad física más prolongada con frecuencias cardiacas intermedias.

Intensidad y volumen

En un estudio con más de 7 500 personas, de las cuales más de la mitad eran mujeres, se vio que la intensidad es más importante que el volumen del entrenamiento para disminuir la mortalidad. En el mismo estudio se comprobó que si se hacen, por ejemplo, cinco minutos de ejercicio moderado es mejor que sean seguidos que en diez *sprints* de treinta segundos. Por supuesto, esto es muy poco y cualquier movimiento es mejor que nada, y lo ideal sería mezclar ambos tipos de ejercicio.

Lo óptimo sería hacer tanto el ejercicio más continuo e intenso como los *snacks* **de movimiento** intensos. Los *snacks* de ejercicio también se llaman **VILPA**, que significa *Vigorous Intermittent Lifestyle Physical Activity*. Esto implica hacer actividad física intensa, al menos durante uno o dos minutos, pero si son cinco es mejor. Son ejercicios como subir escalones a un ritmo elevado o realizar sentadillas, flexiones, *burpees*, dominadas, *swings* con *kettlebells, jumping jacks...* Todo vale.

La importancia del ejercicio de fuerza

Para mejorar la fuerza es imprescindible hacer ejercicio específico: levantar cosas pesadas, realizar ejercicios con el propio peso corporal (en el suelo, en una barra o con anillas) o utilizar implementos, como las bandas elásticas, *kettlebells, clubbells* o mancuernas.

Las personas de más de sesenta y cinco años que hacen ejercicio de fuerza tienen una disminución de la mortalidad del 46 por ciento respecto a aquellas que no lo incorporan en su vida.

Asimismo, para que el ejercicio de fuerza sea eficaz, debe haber tensión mecánica y sobrecarga progresiva. Es decir, con el paso del tiempo, debemos ir aumentando el peso o la exigencia de los ejercicios que realicemos. Además, el ejercicio tiene que ser lo suficientemente intenso, frecuente y cuantioso. Es posible que por nuestra cuenta no sepamos cómo empezar ni qué programa aplicar, así que lo ideal sería tener un entrenador personal.

Habría que realizar ejercicios de fuerza al menos dos veces por semana, aunque es mejor que sean tres sesiones. Hacer más de tres sesiones de entrenamiento de fuerza parece que no ofrecería mejores resultados, desde el punto de vista de la longevidad. Otra cuestión es la estética o un objetivo deportivo determinado.

Mézclalo todo

Lo cierto es que hacer este tipo de clasificaciones es un poco artificial. Afortunadamente, hay muchas disciplinas de entrenamiento donde se combina la fuerza con el ejercicio cardiovascular o aeróbico. Por ejemplo, el Hyrox o el DEKA, que se han puesto de moda en los últimos años, consisten en correr varias veces una distancia determinada (160 metros, 500 metros o 1 kilómetro), seguido de un *workout* de x número de repeticiones de *burpees*, arrastrar o empujar un trineo de más de 100 kilos, hacer sentadillas y lanzar una pelota pesada hacia arriba... En este tipo de competencias y sus entrenamientos, se trabaja tanto la fuerza como el cardio, suele ser divertido y estar más relacionado con lo que espera nuestro cuerpo de nosotros.

Por otro lado, hacer ejercicios básicos como flexiones, dominadas, sentadillas o *burpees* es una buena manera de entrenar.

El ejercicio físico es clave y, para optimizar tu salud y tu longevidad, te animo a buscar ser un «humano híbrido», como dice mi entrenador Víctor Téllez. Él usa este concepto para referirse a personas que tienen una combinación equilibrada de capacidades físicas y metabólicas. Su enfoque promueve una preparación física completa, para que puedas enfrentar diversos desafíos físicos (y mentales) y mejorar tu salud general.

Movilidad y equilibrio

Hay algunas otras cuestiones que en general no se tienen muy en cuenta cuando se habla del ejercicio físico, como la **movilidad** y el **equilibrio**. Pero, en realidad, son atributos estrechamente relacionados con nuestra capacidad física.

Me refiero a la movilidad de las articulaciones y de todo el cuerpo. Se puede entrenar con ejercicios con nombres raros como *bear front through*, escorpión y similares. Si ves a alguien hacer movilidad, te puede dar la impresión de que se ha hecho un nudo. Son disciplinas como *ground flow* y similares. Te invito a buscar en internet, por ejemplo, «Dani Ruiz Flow Moves» o «Samuel Torres Ground».

Seguramente te puede parecer difícil, y no se trata de hacer lo mismo que ellos hoy, sino de aprender de ellos, empezar cuanto antes y llegar a los noventa años haciéndolo. El yoga, diversas disciplinas de danza o aéreas como el *pole* o las telas pueden ser otras opciones fantásticas, al igual que las artes marciales como el *jiujitsu*. Recuerda que nunca es tarde para empezar.

Por otro lado, tenemos el equilibrio: ser capaz de mantenerse, por ejemplo, sobre un pie, incluso con los ojos cerrados, saltar en un pie o jugar a caminar por una orilla o una cuerda.

Como ves, se trata de buscar un *menú* muy variado de movimiento.

Movimiento en la vida diaria

No te sientes mucho

Vivimos en una sociedad muy sedentaria y hay muchísimas personas que tienen trabajos en los que están sentados o de pie en la misma postura durante mucho tiempo.

A principios de 2024, hice una de las compras que más me ha cambiado la vida: un escritorio elevable. Hasta ese momento, siempre que trabajaba con la computadora estaba sentada. Es verdad que hacía mis *snacks* de movimiento, pero a veces estaba tan concentrada en el trabajo que se me pasaba el tiempo, no me daba cuenta y llevaba dos horas sentada. Ahora ya no utilizo la silla, al menos, no para sentarme (suele estar llena de libros), y mi escritorio casi siempre está en la posición elevada. Cuando lo bajo, me siento en una pelota grande especial para ello, aunque también puedo quedarme en posición de rodillas.

No estoy de pie todo el rato en la misma postura. De hecho, utilizo la misma pelota para poner un pie o pierna encima de ella y estar sobre la otra en el suelo. Voy cambiando. A la vez, me hago consciente de mi postura y de mi respiración. De esta manera, sin darme cuenta, evito estar sentada en la misma postura horas y horas.

Por supuesto, también sigo haciendo los *snacks* de movimiento que pueden durar entre dos y diez minutos. Entiendo que esto puede ser muy difícil si trabajas en un entorno de oficina, pero entonces te debes fijar especialmente en hacer paradas cada 30 o 60 minutos, con dos minutos intensos de VILPA.

¿Cuánto caminar?

Es un debate eterno: ¿necesitamos o no caminar 10 000 pasos diarios? Cada vez que veo una noticia diciendo que no hace falta caminar 10 000 pasos, me entran ganas de buscar a la persona responsable de esa noticia y decirle algunas verdades. Estas noticias hacen que la mayoría de las personas se conformen con muy poco movimiento.

Por supuesto que es mejor caminar 3 000 pasos que 1 000, pero lo que nos dice la evidencia científica es que el mínimo para tener una buena salud cardiovascular son 8 000 pasos. Y, a partir de ahí, si llegamos hasta los 16 000, conseguiremos reducir aún más nuestro riesgo cardiovascular, mejorar nuestros marcadores de salud general y disminuir nuestro riesgo de mortalidad.

Por lo tanto, no es suficiente con «caminar un poco» y, sobre todo, caminar es solo la base: no se considera ejercicio físico salvo en ciertas condiciones de intensidad, duración o aspectos personales. En general, es una actividad física normal de un ser humano normal, para la inmensa mayoría de la población: caminar está genial, pero no es suficiente actividad física ni ejercicio físico si lo que queremos es tener longevidad saludable.

Esta norma es general para la **inmensa mayoría de la población** (repito el concepto, a ver si queda claro), de modo que no se aplica a situaciones como tetraplejia, enfermedades neuromusculares graves o una situación extrema asimilable. Por supuesto que, si una persona ha estado un tiempo ingresada en el hospital, acaba de salir de una lesión o nunca ha hecho ejercicio, empezar por aumentar los pasos que da en el día a día es un inicio.

Ahora bien, si buscamos longevidad, se deben marcar objetivos mucho más ambiciosos, como conseguir un cuerpo funcional que sea capaz de correr, saltar, hacer flexiones, dominadas y levantar cosas pesadas a los cincuenta, sesenta, setenta, noventa, cien años. Se trata de ser independiente y funcional durante toda nuestra vida.

Otras noticias que me ponen de muy mal humor son aquellas en las que se afirma que hay que tener mucho cuidado con el ejercicio físico intenso porque puede ser peligroso. Si no has corrido desde hace mucho, no te digo que de repente salgas a correr cinco kilómetros, porque además no vas a ser capaz. Tampoco se trata de practicar peso muerto cuando llevas veinte años sin tocar unas pesas.

Estos y otros muchos logros pueden ser tu objetivo final. Estoy plenamente a favor del empoderamiento y de tomar las riendas de la salud de cada uno, pero hacer esto solo puede ser duro. Mi consejo es que busques una tribu con la que moverte, un gimnasio que no tenga máquinas, un entrenador personal o clases colectivas. Muévete, deja el celular... O no, agárralo: si a ti lo que te motiva es hacer ejercicio físico y mostrarlo para que todo el mundo lo sepa, hazlo. Sea como sea, muévete, con volumen e intensidad y con mucha variedad.

Recomendaciones finales

Decía antes que las recomendaciones de la OMS se quedan cortas. En una revisión sistemática de 2023 se comprobó que cuanto mayor sea la cantidad de actividad física moderada, mayor es la reducción del riesgo de mortalidad por todas las causas. Por eso, se recomendaba realizar hasta 900 minutos de actividad física moderada a la semana. En cuanto a la actividad física vigorosa, los beneficios son máximos entre 150 y 200 minutos a la semana.

Con esto quiero decir que primero establezcas unos objetivos conservadores, pero ve más allá si lo que quieres es optimizar tu longevidad. Aquí es cuando muchas personas dirían: «Pero es que hay que tener cuidado con el sobreentrenamiento». Y es verdad, pero ese riesgo es mínimo para la inmensa mayoría de la población.

Mucha gente busca la dosis mínima eficaz, pero hay otro concepto más interesante: el máximo óptimo al que puedes aspirar. De manera resumida, las recomendaciones basadas en diversas revisiones y metaanálisis en la optimización de tu longevidad hoy son (esto puede cambiar conforme se publiquen nuevos estudios):

- Caminar un mínimo de 8 000-10 000 pasos al día, pero si puedes llegar a 12 000, 14 000 o 16 000 obtendrás mayores beneficios.
- Deberías realizar entre un mínimo de 30 hasta 140 minutos de ejercicio de fuerza a la semana repartidos en dos, tres o cuatro sesiones.
- El ejercicio vigoroso en una cantidad de 150-200 minutos a la semana es lo que permite conseguir el máximo beneficio: incluye HIIT, ejercicio cardiovascular intenso, ejercicios de resistencia intensos...
- En cuanto al ejercicio físico moderado, hasta 900 minutos a la semana, cuanto más hagas, mejor. El mínimo serían

150 minutos. Se incluyen actividades como ejercicios de movilidad, el senderismo, tareas de jardinería, jugar con niños en juegos activos...

Quiero llamar la atención sobre las **mujeres embarazadas y en posparto**. Las recomendaciones de la Organización Mundial de la Salud son ridículas, puesto que las mujeres gestantes pueden moverse mucho más de lo que allí se comenta. Por otro lado, **60 minutos de actividad física para niños y adolescentes** es otra recomendación escasísima, ya que los niños deberían moverse muchas horas al día. Si solamente hacen 60 minutos de actividad física diaria y el resto están delante de pantallas o en interiores realizando actividades académicas, tendrán una salud nefasta. Ojalá que las actividades extraescolares fueran exclusivamente de movimiento. Los niños ya sufren demasiado adoctrinamiento en las escuelas, donde además la cantidad de ejercicio físico que realizan es ridícula. De hecho, deberían tener una sesión de actividad física todos los días con una duración de una hora, además de mucho movimiento y juego fuera de la escuela.

Puntos clave

- ✓ Incorpora movimiento regular en tu vida diaria. No es suficiente con caminar 3 000 pasos; llega al menos hasta los 8 000-10 000, y si puedes hasta los 16 000 pasos al día.
- ✓ Realiza ejercicios de fuerza. Dedica entre 30 y 140 minutos a la semana, repartidos en dos, tres o cuatro sesiones, para fortalecer tus músculos y mejorar tu funcionalidad.
- ✓ Practica ejercicio cardiovascular. Incluye entre 150 y 200 minutos de actividad vigorosa a la semana para optimizar tu salud cardiovascular.
- ✓ Combina diferentes tipos de actividad. Alterna entre ejercicios de baja intensidad (zona 2), alta intensidad (HIIT), fuerza, movilidad y equilibrio.
- ✓ Adapta tu entorno de trabajo. Si es posible, utiliza un escritorio elevable y toma descansos activos para evitar el sedentarismo prolongado.

✓ Busca apoyo y motivación. Únete a grupos, asiste a clases colectivas o encuentra un entrenador personal para mantenerte comprometido.

✓ No te conformes con el mínimo. Establece objetivos ambiciosos y trabaja progresivamente para alcanzarlos.

9.2. ¿Ejercicio en pastillas?

La información sin acción es inútil

Todo el mundo sabe ya lo importante que es el ejercicio para la longevidad y la salud. Entonces, ¿por qué se practica tan poco?

En España, según los datos del INE de 2022, el 37.7 por ciento de las personas mayores de dieciséis años realizan actividad física regular en su tiempo libre. Hay quien podría decir: «¡Genial! Esto supone que unos 15 millones de personas hacen ejercicio con regularidad, lo cual es maravilloso». ¿Seguro?

Pues, en realidad, no lo es tanto, porque en esta encuesta sedentario es quien nunca hace al menos diez minutos seguidos de caminar deprisa, deporte, gimnasia... Así, se considera que ejercicio físico regular es practicar al menos diez minutos de ejercicio físico al menos cuatro días a la semana, lo cual es muy poco.

Pero ¿qué hacemos con los 25 millones que no llegan ni a eso? Pensemos además que muchos de esos 15 millones tienen trabajos sedentarios, con lo cual, realmente, son personas sedentarias que se mueven un rato en su tiempo libre.

A grandes males, grandes remedios. ¿Qué hace la humanidad moderna ante los problemas derivados de nuestro estilo de vida? **Buscar la solución en la ciencia**.

Por eso, cada vez que aparece una noticia sobre «deja de hacer ejercicio, porque una pastilla te dará los mismos resultados», hay personas que piensan: «¡Bien, así no tengo que esforzarme ni perder el tiempo!» o «Estaré guapo y musculoso sin necesidad de torturarme».

Al igual que se buscan fármacos que simulen los efectos de la restricción calórica, hay una carrera contrarreloj a la caza y captura de los **miméticos del ejercicio, sobre todo,** por los billonarios beneficios para el primero que encuentre una pastilla de este tipo. Ya se ha comprobado cómo los fármacos para perder peso suponen pingües ingresos para las compañías que los comercializan.

¿Qué hay en el panorama de los miméticos del ejercicio?

Se trata de sustancias que, en teoría, podrían activar rutas metabólicas y moleculares similares a las del ejercicio para aumentar la masa muscular y mejorar la salud cardiovascular. Son moléculas como neurotrofinas, neurotransmisores y neuropéptidos, metabolitos del microbioma, mioquinas, factores de crecimiento vascular, vesículas extracelulares, microRNAs, moduladores epigenéticos y también endocrinos. Algunas de las que más se están estudiando de momento son:

- Activadores de AMPK.
- Agonistas de PPARδ (receptor activado por proliferador de peroxisoma delta), que regula el metabolismo de lípidos y glucosa. Por ejemplo, el Endurobol aumenta la resistencia y el gasto energético en animales, pero parece que tiene problemas de seguridad, por lo que se ha abandonado su desarrollo.
- Inhibidores de miostatina: la miostatina disminuye el crecimiento muscular y, si se bloquea, aumenta el músculo.
- Activadores de sirtuinas.
- Irisina: mejora el tejido adiposo marrón.

Suplementación y ejercicio: el caso del NAD

Un ejemplo de este tipo de investigaciones nos lo cuenta la investigadora danesa Sabina Chubanava en una revisión muy interesante de 2023, donde se examina la relación entre el ejercicio y el contenido de NAD en el músculo esquelético. Se concluye que el ejercicio tiene un efecto protector contra la disminución de NAD del músculo por envejecimiento, porque se estimulan las vías de producción de NAD. Por lo tanto, en parte, probablemente los beneficios del ejercicio dependan de los niveles de NAD.

Claro, entonces, hay quien puede pensar: «Me suplemento con NAD y así obtengo los beneficios». Malas noticias para las personas que buscan la solución en las pastillas: aunque una única toma de nicotinamida ribósido (NR) parece que puede tener un efecto positivo más o menos inmediato, a largo plazo no sirve, salvo si combinas la suplementación con ejercicio. El nicotinamida mononucleótido (NMN) es algo más prometedor, pero los estudios que lo han examinado tampoco terminan de ser concluyentes. ¡Ah!, y el ejercicio por sí solo claramente supera los efectos de la suplementación, según nos cuentan en el artículo. Así que ya sabes... ¿50 euros el bote de NMN o NR cada mes o ahorrar dinero moviéndote?

Limitaciones de los miméticos del ejercicio

Lo mismo pasa con la búsqueda del ejercicio en pastillas. En primer lugar, el ejercicio provoca tantos cambios en nuestro cuerpo, tanto a nivel molecular como celular y de órganos y sistemas, que con un solo compuesto actuando sobre tal sistema complejo va a ser difícil que consigamos todas las mejoras en la función metabólica, cardiovascular, pulmonar, neuromuscular, osteoarticular, cerebral, endocrinometabólica, inmunitaria, psicológica... que nos brinda el ejercicio.

Por otro lado, hay moléculas que en los animales parece que van muy bien, pero que podrían tener riesgos en humanos o incluso ya los muestran en animales. Además, utilizar determinadas sustancias no sería apropiado, sobre todo, en contextos deportivos, donde el dopaje es un problema.

Aplicaciones potenciales y conclusión

Aun así, estas investigaciones son interesantes, porque personas que tienen enfermedades metabólicas o problemas de movilidad podrían empezar a mejorar su salud con estos compuestos. También las personas que, por ejemplo, están encamadas o sufren enfermedades neuromusculares podrían mejorar su calidad de vida gracias a este tipo de sustancias. Sin embargo, actualmente, parece imposible que una única sustancia, como digo, remedie todos los efectos del ejercicio físico.

Así pues, de momento, se trata de entrenar, moverte y disfrutar todos los días con tu cuerpo. Y si algún día no tienes ganas, pues empieza a moverte sin ganas (como dice Marcos Vázquez) y, después, ya te entrarán. Y, si no te entran, al menos te quedará la íntima satisfacción del deber cumplido contigo mismo y con tu salud. O si no, hazlo para llegar sano y fuerte a un hipotético día futuro en el que, quizás, haya pastillas que sustituyan el ejercicio (aunque parece difícil).

Cuando practico con los *clubbells* que mi querido entrenador personal Víctor Téllez me ha enseñado a usar, entro en un estado de meditación, siento la fuerza en mi cuerpo, disfruto moviéndome. Si salgo a correr por el bosque, recupero mi parte más animal y humana. Respiro el aire puro. Mis sentidos captan el verde, la resina, los espíritus del lugar. Cuando participo en una carrera o una competencia, con la música, el ambiente, me siento parte de una tribu de gente en movimiento.

Eso nunca, jamás, me lo dará una pastilla. Elige movimiento. Elige tribu. Elige salud.

PUNTOS CLAVE

✓ Reconoce la importancia insustituible del ejercicio físico: no hay pastilla que pueda reemplazar todos los beneficios del ejercicio real.

✓ Sé crítico con las soluciones fáciles: cuestiona las noticias y los productos que prometen resultados sin esfuerzo.

✓ Aprovecha las investigaciones actuales con cautela: aunque hay avances prometedores, la ciencia aún no ha encontrado un sustituto para el ejercicio.

✓ Toma acción personal: incorpora el movimiento y el ejercicio en tu vida diaria para disfrutar de sus múltiples beneficios.

✓ Motívate a pesar de la falta de ganas: comienza a moverte incluso cuando no tengas motivación; el movimiento puede generar energía y bienestar. Empieza bailando, que ni siquiera parece ejercicio.

✓ Valora la satisfacción del deber cumplido: reconoce el impacto positivo en tu salud y tu bienestar al mantener un compromiso con el ejercicio.

La encrucijada III

El movimiento a través de tu Aventura será clave para retrasar el *Game Over* y para que puedas salir exitoso de todos los niveles del Juego de tu Vida. ¿Qué decides?

☞ **OPCIÓN 1:**
- Incorporas el movimiento en tu vida diaria: caminas más de 8 000 pasos al día, pero no te conformas con eso.
- Haces ejercicio de fuerza enfocado en la función más que en la estética.
- Alternas ejercicio cardiovascular moderado e intenso de manera diversa.
- Añades variedad con ejercicios de movilidad y equilibrio.
- Si tienes un trabajo sedentario, introduces pausas activas con *snacks* de movimiento.
- Encuentras una tribu o grupo para entrenar juntos y mantenerte motivado.

☞ **OPCIÓN 2:**
- Con 30 minutos de caminar al día es más que suficiente.
- El ejercicio está sobrevalorado y, además, pronto habrá una pastilla que lo simulará.
- Con todos los videos que ves en redes sociales de gente haciendo ejercicio, ya estás fatigado.
- ¡Correr es de cobardes!

10

El poder de los elementos

En toda aventura, nos tenemos que enfrentar a los elementos del entorno. Puede que pasemos frío y calor. Tal vez tengamos que arrastrarnos por el lodo, atravesar un río helado o dormir sobre un lecho de musgo, ¿quién sabe? Cuando la aventura se acabe y la recuerdes con cariño, ten por seguro que haber vencido dificultades de este tipo hará que sonrías orgulloso por lo fuerte que fuiste. Esos momentos son los que nos transforman.

En tu Gran Aventura, aprovecha la naturaleza y lo que nos regala la madre tierra. Cada pequeño desafío te permite descubrir el poder de la hormesis, que consiste en exponerte a un poco de estrés fisiológico para generar respuestas positivas en el cuerpo (y la mente). Fortalece tu resistencia y equilibra tus sistemas.

Como dicen, lo que no te mata, te hace más fuerte. Es más, te hace... antifrágil.

10.1. Haz del calor tu aliado

La sauna finlandesa

Sauna es la única palabra finlandesa que se ha exportado a todos los idiomas del mundo. En Finlandia, disfrutamos de la sauna desde hace milenios. Antiguamente, la gente nacía en la sauna, porque era el lugar más higiénico y, en invierno, también el que mejor se podía calentar.

La sauna es una habitación de madera con un horno con piedras especiales que pueden calentarse por resistencias eléctricas o con el fuego de la leña. La temperatura en el interior de la sauna normalmente está entre los 80 y los 100 °C si te sientas en el banco de arriba; más abajo, la temperatura es inferior. El aire es relativamente seco, con una humedad relativa del 10 al 20 por ciento. De vez en cuando, se arroja agua encima de las piedras y esta se evapora. A veces, se añaden aceites esenciales en el agua, consiguiendo una experiencia sensorial olfativa maravillosa. Por otro lado, es muy típico golpearse el cuerpo con una especie de ramo confeccionado con ramas de abedul para estimular la piel y mejorar la circulación.

Antes de meterte en la sauna, te debes enjuagar o dar un baño. Luego, permaneces en el acogedor calor durante el tiempo que te resulte confortable (o un poco más). Después de haber pasado allí entre cinco y veinte minutos, sales para enjuagarte, bañarte en el lago o en el mar (helado en invierno) o cubrirte en la nieve. Puedes repetir este ciclo varias veces.

En Finlandia, la gente va a la sauna en promedio entre dos y tres veces semanales. Quien puede lo hace a diario como un hábito de higiene e incluso de meditación.

Otros tipos de terapia de calor pasiva son:

- Los baños de agua caliente y otras formas de hidroterapia.
- La sauna rusa, que tiene una temperatura más baja y mayor humedad.
- La terapia Waon.
- El *hammam* o baño turco, que tiene una humedad extrema (el cien por ciento) con una temperatura de 40 a 50 °C.
- En la sauna de infrarrojos no hay humedad y la temperatura es de 30 a 40 °C.

Estudios científicos sobre la sauna y la longevidad

Se han realizado muchos estudios sobre la sauna y sus efectos en la salud y la longevidad. Se ha encontrado que la utilización de la sauna finlandesa de manera frecuente se asocia inversamente con la mortalidad por todas las causas. Así, la sauna finlandesa tiene evidencia consistente y robusta sobre sus beneficios para la salud, los cuales tienen un efecto sinérgico con otros hábitos como la actividad física. Las terapias de sauna tienen efectos como los siguientes:

- Antiinflamatorios, con disminución de la PCR.
- Antioxidantes, puesto que reducen las especies reactivas de oxígeno.
- Sobre salud metabólica y cardiovascular:
  ○ Disminución del colesterol total (CT), LDL-C y triglicéridos.
  ○ Aumento del HDL-C.
  ○ Disminución de la presión arterial.
  ○ Reducción de la rigidez arterial y mejoría de su elasticidad y *compliance*.
  ○ Disminución del espesor de la íntima-media.
  ○ Mejora de la función endotelial con aumento de la bioactividad del óxido nítrico (NO).
- Equilibrio del sistema inmunitario.
- Mejora de la función respiratoria.
- Mejoría de la función mitocondrial.
- Aumento de las sirtuinas.
- Estrés térmico que promueve la hormesis, llevando a un aumento de las proteínas de choque térmico y mejorando la sensibilidad a la insulina.

En un estudio con más de 2 000 participantes durante una década, se comprobó que ir a la sauna entre cuatro y siete veces a la semana disminuía las muertes cardiovasculares en un 40 por ciento respecto a aquellos que solo iban a la sauna una vez por semana.

Uno de los efectos por los que la sauna es tan beneficiosa para la salud se relaciona con la mejoría de la función endotelial y, por lo tanto, la salud cardiovascular. Esto tiene que ver tanto con la biodisponibilidad del óxido nítrico como con la reducción de marcadores de inflamación.

En un estudio de 1 500 hombres finlandeses entre los cincuenta y los ochenta y nueve años, se demostró que la mortalidad por todas las causas disminuía en un 25 por ciento al cabo de veinte años de seguimiento.

Por otro lado, tiene un efecto muy favorable para la salud cerebral. Por ejemplo, el riesgo de aparición de demencia disminuye en un 65 por ciento en las personas que van a la sauna entre cuatro y siete veces por semana, comparando con aquellos que solo lo hacen una vez. En un estudio durante veinte años, se comprobó que ir a la sauna entre nueve y doce veces al mes frente a ir menos de cuatro veces hace que se reduzca el riesgo de demencia en un 53 por ciento.

Si esto fuera poco, la función respiratoria y la función pulmonar también se ven beneficiadas con la sauna. Esto sucede tanto en la enfermedad pulmonar obstructiva crónica como en el asma. Además, se reduce la incidencia de resfriados.

Ya comentamos lo importante que es dormir bien y la sauna mejora el patrón de sueño y la cantidad de sueño profundo. En Finlandia, tenemos un dicho: «Si una enfermedad no se cura con la sauna, aguardiente y brea, es que será mortal». Cuando alguien nota que está empezando a tener síntomas de resfriado, es muy habitual acudir a la sauna. Incluso hay una revisión que muestra que la sauna puede prevenir o reducir la severidad del COVID-19.

Por otra parte, la sauna finlandesa se asocia a una reducción del riesgo de trastornos mentales y a una mejoría de la calidad de vida. Más allá de eso, se ha comprobado que acudir a la sauna entre cuatro y siete veces por semana merma el riesgo de desarrollar una psicosis. También disminuye la intensidad de los dolores de cabeza a aquellas personas que los tienen de tipo tensional de forma crónica.

En un estudio de 524 octogenarios, se evidenció que la función física, la vitalidad, el funcionamiento social y la salud general fueron mucho mejores en aquellos que acudían a la sauna con regularidad que los que no lo hacían.

Ya hemos explicado la importancia del ejercicio físico para la longevidad. Así, hay varios estudios que muestran que la sauna después del ejercicio físico favorece la salud cardiovascular. Durante mucho tiempo se ha pensado que el éxito de los finlandeses en la primera mitad del siglo xx puede deberse parcialmente a su uso de la sauna. De hecho, los atletas finlandeses siempre llevaban una sauna a diferentes tipos de eventos deportivos, como, por ejemplo, los Juegos Olímpicos de Londres en 1948.

Recomendaciones para el uso de la sauna

Para conseguir los beneficios óptimos de la sauna, lo ideal sería ir entre tres y siete veces a la semana y que cada sesión durara al menos entre quince y veinte minutos. Además, si combinas la sauna con realizar actividad física de manera regular, lograrás incrementar mucho más los resultados de ambas prácticas.

Para ello, sería muy importante tener una mayor disponibilidad de saunas: que las hubiera en centros comunitarios, gimnasios e incluso clínicas públicas ayudaría a que la gente fuera. De igual modo, podrían ser bastante grandes para que se formaran grupos e incluso llevar a cabo meditaciones en grupo en ellas.

Con todos estos beneficios, tener disponibles saunas públicas para la población de modo generalizado sería totalmente costo-efectivo. Si no, siempre te quedará la opción de instalar una sauna finlandesa en tu casa y disfrutar de ella todos los días, juntamente con las ventajas del agua fría, de las que hablaré a continuación.

10.2. El frío es tu amigo

> La exposición al frío te enseña a encontrar la paz en la incomodidad.
>
> Wim Hof

Esta parte a lo mejor no te gusta tanto como la anterior. A la mayoría de las personas les puede gustar mucho meterse en una sauna, sobre todo, si no es necesario estar en la parte de arriba. Sin embargo, la exposición al frío genera debates e incluso burlas por parte de quienes piensan que es absurdo exponerse a un baño de agua fría.

Cuando yo era pequeña, en la Karelia finlandesa salíamos al recreo cuando hacía hasta 25 °C bajo cero. A partir de esa temperatura, ya solíamos permanecer dentro de la escuela para esos quince minutos de juego por cada cuarenta y cinco minutos de clase.

Actualmente, con 18 °C bajo cero no se realiza ejercicio físico en la clase de educación física en las escuelas finlandesas; con menos de 15 °C bajo cero no se esquía ni se patina, y -25 °C sigue siendo el límite para no salir al recreo. Aun así, todas estas temperaturas se toleran bien si estás equipado.

En Finlandia también es costumbre que los bebés duerman las siestas fuera, en la calle, hasta los 10 °C bajo cero. A los extranjeros les puede llamar la atención ver a los progenitores tan calentitos tomándose un café dentro de una cafetería de diseño nórdico, mientras los bebés descansan en sus carritos fuera, pero la verdad es que así consiguen increíbles beneficios para su salud. Hoy esta práctica se sigue llevando a cabo, sobre todo, en casa, en el parque... Sin embargo, por el aumento de la inseguridad en algunas ciudades, si alguien no deja a su bebé fuera actualmente no es tanto por el frío como por el miedo a que se lo lleven.

Otra práctica que es común en Finlandia es la natación en invierno: vas al lago o al mar, te metes en una abertura en el hielo y nadas. Esta práctica a menudo se asocia a la sauna. Mi propio abuelo era un nadador de invierno entusiasta y siguió sumergiéndose en las heladas aguas bálticas en Turku hasta pasados los ochenta años.

En España, y por desgracia, en muchos sitios es difícil exponerse a masas de agua naturales frías. En primer lugar, porque la mayor parte del año no hace suficiente frío, y, por otro lado, porque sobre todo en la mayoría de zonas no tenemos cerca áreas naturales donde bañarnos. En estos casos, podemos recurrir a los baños de agua fría, aunque estas no son tan agradables como la inmersión en un lago, el mar o un río.

También existen unos cubos gigantes donde se puede guardar el agua y vaciar una bolsa de cubitos de hielo para la inmersión en agua fría, pero no todo el mundo tiene espacio en su casa para ello. Por este motivo, te animo a que te expongas al agua fría cuando puedas, ya sea en la regadera o en aguas naturales cuando tengas ocasión. Además, puedes realizar otras prácticas, como salir a la calle solo con la ropa que llevas dentro de casa o mantener el abrigo en las manos y ponértelo cuando lleves un rato notando el frío. En Finlandia tenemos un concepto que a mí me repetían mucho de pequeña con la exposición al frío. Es el verbo *karaistua* y hace referencia al fenómeno de fortalecer o antifragilizar, en este caso a una persona, con la hormesis.

Es verdad que la tolerancia al frío es muy individual y pueden influir aspectos como la edad, el estado de salud, la función tiroidea y de otras hormonas, la estructura corporal y la exposición, así como la cantidad de grasa corporal. Por esta última razón, es raro pasar frío en el trasero, porque en las nalgas suele haber bastante grasa. Sin embargo, en un día de invierno, cuando te quitas la ropa al llegar a casa y te tocas las nalgas, comprobarás que están fresquísimas.

También la oscuridad o el estado de ánimo pueden hacer que toleres peor el frío. La natación en invierno y la exposición voluntaria al frío suelen mejorar la tolerancia a este y el movimiento lógicamente también influye. En muchas casas en España, hace fresquito en invierno, pero si estás sentado y quieto la pasarás peor que si te mueves de vez en cuando.

Beneficios de la exposición al frío

¿Y qué sentido tiene exponerse al frío de forma voluntaria? En primer lugar, es una cuestión de mentalidad. El hecho de hacer algo voluntariamente que en realidad es francamente incómodo genera cambios mentales y estimula la capacidad de tener disciplina y enfrentarse a cuestiones difíciles en la vida.

Por otro lado, el frío es un estresor fisiológico hormético. Pasar mucho frío de forma crónica todos los días nos puede enfermar; sin embargo, una exposición transitoria hace que liberemos de forma brusca hormonas del estrés para mantener nuestra temperatura corporal. Este estrés hormético permite tolerar mejor el estrés crónico que nos enferma, sobre todo, el de origen psicosocial o laboral.

Te aseguro que cuando estás metido en el agua fría, aunque sean dos o tres minutos, no te acuerdas de tus problemas. Además, el baño de agua fría mejora el estado de ánimo, porque también se liberan dopamina y betaendorfinas. De hecho, la exposición al frío puede ser muy potente para combatir la tristeza, la falta de motivación e incluso la depresión.

En estudios en animales se ha comprobado que la exposición al frío aumenta el tiempo de vida. En Finlandia, de hecho, en el siglo XIX era el tratamiento de elección para muchas enfermedades y se utilizaba incluso en hospitales psiquiátricos. Asimismo, las personas que practican la natación en invierno sienten que su estado de ánimo mejora. También tiene efectos beneficiosos para el sueño y los dolores crónicos.

Otra ventaja maravillosa es que reduce la inflamación crónica, que es uno de los mecanismos por los que se produce el envejecimiento. El sistema inmunitario de manera global se beneficia de la exposición aguda y de corta duración al frío.

Además, la exposición al frío:

- Puede mejorar nuestro metabolismo basal, la función tiroidea, la sensibilidad a la insulina y, de esta forma, protegernos de enfermedades metabólicas, como la obesidad y la diabetes, que acortarían nuestra esperanza de vida.
- Mejora varios factores de riesgo cardiovascular.
- Equilibra la serotonina y el cortisol, lo que media en parte la mejora de nuestro estado de ánimo y el sueño.
- Fomenta la autofagia, la promoción de la oxidación de los ácidos grasos, el recambio y la biogénesis mitocondrial.
- Se estimulan las proteínas de choque térmico (HSP), ayudando a proteger a las células de diversos daños y reparar proteínas mal plegadas.

Cómo incorporar el frío en tu vida

Entiendo que no se te antoje para nada, según la fecha en la que estés leyendo esto, meterte en el agua fría, pero no hace falta que lo hagas todos los días. Es más, si combinas la exposición al frío con la sauna, probablemente te resulte más agradable.

Para mí, no hay nada tan placentero en el mundo como estar en la sauna en un bosque finlandés a las orillas del lago Saimaa e introducirme después en el agua fría con el silencio a mi alrededor. Esta experiencia te purifica el alma, el cuerpo y la mente.

Si no tienes a tu alcance algo parecido, te invito a probar otra cosa: pon música que te guste, como, por ejemplo, sonidos de la naturaleza, tambores o las maravillosas piezas de guitarra de Estas Tonne, métete en la regadera y lávate como lo haces habitualmente. Cuando ya hayas acabado, pon el agua un poco más caliente de lo normal y cuenta hasta diez. Después, ajusta la temperatura y dale al agua fría al máximo. Respira profundamente por la nariz y expulsa el aire de nuevo. Cierra los ojos y visualiza ese lugar de la naturaleza que es tu hogar espiritual.

Puedes repetir este ciclo dos, tres, cuatro o cinco veces. Acaba con agua fría o, si lo prefieres, con agua caliente, según te pida el cuerpo. Prueba diferentes tiempos y busca aquello que mejor te funcione a ti para afrontar el día con alegría o para dormir mejor que nunca, dependiendo del momento del día.

PUNTOS CLAVE

- ✓ Incorpora la sauna en tu rutina, idealmente entre tres y siete veces por semana, con sesiones de entre quince y veinte minutos.
- ✓ Combina la sauna con actividad física para potenciar sus beneficios.
- ✓ Si no tienes acceso a la sauna, el baño de agua caliente también es beneficioso.
- ✓ Exponte al frío de forma gradual, ya sea mediante baños fríos, inmersiones en agua fría o prácticas como salir a la calle sin abrigarte en exceso.
- ✓ Practica el *karaistua* para fortalecer la resiliencia y la antifragilidad física y mental.
- ✓ Pruebas técnicas de contraste entre calor y frío para mejorar el bienestar general.

10.3. *GROUNDING*: CONECTANDO CON LA TIERRA

¿Qué es el *grounding*?

El *grounding* o *earthing* no tiene una clara traducción al español; hace referencia a ponerse en contacto con la Tierra de manera directa. El *grounding* podría extenderse también al uso de ciertas herramientas que simulan la conexión, aunque no exista este contacto directo con la Tierra. Yo usaré ambos términos de manera indistinta y luego explicaré a qué me refiero con las herramientas.

Quizás este concepto te suene, porque hace algunos meses hubo cierta polémica con el famoso entrenador de futbol Luis Enrique, quien comentaba que realiza *grounding*. Como pasa siempre con cualquier noticia relacionada con la salud, surgieron voces muy dispares.

La inmensa mayoría de la gente que participa en las trampas del sistema se lanzó en hordas a decir que esta práctica no tiene ninguna evidencia científica, acusando a Luis Enrique y a quien lo siguiera de *charlatán*. Sin embargo, como suele pasar, muchas de las personas que lo critican ni siquiera habrán hecho una pequeña búsqueda bibliográfica sobre el tema.

En el caso concreto del *grounding*, es difícil separar sus efectos de otros factores que normalmente actúan de manera simultánea cuando se realiza esta práctica. A menudo, el *grounding* se hace en la naturaleza, al aire libre, y, por lo tanto, se suele acompañar de exposición solar y, quizás, de respiración consciente. Además, es probable que ya hayamos optimizado toda una serie de hábitos y el *grounding* solo sea uno más.

Así pues, se trata de una práctica que no tiene efectos adversos y puede aportar mucho bienestar. También desde el punto de vista evolutivo tiene todo el sentido del mundo.

Dicho esto, existen algunos artículos científicos publicados sobre el tema. Me voy a centrar en uno en concreto, que es una revisión cuyo título declara que las estrategias de medicina del estilo de vida integrativas deberían incluir el *earthing*.

Beneficios del *grounding*

En ese artículo de 2019, Wendy Menigoz y otros profesionales de la salud revisan veinte estudios realizados hasta ese momento para examinar los posibles beneficios del *earthing*. Además, se incluyen algunas imágenes de termografía que registran la temperatura de la piel, generando representaciones en color de diferentes partes del cuerpo. En concreto, en el artículo hay imágenes de personas con dolor en las rodillas o la espalda y se aprecia cómo disminuye la temperatura cutánea donde la inflamación está aumentada. Después de las prácticas de *grounding*, en estas personas disminuyó el dolor, además de observarse cambios en las imágenes de termografía.

También se aprecia cómo el *earthing* puede mejorar la microcirculación, lo que se comprobó en un estudio con cuarenta personas. Asimismo, hay datos que indican que el *earthing* puede beneficiar el flujo linfático y la digestión. Otro caso incluido es el de una paciente de ochenta y cuatro años con una úlcera en un tobillo que no se curaba con tratamientos convencionales. Después de una semana con sesiones de treinta minutos de *grounding*, la herida sanó.

Basándose en los estudios que se revisan en el artículo, Menigoz y sus colaboradores atribuyen al *earthing* los siguientes efectos beneficiosos:

- Piel: mejora la circulación y su apariencia.
- Respiración: favorece la oxigenación sanguínea, optimizando las funciones celulares en todo el cuerpo, y alivia el asma.
- Digestión: calma el malestar y la hinchazón.
- Sistema reproductivo: regula los ritmos hormonales.
- Huesos: equilibra el metabolismo del calcio óseo y reduce la osteoporosis.
- Articulaciones: palia el dolor en las articulaciones y la inflamación y mejora la artritis.
- Energía: favorece los procesos bioeléctricos en todo el cuerpo (contracción muscular, conducción nerviosa, renovación celular, ritmos hormonales) y combate el desfase horario (*jet lag*).

- Estrés: equilibra el sistema nervioso autónomo, disminuye el estrés y el cortisol y mejora el sueño y el estado de ánimo.
- Corazón: calma arritmias, reduce la presión arterial y mejora la variabilidad de la frecuencia cardiaca (VFC).
- Músculos: reduce el dolor muscular y los daños después del ejercicio.
- Lesiones: favorece la respuesta inmune y acelera la cicatrización.
- Envejecimiento: ralentiza el daño causado por los radicales libres asociado al envejecimiento.
- Sensibilidad eléctrica: reduce el voltaje corporal inducido por el entorno eléctrico.
- Enfermedades crónicas: previene y calma las enfermedades inflamatorias crónicas y las enfermedades autoinmunes de todo tipo.
- Otros efectos:
  - Disminución de la inflamación.
  - Reducción de la agregación de eritrocitos.
  - Mejoría de la viscosidad de la sangre.

El problema principal con los estudios es que son de muestras pequeñas, de entre diez y cincuenta participantes. A menudo, tienen mucha variabilidad entre los métodos, que pueden ir desde caminar descalzos sobre superficies naturales hasta el uso de diferentes tipos de dispositivos para generar una especie de toma de tierra en casa mientras duermes. Así, se propone realizar ensayos clínicos más grandes, aunque la principal dificultad sería diseñarlos con una estrategia de doble ciego.

Marco teórico del *grounding*

El marco teórico que se plantea para los efectos beneficiosos del *earthing* tiene que ver con la transferencia de cargas eléctricas entre la Tierra y el cuerpo humano. La superficie terrestre tiene una carga negativa por diferentes procesos geológicos y atmosféricos que crean esos electrones libres, que podrían ser conducidos al cuerpo humano.

El grupo de estudio de Sinatra sobre el tema se refiere al *earthing* como 'vitamina G' e incorpora otra hipótesis relacionada con la resonancia de Schumann, una vibración electromagnética en la atmósfera y una especie de zumbido de la superficie energética de la Tierra. En este sentido, afirman que la Tierra está electromagnéticamente activa de forma dinámica. La frecuencia fundamental de esta resonancia es de 7.83 Hz y se genera por los vientos solares que entran en la magnetosfera, el viento ionosférico y las tormentas eléctricas.

Los proponentes del *earthing* comentan que el hecho de utilizar calzado que no tiene una afinidad conductiva por la superficie de la Tierra produce una desconexión con sus electrones y también con las resonancias de Schumann. Los humanos estamos aislados, calzados como vamos con suelas de plástico o goma que nos excluyen del planeta. Incluso estos proponentes llegan a declarar que la diabetes ha aumentado a un ritmo progresivo acorde al estilo de vida moderno, coincidiendo con múltiples cambios, como la comida ultraprocesada, las computadoras, los celulares y... los zapatos sintéticos.

El doctor Stephen Sinatra fue uno de los mayores proponentes del *earthing* y su hijo sigue su camino. Stephen Sinatra formaba parte de la Universidad de Connecticut, del departamento de Medicina, y es el autor del libro *Earthing: con los pies descalzos,* junto con Clinton Ober y Martin Zucker. Como te debes imaginar, ha recibido muchas críticas y este marco teórico no tiene una amplia aceptación por parte de la medicina más ortodoxa.

Caminar descalzo: una práctica ancestral

Caminar descalzo en la naturaleza es una de las formas más sencillas de realizar esta toma de tierra. Además, es gratis. Lo de ir descalzo parece una excentricidad, pero cada vez más gente se suma al movimiento del calzado minimalista, un paso algo menos atrevido. En muchos países, como, por ejemplo, en Finlandia, la gente suele estar descalza por casa.

Sebastian Kneipp, uno de los padres de la medicina natural, tenía varios pilares fundamentales en sus tratamientos: ejercicio, nutrición, hidroterapia, fitoterapia y equilibrio entre cuerpo y mente. Él solía incluir en la pauta de sus pacientes el caminar descalzo en la naturaleza. Si esto te parece una locura, piensa en los masáis que corren descalzos o en Iván Raña, el famoso triatleta español que competía descalzo. Normalmente, Kneipp recomendaba a sus pacientes que caminaran sobre hierba al menos tres veces al día.

También hay algún estudio sobre caminar en superficies irregulares para estimular ciertos puntos de los pies, lo que entraría en el ámbito de la reflexología. Algunas investigaciones indican que esta práctica también puede ser beneficiosa para la salud. De hecho, los pediluvios de los balnearios se basan en el mismo principio, sumando los efectos beneficiosos del agua fría en los pies.

Por otro lado, me llama mucho la atención que la prensa, cuando trata estos temas, en general, busca a personas que no tienen mucha idea sobre la cuestión y aun así los llama expertos. En consecuencia, acostumbran a meter miedo para que no hagas algo que pueda ser interpretado como raro.

Así sucede que llega un experto y dice cosas de sentido común, como, por ejemplo, que no hay que andar descalzo en ambientes urbanos, donde puede haber basura, o que si tenemos heridas en los pies no caminemos descalzos. ¿En serio? ¡Jamás lo habría pensado si no me lo hubiera dicho un *experto*! (No hace falta que diga lo de «*ironic mode on*» e «*ironic mode off*», ¿verdad?) Luego, suelen generalizar y afirmar que hay que llevar calzado siempre, a todas horas, y con una suela muy gorda, porque no contemplan la posibilidad de que la gente sepa pensar un poco por sí misma. Lo que pasa es que al sistema no le interesa que pienses, sino que sigas a la masa.

Yo no te puedo decir que vayas a vivir más años por practicar *earthing*. Si tienes una enfermedad, no parece buena idea tratarla solo con esta técnica. Sin embargo, hay suficientes estudios para que te plantees caminar descalzo en una superficie natural cuando puedas hacerlo, que aproveches para recibir la luz del sol, que respires con tranquilidad y que vivas el momento presente.

Por último, existen algunas empresas que proponen utilizar ciertos dispositivos, como sábanas especiales, para realizar una toma de tierra. No obstante, aún no parece que haya suficientes estudios con estos aparatos para afirmar que valga la pena que te gastes el dinero en alguno de ellos, que, además, baratos no son. En cambio, caminar descalzo en la naturaleza es gratis.

En general, **combatir los males derivados del mundo moderno con herramientas tecnológicas quizás no sea lo más coherente en nuestra búsqueda de ser más humanos y vivir una vida con sentido.**

PUNTOS CLAVE

✓ Camina descalzo entre quince y treinta minutos diarios todos los días sobre superficies naturales como pasto, arena o tierra; hacerlo en la playa es ideal.

✓ Si puedes, al menos un par de veces a la semana, entra en contacto directo con la Tierra, haciendo yoga o sentándote con los pies en la tierra o en el pasto, así también conseguirás beneficios. Aprovecha para meditar y respirar de manera consciente.

✓ Evita gastos innecesarios en dispositivos de *grounding* y opta por prácticas sencillas y naturales.

✓ Sé consciente del entorno y evita caminar descalzo en lugares urbanos con posibles riesgos.

✓ Los efectos beneficiosos son sumatorios y sinérgicos con otros que realices. El bajo riesgo y el bajo costo de esta práctica hace que pueda ser complementaria para una vida más saludable y prolongada.

10.4. NATURALEZA: LA CONEXIÓN PERDIDA

> La naturaleza es el mejor médico: cura las tres cuartas partes de las enfermedades y nunca habla mal de sus colegas.
>
> LOUIS PASTEUR

Verde y azul

Los seres humanos hemos evolucionado en espacios verdes y azules. Hemos vivido en cuevas, praderas, bosques, selvas, al lado de ríos, mares, lagos y arroyos. Como parte de la naturaleza, hemos experimentado las estaciones. Hemos sido uno con ella, hasta que comenzamos a rechazarla.

Ahora, una gran parte de nosotros vive en ciudades grises, llenas de coches, con contaminación, exceso de población y falta de espacios verdes. Aunque es verdad que hay ciudades más amables y verdes, en la mayoría puede ser que tengas que buscar mucho antes de encontrar tierra de verdad, un árbol o una planta que no haya sido planificada.

En mi libro sobre la microbiota, hablaba sobre la biofilia y la necesidad del ser humano de volver a la naturaleza. Este tema me encanta y podría escribir sobre él un libro entero o varios, pero por ahora me limitaré a comentar cómo la exposición a la naturaleza tiene un efecto beneficioso frente al envejecimiento y para favorecer la longevidad.

En un estudio muy amplio de Estados Unidos, se ha encontrado que la exposición a espacios verdes se relaciona con la longitud de los telómeros: tener más zonas verdes en tu barrio se asocia a unos telómeros más largos. En otro estudio en niños de preescolar, se vio que una mayor exposición a estos espacios verdes significa también una mayor longitud de los telómeros.

Es verdad que, si se tienen en cuenta otros factores como la contaminación atmosférica, la segregación o la presencia de áreas industriales, los espacios verdes ya no tienen el mismo efecto en la longitud de los telómeros: si vives en un barrio contaminado y desfavorecido, aunque plantes algunos árboles, estos no tendrán la capacidad suficiente para contrarrestar los efectos negativos de lo que nos hace daño.

En cualquier caso, estar en contacto con la naturaleza conduce a cambios epigenéticos que influyen en nuestros telómeros. Los espacios verdes permiten aumentar la actividad física y las interacciones sociales, mejoran la salud mental y disminuyen la mortalidad y el estrés crónico. Además, reducen la contaminación atmosférica y el ruido, así como el exceso de calor en verano.

Ahora bien, es difícil distinguir si los beneficios de un espacio verde se derivan más del hecho de que podamos hacer más actividad física o por el propio espacio verde. Como ya comenté, pasamos hasta el 90 por ciento del tiempo en interiores. Por ejemplo, en Estados Unidos, se demostró que el 59 por ciento de las personas pasa menos de una hora al día en el exterior; el 37 por ciento, menos de treinta minutos, y el 18 por ciento, menos de quince. Las mujeres, los jóvenes y las personas con menores ingresos están aún menos tiempo fuera. Las consecuencias de este déficit, por un lado, tienen que ver con la ausencia de contacto con la naturaleza y la falta de movimiento; por otro lado, implican una exposición continua a luces artificiales y al aire interior. Entonces, ¿qué problema es peor?, ¿lo que nos falta (naturaleza y movimiento) o lo que nos sobra (sedentarismo, interiores y luz artificial)?

Formas de interactuar con la naturaleza

Podemos interaccionar con la naturaleza de muchas maneras:

- Indirecta: por ejemplo, viéndola por la ventana, con cuadros, realidad virtual, videos o sonidos.
- Incidental: con plantas de interior o trabajando en el exterior.
- Intencional: cuando buscamos específicamente estar en contacto con la naturaleza, ya sea pasando tiempo en ella, con una actividad física en entornos naturales, practicando la jardinería o asistiendo a terapias en el seno de la naturaleza, como, por ejemplo, el baño de bosque.

Tabla 9. Exposición a la naturaleza y sus efectos en la salud

1. Tiempo en y alrededor de la naturaleza	2. Ingredientes activos	3. Estados fisiológicos y psicológicos, comportamientos y condiciones	4. Resultados de salud
• Caminatas en la naturaleza • Vistas de la naturaleza • Zonas verdes residenciales • Zonas verdes de juego • Distancia al parque • Calidad del parque	• Fitoncidas • Iones negativos en el aire • *Mycobacterium vaccae* • Biodiversidad ambiental • Vistas naturales • Sonidos naturales • ↓ Contaminación del aire • ↓ Calor • ↓ Violencia	• DHEA • Adiponectina • Glucosa en sangre normal • Relajación • Asombro • Vitalidad • Atención • Restauración • Función inmune • Actividad física • ↓ Obesidad • Sueño • Lazos sociales	• ↓ Infecciones urinarias agudas • ↓ TDHA • ↓ Trastornos de ansiedad • Peso al nacer • ↓ Cáncer • ↓ Enfermedad cardiovascular • ↓ Depresión • ↓ Diabetes • Curación • ↓ IDIC (Infección de Dispositivos Implantes Corporales) • ↓ SMUI (Síntomas Médicos de Origen Incierto) • ↓ Migrañas • ↓ Quejas musculoesqueléticas • ↓ Enfermedad respiratoria • ↓ Infecciones respiratorias altas • ↓ Vértigo • ↓ Alergias, asma, eccema

Fuente: Elaboración propia a partir de Kuo, M., «How might contact with nature promote human health? Promising mechanisms and a possible central pathway», *Frontiers in Psychology*, 6, 1093 (2015).

La prescripción de la naturaleza como medicina

Actualmente ya existen libros e iniciativas sobre cómo realizar la prescripción de la naturaleza como medicina. En conjunto, la exposición a la naturaleza y el contacto con ella, con la suficiente duración y frecuencia, tiene múltiples beneficios para la salud como:

- La reducción de la exposición a la contaminación atmosférica y por ruido.
- La disminución del estrés crónico y la restauración psicológica y fisiológica.
- El aumento de la actividad física y el juego en exteriores.
- Los contactos sociales por la posibilidad de interacción con otras personas.
- El fortalecimiento del sistema inmunitario por contacto con la biodiversidad.

Todo ello tiene resultados positivos para la salud y más aún si nos exponemos al sol.

No hay nada en absoluto que supere a esta medicina maravillosa y sinérgica que es la combinación de la actividad física en la naturaleza al sol con nuestra tribu.

Es algo que ninguna empresa farmacéutica podrá patentar jamás.

Por otra parte, como somos humanos y parece que todo se tiene que supervisar, estudiar y esquematizar, el tipo de actividades que se propone llevar a cabo en la naturaleza también está publicado en estudios científicos.

Y digo yo... ¿Qué tal si simplemente sales ahí fuera, abrazas árboles, caminas por el monte, la playa o el río, escuchas a los pájaros, respiras aire puro y te olvidas de la ciencia, de la longevidad y del envejecimiento? Vives el momento, ni más ni menos.

¡Qué idea más loca! En nuestra particular situación actual, además, si propones un hábito saludable, te cuestionarán: «¿Y la evidencia?». Recordaré siempre a un señor en X (antes, Twitter) que decía que, como no había ningún estudio aleatorizado doble ciego sobre la lactancia materna frente a la artificial, «no se podía decir que la materna fuera mejor».

Tabla 10. Formas de prescribir naturaleza

Intervención educativa	**Actividad física (compromiso activo)**
• Educación Basada en la Naturaleza (NBE) • Ciencia ciudadana • Taller de arte basado en la naturaleza	• Ejercicio verde: caminata/senderismo, trote/correr • Deportes acuáticos: surf, kayak, piragüismo, natación, paseo en bote, buceo
Terapia en la naturaleza	**Actividad de ocio (compromiso pasivo)**
• Terapia Asistida con Animales (AAT) • Terapia de naturaleza • Expediciones de vida silvestre	• Pesca • Contemplar la naturaleza • Avistamiento de aves • Baño de bosque • Fotografía y reflexión
Jardinería	**Cambios en el entorno construido**
• Terapia hortícola • Conservación	• Verdecimiento de estacionamientos y azoteas • Implementación de microcaracterísticas (bancos...)

Fuente: Elaboración propia a partir de Shanahan, D. F. *et al*., «Nature-Based Interventions for Improving Health and Wellbeing: The Purpose, the People and the Outcomes», *Sports*, 7, 6 (2019), p. 141.

Pero, bueno, como sí existe ciencia al respecto, vamos a comentar algún artículo, de esos publicados en importantes revistas en inglés que, si no, ya se sabe que no vale.

La ciencia dice que visitar espacios verdes se asocia a menor estrés, menor ansiedad y menor depresión y que los individuos con una conexión más fuerte con la naturaleza son más conscientes de esta y experimentan más efectos beneficiosos de la exposición.

Es decir, si vas a la naturaleza, por ejemplo, no te pongas unos audífonos *bluetooth* para escuchar un pódcast sobre finanzas o salud, ni sobre nada. Tampoco andes con el celular en la mano identificando plantas y pájaros, ni tomando fotos sin ton ni son. Simplemente, vívela y siéntela.

Si necesitas saber cuánta dosis... El mínimo son 120 minutos a la semana y lo óptimo serían al menos 240 minutos. Es muy poco. Sé ambicioso y busca más.

La Tierra no nos pertenece. Nosotros pertenecemos a la Tierra.

Estas palabras están atribuidas a Jefe Seattle. Te propongo vivir más en sintonía con ellas.

La naturaleza es una necesidad vital

Cada vez pasamos menos tiempo en la naturaleza. Esta carencia nos enferma y nos envejece. Nos aleja de nuestra naturaleza humana, valga la redundancia. Nos hace más infelices, más enfermos, más deprimidos. Así que yo te pregunto: ¿necesitamos *ensayos clínicos* para *prescribir naturaleza?*, ¿necesitamos que *The Lancet, Nature* o la OMS nos digan que la naturaleza es buena para nosotros?

Si lo necesitamos, es que somos, como especie, aún más tontos de lo que parecemos.

De todos modos, la ciencia existe, para el que la necesite.

Aprovecha la naturaleza: es gratis y libre. Recuerda que hace un par de años no podíamos acudir a ella: nos encerraron en nuestras casas cuando precisamente era lo que más necesitábamos. Esto pasó aquí en España y en algunos otros países, pero en Finlandia o en Suecia jamás se prohibió ir al bosque; es más, se alentaba a ello, entonces y siempre.

Si el día de mañana nos quisieran de nuevo prohibir acudir a la naturaleza, ¿obedeceremos sin rechistar o haremos lo que sabemos (y lo que la ciencia nos dice) que es lo saludable?

PUNTOS CLAVE

✓ Pasa más tiempo en la naturaleza, al menos 120 minutos a la semana, si bien lo óptimo es llegar a los 240 minutos o más.

✓ Reconecta con el entorno natural sin distracciones tecnológicas: vive el momento presente.

✓ Involúcrate en actividades al aire libre como caminar, practicar jardinería o realizar ejercicio físico en entornos naturales.

✓ Aprecia y cuida los espacios verdes de tu entorno, para contribuir a su conservación y su expansión.

✓ Cuestiona las limitaciones que nos alejan de la naturaleza y toma decisiones para reforzar tu conexión con la madre naturaleza.

La encrucijada IV

La exposición a la naturaleza y sus elementos, así como la conexión con la Tierra, forman parte de tu Aventura. ¿Qué decides?

☞ **OPCIÓN 1:**

• Vas a la sauna cuando puedes, te bañas con agua fría o en aguas naturales independientemente de su temperatura.

• Sales a caminar a orillas del mar, por el bosque o la montaña todas las semanas y disfrutas de parques y jardines a diario.

• Reconectas con la Tierra con los pies descalzos siempre que puedes.

☞ **OPCIÓN 2:**

• El aire acondicionado y la calefacción están para algo y les seguirás dando uso continuo.

• Escoges zapatos con suelas cuanto más gruesas, mejor.

• Tú eres un urbanita, así que lo del campo se lo dejas a los *hippies* con tiempo libre.

11

Luz y ritmo

No puedes avanzar en tu camino a oscuras. La luz es primordial. El ser humano es un animal diurno, así que debemos aprovechar el día y el sol para movernos hacia delante en nuestra Aventura. Por la noche, descansaremos para recuperarnos y acumular fuerzas para el día siguiente. Como escribe Jacob Liberman:

> La inteligencia de la vida nos convoca a través de la luz para guiar e iluminar todo el viaje de la existencia.

11.1. EL SOL

El silo autoimpuesto

Donde no entra el sol, entra el doctor.

PROVERBIO ESPAÑOL

Llegamos a otro tema polémico: la exposición a la luz solar. Somos la sociedad de los humanos silo. En las *Crónicas del Silo* de Hugh Howey, en un futuro postapocalíptico, los supervivientes viven confinados en un silo subterráneo para protegerse de un escenario tóxico en el exterior. Nosotros, los humanos WEIRD, no hemos pasado por un apocalipsis.

O quizás sí, un *gilipocalipsis* que nos ha llevado a muchos males. Uno es que pasamos el 90 por ciento de nuestro tiempo en interiores, sin exponernos ni al sol, ni tampoco al aire fresco suficiente. Además, no vemos las estrellas ni la luna por la noche. No respiramos las fitoncidas de los árboles. No escuchamos el canto de los pájaros. No nos dejamos acariciar la cara por el viento. **Estamos tan desconectados de la naturaleza que creemos que somos un ente totalmente separado de ella.**

Uno de los efectos más claros de permanecer mucho tiempo en interiores es la escasa exposición a la luz del sol. Incluso se nos ha metido tanto miedo que, cuando salimos al exterior, nos tapamos y nos protegemos con protectores solares. ¡*Spoiler*! Estos tienen su utilidad en ciertas circunstancias, pero nos hemos excedido.

La luz solar y sus componentes

El sol emite diferentes tipos de radiaciones electromagnéticas:

- La radiación infrarroja es la que provoca el aumento de la temperatura cuando hace sol.
- El espectro de la luz visible nos permite ver y vivir en un mundo de luz y color.
- Las ondas de radio de origen solar se relacionan con las manchas solares.
- La radiación ultravioleta tiene una longitud de onda muy pequeña y, por lo tanto, su enorme energía puede interferir con enlaces moleculares como los del ADN.

Hay diferentes tipos de radiaciones ultravioleta: A, B y C. Debido a la absorción de los rayos UV por parte de la atmósfera terrestre, la mayoría de las radiaciones ultravioleta que llegan a la Tierra son del tipo UVA. De hecho, la radiación ultravioleta C ni siquiera alcanza la superficie terrestre, y la radiación ultravioleta B, solo parcialmente.

También hay un equilibrio muy estrecho entre la necesidad de fabricar vitamina D con la radiación ultravioleta B y el daño que puede sufrir la piel en su ADN por esta misma radiación. En los lugares del planeta donde hay mucha radiación solar, las personas que viven allí desde tiempos ancestrales tienen un color de piel más oscuro. En cambio, en los lugares donde la radiación solar es menor, el color de la piel es más claro. Esto, de una manera muy simplificada.

Hace décadas ya se comprobó que la radiación ultravioleta puede generar tumores en ratoncitos y melanoma en personas de piel blanca en países muy soleados como Australia o Sudáfrica. Por eso, se empezó a decir que todos nos deberíamos proteger del sol siempre, para evitar los melanomas y otros tumores cutáneos. Veremos si esto es cierto.

Sí es verdad que la radiación solar ultravioleta produce el fenómeno del fotoenvejecimiento, que consiste en el envejecimiento prematuro de la piel, sobre todo, en las partes más expuestas, como el dorso de las manos y la piel de la cara.

Los beneficios de la exposición solar

Más allá de los posibles efectos perjudiciales de la radiación ultravioleta para la piel, se están ignorando por completo los efectos favorables de la exposición solar para el cuerpo. Existen muchos mecanismos beneficiosos de la radiación ultravioleta:

- La movilización del óxido nítrico, que es muy importante para la salud cardiovascular y endotelial.
- La homeostasis de genes relacionados con la inflamación.
- La regulación del sistema inmunitario.
- La síntesis de vitamina D.
- Otros mecanismos aún no conocidos.

La evidencia científica indica que la exposición adecuada a la luz solar disminuye la mortalidad por todas las causas. En concreto, mejora la tensión arterial y reduce la prevalencia de enfermedad cardiovascular y la de diabetes mellitus tipo 2. También disminuye la prevalencia de la esclerosis múltiple, la prevalencia y gravedad del COVID-19, la mortalidad por cáncer y el raquitismo.

En un estudio en el sur de Suecia, se siguió a 30 000 mujeres suecas durante veinticinco años. Se observó que, a mayor exposición solar, menor mortalidad por todas las causas, aunque había mayor incidencia de casos de melanoma en aquellas con una mayor exposición solar. Bajaron las tasas de muerte por enfermedades cardiovasculares y también por otras causas. En este estudio se concluyó que, desde el punto de vista de la esperanza de vida, el riesgo de evitar el sol tiene una magnitud similar al tabaquismo en cuanto a morbimortalidad.

En otro estudio más amplio del Biobanco de Reino Unido, se examinó la relación entre la exposición a la luz solar y la mortalidad por todas las causas entre 177 000 personas de piel blanca. Una mayor exposición solar se asociaba a una disminución de la mortalidad por todas las causas, sobre todo, por la cardiovascular y por cáncer, incluido el de piel.

De este modo, se considera que estos estudios confirman que, para las personas que viven en el norte de Europa, la exposición a la luz solar tiene unos beneficios que sobrepasan por mucho los riesgos.

Además, cuando estás en el exterior y te expones al sol, no recibes sus benéficos rayos, sino que te puedes mover y tener contacto con la naturaleza.

Lo ideal es exponerte al sol a lo largo de todo el año, sobre todo, por la mañana y la tarde. Evitar la exposición durante meses y luego ir a la playa o la piscina en verano a tostarse como un camarón todo el día no tiene ningún sentido y, sí, es contraproducente.

Cuando salgas a la calle, si quieres evitar el fotoenvejecimiento facial, usa un protector solar en la cara, idealmente de tipo mineral para evitar los disruptores endocrinos de los protectores químicos.

PUNTOS CLAVE

- ✓ Reconsidera tu relación con el sol: una exposición adecuada tiene muchos beneficios para la salud.
- ✓ Busca un equilibrio entre protegerte de los riesgos y aprovechar los efectos favorables de la luz solar.

✓ Infórmate sobre la radiación UV y cómo afecta según la hora del día y la ubicación geográfica.

✓ Exponte al sol de manera consciente, evitando las horas de mayor intensidad y utilizando protección cuando sea necesario.

✓ Incorpora actividades al aire libre para reconectar con la naturaleza y obtener los beneficios adicionales del aire fresco y la luz natural.

11.2. Fotobiomodulación

Ilumina tu salud

Si consumes redes sociales, quizás te hayas encontrado con personas cuyas casas iluminadas de rojo parecen locales nocturnos de dudosa fama. O con otras que se exponen a lámparas de luz roja o llevan extraños lentes no graduados de color naranja o amarillento. Por otro lado, se publican los típicos artículos que afirman que las luces rojas son una moda y que no sirven para nada.

Antes te hablé sobre la importancia del sol que, como vimos, también nos regala luz roja e infrarroja. Sin embargo, por la noche, en nuestra casa, no nos exponemos al sol, pero tampoco a la hoguera ni a la luz de las velas, que es lo único que teníamos hace miles o cientos de años.

Tanto las velas como una hoguera aportan luz del espectro visible, fundamentalmente rojo, amarillo y anaranjado. Hay una parte en las velas que se llama zona azul, justo en la base de la llama, donde el suministro de oxígeno hace que el combustible arda muy limpio y de color azul. También en la zona exterior, que es muy caliente, hay una zona de color azul claro, aunque es poco apreciable.

Las velas y el fuego también emiten luz infrarroja cercana y, por eso, dan calor. El fuego prácticamente no incluye luz azul ni violeta: es muy cálida y suave, se dispersa de manera tenue, difusa y uniforme y nos invita a la relajación y al descanso.

El fuego tiene algo hipnótico. De hecho, incluso en diversas tradiciones chamánicas existen prácticas de conexión con el Espíritu del Fuego.

Como dice Emilio Sánchez Barceló en su libro *Hicimos la luz y perdimos la noche*, con las luces artificiales hemos iluminado todo nuestro mundo, sobre todo, con luces blancas y azules, sin pensar en sus efectos biológicos. Además, tanta luz afecta también a las plantas y los animales. No es casualidad que en las ciudades con exceso de iluminación también haya muchas enfermedades crónicas, como las neurodegenerativas. La causalidad es múltiple, pero uno de los factores es el exceso de luz azul y blanca por la noche.

Iluminamos nuestras casas cuando deberíamos estar prácticamente a oscuras o, quizás, con la luz de una vela o chimenea. Por si esto fuera poco, nos exponemos a la luz azul de las pantallas y nos las colocamos muy cerca de los ojos cuando se trata de dispositivos como celulares o tabletas.

Por eso, las personas que van recorriendo el camino del empoderamiento en salud y que quieren tener en cuenta todos y cada uno de los aspectos que influyen en su bienestar, también se preocupan por exponerse a la luz del sol durante el día y no a luces azules cuando ya está oscuro fuera. Por este motivo, tienen luces rojas en casa; las velas y chimeneas no son prácticas ni del todo seguras.

Cuando era niña, en Finlandia, había anuncios entre las escasas cinco horas diarias de programación televisiva en los que se exhortaba a tener cuidado con el árbol de Navidad, que era un abeto natural y que se decoraba con auténticas velas de cera, encendidas con fuego de verdad. Visto con la perspectiva actual, puede parecer una locura y, de hecho, a veces había accidentes en los que ardía no solo el árbol, sino la casa entera.

Ahora bien, por supuesto que puedes tener velas en casa, es una forma barata y natural de iluminar, sin comprar dispositivos especiales. Además, estoy segura de que nunca dejarás una vela sin vigilancia, sin necesidad de que te lo recomiende un anuncio televisivo.

La fotobiomodulación: terapia de luz roja e infrarroja

El uso de focos y de aparatos de luz roja o infrarroja con fines terapéuticos se llama fotobiomodulación; hay bastantes estudios sobre ella, fundamentalmente, en el tratamiento de problemas cutáneos (hablaré sobre ello de forma específica en el capítulo correspondiente). También hay investigaciones muy interesantes en su aplicación para la salud cerebral, osteomuscular, oral...

Se ha propuesto la fotobiomodulación transcraneal como terapia para alteraciones cerebrales y se podría realizar también de manera intracraneal, intranasal o por la cavidad oral, según la zona del cerebro que queramos tratar. Se ha comprobado que esta fotobiomodulación cerebral:

- Mejora el flujo sanguíneo y, por lo tanto, la oxigenación cerebral.
- Reduce el estrés oxidativo.
- Promueve la formación de nuevos vasos.
- Impide la neuroinflamación.
- Inhibe la apoptosis o muerte de las neuronas y de la glía.
- Mejora la producción de nuevas neuronas.
- Hace que se fabriquen más sustancias neurotróficas.
- Promueve la formación de sinapsis.
- Mejora la función de las mitocondrias.

También se ha demostrado que utilizar ciertas longitudes de onda de luz roja e infrarroja en otras zonas del cuerpo, como en la espalda y los muslos, para aliviar síntomas de lumbalgia, ayuda a disminuir los síntomas depresivos. Claro que, si estás deprimido porque te funcionan mal las mitocondrias y te duele la espalda, tampoco es tan raro.

Por otro lado, se ha visto que utilizar un estimulador láser cercano al infrarrojo en la palma de la mano puede cambiar los ritmos alfa y theta en determinadas zonas del cerebro. Por eso se piensa que la fotobiomodulación podría ser interesante para muchas aplicaciones clínicas como el tratamiento del insomnio.

Por todo ello, se ha propuesto el uso de la fotobiomodulación en múltiples trastornos del cerebro, como psiquiátricos, del neurodesarrollo, traumáticos y neurodegenerativos. Además, la fotobiomodulación tiene una mejoría en el estado de ánimo y nos permite dormir mejor.

Aunque no se conocen todos los mecanismos de acción por los que la fotobiomodulación cerebral funciona, parece que algunos son:

- Inmunomodulación, que incluye tanto la mejoría y la regulación de la actividad de las células del sistema inmunitario, como la regulación de la fabricación de citoquinas.
- Aumento de los niveles de ATP en las mitocondrias de las células.
- Migraciones de células madre.

Por esto, la fotobiomodulación puede ser interesante para otros problemas de salud y, de hecho, ya hay estudios que demuestran que tiene un efecto rejuvenecedor en las células madre mesenquimales de la médula ósea al restaurar su funcionalidad mitocondrial. Además, como ya comenté, mejora la función de las mitocondrias y tiene efectos antioxidantes y antiinflamatorios. Lo bueno es que estos efectos son procesos propios de nuestro organismo y que no hay necesidad de tomar sustancias externas.

Diferencias con la sauna de infrarrojos y recomendaciones

La terapia de luz roja y luz infrarroja cercana tiene una longitud de onda combinada entre 600 y 900 nanómetros aproximadamente. La luz roja penetra algún milímetro en la piel, y la infrarroja más.

Esta terapia es diferente de la sauna de infrarrojos, donde encontramos radiaciones infrarrojas medias y lejanas, que penetran menos y producen un calentamiento en los tejidos superficiales, generando sudoración. Además, se consiguen efectos de desintoxicación y relajación, mejora de la circulación y alivio de procesos musculoesqueléticos.

Mi recomendación es que nos expongamos al sol, sobre todo, por la mañana y por la tarde. Sin embargo, si estás interesado en tener un dispositivo de luz roja en casa, procura que sea de calidad y utilízalo en una habitación donde no haya luces brillantes. Debes situarte a una distancia de 15 y 30 cm, de 10 a 20 minutos, al menos tres o cinco veces por semana al empezar.

Los beneficios pueden tardar semanas o incluso meses en aparecer. Lo ideal sería que el dispositivo permitiera exponer todo tu cuerpo, pero recuerda que debes utilizar lentes de protección si el dispositivo no es seguro para tu salud ocular o si la exposición es directa o intensa. Pequeñas exposiciones de luz roja pueden ser beneficiosas para la salud ocular, pero hay que saber bien el grado, el tipo y la cantidad de exposición.

En cuanto a las luces rojas en casa, no se trata tanto de su efecto terapéutico como de evitar la luz azul para no trastocar nuestros ritmos circadianos. Esto es importante porque también nuestra piel detecta la luz. Por esto, los lentes de bloqueo de luz azul están bien, pero no son suficientes.

En definitiva, estaría genial combinar los focos de luz roja en casa (sin parpadeo) con los lentes de bloqueo de la luz azul cuando utilices pantallas, aunque también puedes ponerles un filtro, y con exponerte al sol a lo largo del día todo lo que puedas.

Puntos clave

✓ Considera el uso de luz roja en casa para minimizar la exposición a la luz azul durante la noche y mejorar los ritmos circadianos.

✓ Explora la fotobiomodulación para mejorar tu salud cerebral, cutánea y general.

✓ Evita el uso de dispositivos electrónicos con luz azul en las horas previas al sueño.

✓ Utiliza lentes de bloqueo de luz azul al usar pantallas por la noche y busca una iluminación cálida en tu hogar.

✓ Exponte al sol durante el día para aprovechar sus beneficios naturales en la salud y bienestar.

11.3. El sueño

La importancia de dormir bien

Te animo a seguir el consejo de Bryan Johnson y ser un campeón del sueño, porque dormir lo suficiente y con una buena calidad del sueño es una de las claves para evitar el envejecimiento y envejecer con una salud óptima. Sin embargo, hay muchas personas que arañan horas al sueño.

Cuando dormimos, todo nuestro cuerpo, incluido el cerebro, lleva a cabo procesos de reparación y regeneración que influyen en el sistema inmunitario y en el digestivo, en la función cerebral, en las mitocondrias, en los mecanismos de envejecimiento y en la salud cardiovascular. No hay ni una sola parte de nuestro organismo que no se beneficie de dormir lo suficiente.

Muchas personas se quejan de falta de energía y una de las causas principales es que no duermen lo suficiente. La necesidad de sueño varía según la persona: hay quien tiene suficiente con siete horas, pero muchos requieren ocho horas o incluso nueve. Por tanto, necesitas dormir tus horas, las que tu cuerpo te reclame, para tener una salud óptima. Es muy posible que sean más de las que estás durmiendo ahora.

Como vivimos en una sociedad que premia a los madrugadores y muchos trabajos lo exigen, para dormir lo suficiente necesitas acostarte temprano. Los maratones de series por la noche envejecen. ¿Y qué decir de las personas que se sacrifican trabajando por turnos o haciendo guardias de 24 horas? Sus trabajos no están lo bastante reconocidos y debería velarse mucho más por su salud y limitar el número de años en los que estas personas están expuestas a la cronodisrupción constante.

No voy a revisar todos los factores para los que es importante el sueño; me centraré en su relación con los mecanismos de prevención del envejecimiento.

En primer lugar, debemos tener en cuenta que nuestros sistemas hormonales necesitan que durmamos por la noche, porque es cuando se fabrican algunas hormonas, como la del crecimiento, y otras sustancias que favorecen la regeneración de células y tejidos. Por ejemplo, para tener una piel bella y reducir las arrugas y otros signos visibles del envejecimiento cutáneo, es muy importante dormir lo suficiente. Y, hablando de hormonas, la melatonina, que es la de la oscuridad, ya de por sí disminuye su producción conforme vamos cumpliendo años y, sobre todo, si nos exponemos a luces artificiales por la noche. Fabricamos melatonina no solamente en la glándula pineal, sino también en el resto de las células de nuestro organismo, en las mitocondrias. Tiene muchos efectos antioxidantes e inmunomoduladores.

En cuanto al cortisol, ya sabes que, si estamos estresados crónicamente y si no dormimos bien, estaremos inundados e intoxicados de él. En consecuencia, envejeceremos antes y toleraremos peor el estrés crónico. Es un círculo vicioso, por lo que para acabar con él necesitamos descansar bien.

Para nuestra salud cerebral, son importantes tanto el sueño profundo como la fase REM, durante la que tienen lugar las ensoñaciones. En la fase de sueño profundo, actúa el sistema de eliminación de desechos que permite suprimir sustancias tóxicas, incluyendo proteínas como el beta-amiloide, que se encuentra en la enfermedad de Alzheimer. También la memoria, el aprendizaje, la toma de decisiones y la resolución de problemas requieren un sueño completo, con todas sus fases.

Además, dormir es esencial para nuestro sistema inmunitario, porque es por la noche cuando se dedica a combatir infecciones y a reparar las lesiones que podamos tener en cualquier parte del cuerpo. Así pues, para evitar la inflamación de bajo grado y el estrés oxidativo, necesitamos dormir. Si no descansamos bien, habrá un exceso de citoquinas inflamatorias, que participan en el envejecimiento y sus enfermedades asociadas.

Si esto fuera poco, tu salud metabólica y tu salud cardiovascular dependen de una buena noche de sueño repetida una y otra vez a lo largo de tu vida. Quizás hayas notado que cuando duermes poco y mal, al día siguiente tienes más hambre. Diversas hormonas, como la insulina, la leptina (que regula la saciedad) o la grelina (que estimula el hambre) se alteran con la falta de sueño. Por ello, no dormir lo suficiente aumenta el riesgo de resistencia a la insulina, diabetes tipo 2 y obesidad.

La verdad ineludible: necesitas dormir

Si no quieres envejecer y deseas incluso rejuvenecer, **necesitas dormir.** No hay ninguna pastilla ni habrá ningún tratamiento que te puedas administrar de manera exógena que permita ir en contra de esta verdad biológica ineludible, salvo que dentro de décadas o siglos acabemos siendo poshumanos dentro de una computadora.

Hay muchísimos libros que nos hablan sobre el sueño; yo te recomiendo especialmente *Cronobiología* del profesor Juan Antonio Madrid. Aunque todo el mundo sabe lo que deberíamos hacer para dormir bien, vamos a repasar aquí las claves:

1. Procura acostarte y levantarte siempre a la misma hora todos los días.
2. Duerme en una habitación oscura, relativamente fresca y sin ruido. Evita tener allí pantallas o dispositivos electrónicos. No cargues el celular al lado de la cama; sácalo de la habitación.
3. La cama es para dormir; no es para trabajar, ni para ver la tele o trastear con la computadora.
4. Procura no tomar cafeína ni otros excitantes después de las dos o las tres de la tarde. Si eres especialmente sensible a la cafeína, reduce su consumo y toma como mucho uno o dos cafés en las primeras horas del día.
5. Cuando se haga de noche, evita la exposición a las pantallas y, si tienes que utilizarlas, recurre a filtros de luz azul o lentes bloqueantes de luz azul. En casa, procura tener luces fundamentalmente rojas o cálidas.
6. Cena al menos cuatro horas antes de acostarte; eso es lo ideal.
7. Haz ejercicio físico regular, aunque sería conveniente que no sea muy intenso pocas horas antes de irte a dormir.
8. Darte un baño caliente puede hacerte dormir mejor, al igual que la meditación, algunas técnicas de respiración, los estiramientos o el yoga.
9. Algunos suplementos pueden ayudar a que duermas mejor, pero lo ideal es que se utilicen según el consejo de un profesional.
10. Los déficits de micronutrientes como la vitamina D o el magnesio son perjudiciales para tener un buen sueño. Asegúrate de tu optimización nutricional.
11. Si tienes patologías asociadas a las alteraciones del sueño, como el síndrome de piernas inquietas o el de apnea obstructiva del sueño, o si te levantas cada noche para orinar, busca ayuda profesional.

12. Es necesario que te expongas a la luz natural del sol durante el día, sobre todo, las primeras horas de la mañana y las últimas de la tarde. Esto es tan importante como eludir la exposición a luces artificiales cuando ya es de noche.

13. Si sufres insomnio, mi recomendación es que evites al máximo los fármacos que se suelen prescribir en esta situación. No solucionan nada a mediano ni largo plazo; son incluso contraproducentes. Los fármacos hipnóticos suelen generar tolerancia y dependencia, y además provocan un sueño que no es óptimo para el descanso y la reparación. Busca ayuda especializada para averiguar las causas del insomnio. La terapia cognitivo-conductual es de elección, juntamente con la solución de posibles causas orgánicas. Recuerda que hoy en día una de las principales causas para sufrir alteraciones del sueño es la utilización de dispositivos de pantallas con luz azul hasta altas horas de la noche.

14. Si nada más te funciona, podrías valorar pasar unas vacaciones en medio de la naturaleza y sin electricidad. Por ejemplo, ir a una cabaña o incluso a una tienda de campaña, contar solo con la luz solar durante el día y permanecer en la oscuridad por la noche, hacer ejercicio físico en la naturaleza, etc. Hay estudios que demuestran que, después de pocos días en este entorno, los ritmos circadianos se regulan.

Hay una relación bidireccional entre los problemas de sueño y el envejecimiento, enfermedades y trastornos como los problemas neurodegenerativos. Esto quiere decir que el envejecimiento y los problemas neurodegenerativos influyen de manera negativa en el sueño, y viceversa.

Por esta razón es tan importante realizar abordajes holísticos en los que se evalúa a la persona de una forma integral para ver qué es lo que necesita. Te aseguro que, si tienes problemas para dormir, no dispones de déficit de fármacos somníferos.

PUNTOS CLAVE

✓ Duerme.

11.4. El ritmo de tu vida

> Hay cosas que llevan su tiempo...
> ... y otras que el tiempo se lleva.
>
> Sabiduría popular y Beret

La naturaleza cíclica de la vida

Nuestros ritmos biológicos van más allá de la exposición a la luz y la oscuridad y los ritmos del sueño y el despertar. La naturaleza es cíclica. La vida y la muerte, si las contemplamos desde un punto de vista global y evolutivo de la especie o incluso de la vida en la Tierra, tienen un ritmo. Nuestra vida es alimentación y ayuno, sueño y vigilia, descanso y movimiento, sonido y silencio, luz y oscuridad, soledad y compañía, filialidad y paternidad, maestría y aprendizaje... Todo debería tener un ritmo.

Uno de nuestros problemas es que vamos en contra de nuestros ritmos naturales y de los de la naturaleza. Comemos en exceso y no dejamos suficiente descanso a nuestro aparato digestivo. Bebemos a todas horas, aunque no tengamos sed. Buscamos el confort térmico y evitamos exponernos a las fluctuaciones de la temperatura externa. Obviamos el ritmo de las estaciones. Estamos expuestos al ruido de manera continua. Y, cuando alguna vez nos quedamos solos y en silencio, buscamos rápidamente la forma de entretenernos, porque mirarnos a los ojos del alma se hace demasiado duro.

Ritmos biológicos: circadianos, infradianos y ultradianos

Desde un punto de vista estrictamente biológico, podemos hablar sobre ritmos circadianos, infradianos y ultradianos. Todos ellos deberían tener un ritmo sincronizado con la Tierra y el cosmos. Sin embargo, el *jet lag* social y la pérdida del ritmo nos enferman al generar cronodisrupción.

Ritmos circadianos

Los ritmos circadianos se generan por relojes internos que regulan todos nuestros procesos fisiológicos y bioquímicos según un ciclo de aproximadamente 24 horas. El sueño es la mayor expresión de estos ritmos, y la luz y la oscuridad, sus grandes reguladores. También nuestros horarios de comida y el funcionamiento de nuestro cuerpo hacen que tengamos un ritmo. Por eso, es importante que los horarios de las comidas sean siempre más o menos estables y que comamos en las horas de luz para que nuestros ritmos metabólicos sean óptimos. También nuestros sistemas inmunitario, cardiovascular, metabólico... tienen un ritmo circadiano.

Cuando vamos en contra de esta sincronización circadiana, por ejemplo, por trabajar de noche o trasnochar por ocio, se acelera el envejecimiento y aumenta el riesgo de diferentes enfermedades crónicas.

Ritmos infradianos

Son los que duran más de un día, como los ritmos de las estaciones del año, que son los más importantes a nivel global. Nuestro sistema inmunitario o nuestro cerebro no funcionan de la misma manera en verano que en invierno. Podríamos ajustar la alimentación o los hábitos de ejercicio e incluso nuestras relaciones sociales a nuestro medioambiente.

En países como Finlandia, donde las estaciones están muy marcadas, tanto por la luz como por el aspecto de la naturaleza, se llevan a cabo de forma mucho más natural. En cambio, en España siempre me ha parecido difícil apreciar la estación del año.

Las mujeres en edad fértil tenemos el ritmo del ciclo menstrual, que afecta a nuestro estado de ánimo, la energía, el metabolismo, la forma de responder a cualquier estresor o el tipo de ejercicio óptimo en cada fase del ciclo. Ahora, las mujeres a menudo estamos desconectadas de nuestra naturaleza cíclica, lo cual nos resta poder y salud.

Ritmos ultradianos

Estos ritmos son más cortos de 24 horas. Por ejemplo, los que están relacionados con los niveles de energía y actividad, que hacen que no podamos mantener continuamente el mismo ritmo de trabajo, suelen tener una duración de 90-120 minutos. Los ciclos del sueño también se ajustan a este tiempo. También la secreción hormonal puede ser ultradiana más que circadiana, dependiendo de otros factores, como la alimentación.

Una curiosidad magnética

Los criptocromos son proteínas esenciales en la regulación de los ritmos circadianos. Están presentes en el núcleo celular de casi todos los tejidos, sobre todo, en el cerebro, la retina y el hipotálamo. Se parecen a las proteínas de los animales migratorios que detectan campos magnéticos.

Hay estudios que sugieren que también el ser humano tiene un sentido magnético (mediado por la luz azul en la retina), aunque aún se debe investigar más para entenderlo mejor.

PUNTOS CLAVE

- ✓ Respeta tus ritmos naturales, ajustando tus actividades diarias para alinearte con los ciclos de luz y oscuridad.
- ✓ Establece horarios regulares de alimentación, comiendo durante las horas de luz para optimizar tus ritmos metabólicos.
- ✓ Adapta tus hábitos a las estaciones del año, ajustando tu alimentación, el ejercicio y las actividades sociales según el ambiente.
- ✓ Si eres mujer, reconecta con tu ciclo menstrual, entendiendo cómo afecta a tu energía y tu bienestar, y adapta tus actividades en consecuencia.
- ✓ Realiza descansos regulares (idealmente activos) durante el día, reconociendo que tus niveles de energía fluctúan y no puedes mantener el mismo ritmo constantemente.

La encrucijada V

Que la luz guíe tu camino y que la fatiga no te impida avanzar. ¿Qué decisiones tomarás en tu Gran Aventura?

☞ **OPCIÓN 1:**
- Te expones a la luz solar natural, sobre todo, por la mañana y por la tarde.
- Reduces la exposición a luz azul por la noche.
- Alineas tus horarios de sueño y comidas con el ciclo de luz y oscuridad, creando rutinas consistentes.
- Incorporas luz roja en tu hogar o experimentas con fotobiomodulación para apoyar tu salud mitocondrial y cerebral.
- Priorizas el sueño por encima del ocio digital infinito.

☞ **OPCIÓN 2:**
- Hay demasiadas series que ver como para perder el tiempo durmiendo.
- La exposición al sol es una tontería y, además, es malo.
- Las luces rojas en tu casa no las quieres, se ven horribles.

12

Respira y relájate

Cuando la Aventura se torna peligrosa, puede ser que nos dejemos vencer por el miedo y que, incluso, olvidemos respirar. En estos momentos, hay que parar, ver cómo y dónde estamos, respirar con calma y seguir adelante con claridad mental y con el paso más firme y ligero.

12.1. Respira

La respiración es el puente entre la vida y la conciencia, la unión entre el cuerpo y los pensamientos.

Thích Nhất Hạnh

Respiración y envejecimiento

La relación entre el envejecimiento y la respiración es directa, pero, sobre todo, en el sentido de que, con el envejecimiento, hay alteraciones que reducen nuestra eficiencia para respirar:

- Los alvéolos se hacen más grandes.
- La rigidez de la pared torácica aumenta.
- Los músculos respiratorios pierden fuerza.

- El riesgo de infecciones respiratorias se incrementa por una pérdida de la capacidad del sistema inmunitario local de enfrentarse a los microorganismos patógenos.
- La tos y el estornudo pierden eficacia.

Si a esto le sumas la gran prevalencia de obesidad, sobre todo, acompañada de sarcopenia, tienes una tormenta perfecta de problemas respiratorios. Además, la obesidad se asocia con el síndrome de la apnea obstructiva del sueño, que genera muchos problemas cardiovasculares y neurológicos.

Para cuidar nuestro sistema respiratorio, lo más importante es no fumar nada, tampoco cigarrillo electrónico ni vapeador. No obstante, voy a asumir que esta parte ya la dominas.

Adicionalmente, sería ideal que pudieras vivir lejos de la contaminación atmosférica, en un lugar con aire puro. Si, en cambio, vives en una ciudad, procura llevar a cabo un seguimiento de la situación de la contaminación atmosférica. Durante los episodios de mala calidad del aire, no practiques ejercicio físico intenso al aire libre. Esta es quizás una de las pocas excepciones, junto con las temperaturas extremas, en las que no es conveniente hacer deporte en el exterior.

Por otro lado, quizás ya te estés imaginando cuál es la mejor medicina para que tu sistema respiratorio funcione de manera óptima durante muchos años: el ejercicio físico, sobre todo, el de resistencia. Mejorando la fuerza y la resistencia muscular se consigue paliar, al menos en parte, el declive respiratorio que se produce con el envejecimiento.

La importancia de respirar correctamente

Otra cuestión importante es cómo respirar:

- Debemos respirar por la nariz, incluso cuando se hace ejercicio físico. Si el esfuerzo es muy intenso, llegará un punto en el que será inevitable respirar por la boca. Fuera de este momento, la respiración debe ser siempre nasal.
- La lengua debe estar posicionada en el paladar, con la punta colocada delante, justo detrás de los incisivos superiores.

- La respiración ha de ser pausada. Respirar de manera rápida y superficial indica una activación excesiva del sistema nervioso simpático y, por lo tanto, una inhibición del parasimpático. Incluso por el mismo hecho de respirar rápido, el simpático se activa aún más.

- Habrás escuchado muchas veces que la respiración tiene que ser bien *diafragmática* o *abdominal*, bien *torácica* o *pulmonar* y hay quien respira más con la musculatura accesoria, que se podría denominar *clavicular*. ¿Cómo debería ser la respiración? Lo óptimo es integrar todas en una. Muchas personas tienen verdaderos bloqueos en el diafragma, a menudo por tensión emocional, y necesitan aprender a respirar. Tanto la terapia manual, como ejercicios específicos de respiración, son interesantes para mejorar nuestro patrón respiratorio.

Yo misma he tenido muchos problemas con la respiración. Cuando estaba en pleno *burnout* (y no lo sabía) y fui por primera vez a entrenar con Víctor Téllez, me quedaba con frecuencia en apnea. Inhalaba cuando tocaba exhalar, y viceversa. Aún hoy me cuesta respirar bien cuando hago ciertos ejercicios. El estrés crónico y muchos traumas emocionales pueden estar en el origen de nuestras dificultades respiratorias, así como problemas biomecánicos, la colocación de la lengua o asimetrías corporales.

Y, tú, ¿cómo respiras?

Alta ventilación

Adicionalmente, hay técnicas de respiración que pueden ayudarnos a contrarrestar mecanismos de envejecimiento, sobre todo, por su capacidad para mejorar el estado de nuestro sistema nervioso parasimpático o modular el funcionamiento del sistema inmunitario.

En los últimos años, se ha hecho muy famoso el método Wim Hof, que combina hiperventilación y apneas con exposición al frío y meditación. Hay talleres específicos de este método, respaldado por estudios científicos que demuestran que ayuda a reducir la inflamación, además de mejorar la respuesta al estrés y la resiliencia cardiovascular. No existen estudios que relacionen directamente este método con la longevidad, pero es una forma estructurada e interesante de aplicar estímulos horméticos para contrarrestar algunos de los marcadores del envejecimiento.

Otro método es la respiración holotrópica, desarrollada por el psiquiatra Stanislav Grof, que actualmente se aplica en talleres, combinada con música e instrucciones guiadas. Consigue llegar a estados de conciencia no ordinarios y parece que puede tener efectos positivos para la salud emocional. Sin embargo, no es apta para personas con ciertos problemas psiquiátricos previos y también cuenta con algunas contraindicaciones, como la epilepsia o ciertos trastornos cardiovasculares.

Este tipo de trabajo de respiración de alta ventilación (HVB, por sus siglas en inglés) tiene efectos interesantes, tanto en el sistema nervioso central como autónomo, por la modulación de parámetros neurometabólicos y de los sistemas interoceptivos sensoriales. Hay millones de personas en el mundo que están participando en este tipo de talleres de respiración.

Asimismo, este tipo de técnicas se están explorando como una alternativa terapéutica complementaria a otras para el alivio del estrés crónico y problemas tanto psicológicos como físicos. Las investigaciones aparecen en un contexto donde se buscan diversas formas de utilizar prácticas tradicionales de sanación en contextos de medicina occidental. Muchas de estas técnicas de respiración, además, consiguen esos estados no ordinarios de conciencia que también se están explorando con la aplicación de los psicodélicos.

Las técnicas de ventilación aumentada son variadas: Kapalabhati pranayama, Bhastrika pranayama, la meditación Tummo, la respiración holotrópica ya mencionada de Stanislav y Christina Grof, la respiración holorénica, entre otras.

Se diferencian en su origen, en realizar o no apneas después de las respiraciones, en la duración de las sesiones, la profundidad y la frecuencia de las respiraciones. La mayoría provienen originalmente del protoyoga y el yoga, si bien también se han practicado en el chamanismo desde mucho antes de la aparición del yoga. Con algunas se han realizado estudios científicos y otras simplemente se incorporan dentro del estilo de vida en diversos círculos de práctica.

En mi caso, he realizado diferentes tipos de prácticas de respiración; es muy interesante al menos probar alguna vez la que más te llame. En general, no se han encontrado efectos adversos de estas prácticas, más allá de las sensaciones corporales que se puedan tener en el momento, pero es importante recordar que no se deben realizar en caso de sufrir epilepsia. En ciertas enfermedades cardiovasculares o cerebrovasculares, se debe tener especial cuidado y no llevarlas a cabo, salvo que un médico considere que puedan ser seguras. Algunas de estas respiraciones pueden empeorar los acúfenos en personas que ya los tengan. Por otro lado, si hay patologías psiquiátricas importantes previas, igualmente puede ser que debamos abstenernos de ellas.

Puntos clave

✓ No fumes nada. Evita los cigarrillos electrónicos y vapeadores, así como el tabaquismo pasivo (que no se fume en tu presencia) e incluso las estancias donde se ha fumado.

✓ Respira por la nariz.

✓ Coloca la lengua en el paladar, con la punta justo detrás de los incisivos superiores, para favorecer una correcta respiración.

✓ Respira de manera pausada y profunda.

✓ Realiza ejercicio físico regularmente, enfocándote en actividades cardiovasculares y de resistencia para fortalecer tu sistema respiratorio.

✓ Evita hacer ejercicio intenso al aire libre durante episodios de alta contaminación atmosférica o temperaturas extremas.

✓ Explora técnicas de respiración como el método Wim Hof, la respiración holotrópica u otras prácticas que puedan mejorar tu bienestar, siempre consultando a un profesional si tienes condiciones médicas previas.

✓ Considera probar prácticas de respiración lenta para mejorar la variabilidad de tu frecuencia cardiaca y reducir el estrés.

✓ Infórmate y practica con responsabilidad, siendo consciente de las contraindicaciones y consultando con especialistas cuando sea necesario.

12.2. Relájate

Hazlo fácil, fluido y feliz.

Antonio Valenzuela

El sistema nervioso autónomo y su importancia

El sistema nervioso autónomo (SNA) es el que se encarga de que nuestras funciones corporales básicas de supervivencia tengan lugar sin que nosotros debamos pensar en ello: el corazón late, hacemos la digestión, respiramos, nuestros bronquios se abren o se cierran, las arterias se dilatan o se contraen... También para el sexo necesitamos el SNA. Además, es el que nos permite, con su parte simpática, prepararnos para luchar o huir, según la ocasión lo requiera. Por lo tanto, el SNA es fundamental para nuestra supervivencia.

Cuando algo pone en peligro esta supervivencia, el sistema nervioso simpático, con la adrenalina y la noradrenalina, pone en marcha respuestas de nuestro cuerpo para que podamos, como decía, luchar o huir. Nuestros músculos se ponen en tensión, nuestro pulso se acelera y la presión arterial sube. Las pupilas se dilatan, la boca se seca y la circulación sanguínea se dirige a los sistemas necesarios para poner remedio a aquello que nos está amenazando. Esto forma parte de la respuesta de estrés agudo.

En la actualidad, estamos estresados crónicamente y la otra parte del SNA, el parasimpático, cuyo máximo representante es el nervio vago, está inhibido. Esta inhibición del parasimpático no nos viene nada bien si de lo que estamos hablando es de tener una longevidad saludable o incluso de rejuvenecer.

Los mecanismos de acción por los que el nervio vago es interesante para contrarrestar las características del envejecimiento tienen que ver con:

- El reflejo antiinflamatorio del nervio vago.
- La mejoría de la salud cardiovascular.
- La optimización de la respuesta al estrés.

- La mejora del estado de nuestra salud intestinal.
- Su papel importantísimo en la neuroprotección para reducir la neuroinflamación y la regeneración de neuronas.

Se ha visto, por ejemplo, que la estimulación del nervio vago ayuda a que aumente la producción de factores importantes para el cerebro como el BDNF (Factor Neurotrófico Derivado del Cerebro).

Variabilidad de la frecuencia cardiaca

Como comentamos en el capítulo 5, la variabilidad de la frecuencia cardiaca (VFC) es una de las medidas con las que podemos saber en qué estado está nuestro nervio vago. Indica las pequeñas variaciones en el intervalo de tiempo entre los latidos del corazón, es decir, cómo fluctúa el ritmo de tu corazón en respuesta a factores internos y externos. Esta variación depende del equilibrio entre el simpático y el parasimpático.

No es posible establecer una cifra concreta de VFC óptima universal. Pero hay muchos dispositivos que la pueden medir, como los relojes inteligentes, que te dan cifras bastante aproximadas. Si tu reloj incorpora esta función, te puede ofrecer una orientación, sobre todo, en forma de tendencia.

De hecho, yo tengo uno de estos relojes y, efectivamente, cuando tengo más estrés, duermo peor o no puedo descansar lo suficiente, mi VFC baja. Entonces, mi reloj me dice: «Vaya, parece que necesitas más descanso» o «Es posible que hoy te encuentres irritable y cansada». Realmente, no necesito que me lo diga mi reloj; yo ya sé cuándo estoy estresada y cansada o cuándo no entreno lo suficiente. Pero si no conoces tu cuerpo del todo, quizás te pueda dar una orientación o un recordatorio para que pares un poco.

Recomendaciones para mejorar el tono vagal

No voy a extenderme mucho en cómo mejorar el tono vagal, porque para eso mi amigo Antonio Valenzuela ha escrito un libro fantástico sobre el tema: *Estimula tu nervio vago*. Si quieres rejuvenecer, te recomiendo vivamente su lectura.

Hay una serie de medidas que sabemos que vienen muy bien para aumentar la VFC y, por lo tanto, mejorar el estado de tu sistema nervioso parasimpático y el nervio vago.

También podemos hacer una estimación con la frecuencia cardiaca en reposo. Cuando esta se encuentra más elevada, nos indica que el sistema nervioso simpático está más activado y que el sistema nervioso parasimpático, menos. Así, tener ese pulso en reposo por encima de los 60 latidos por minuto se asocia a una mayor mortalidad, por todas las causas, que tenerlo por debajo, y que esté por encima de 80 es aún peor.

Ahora vamos a ver algunas de las cosas que hacen que nuestra frecuencia cardiaca en reposo esté más baja y que nuestra VFC esté más alta:

- Ejercicio de resistencia, HIIT, caminar más de 15 000 pasos al día.
- Ayuno, restricción calórica, dieta mediterránea, tener un IMC normal.
- Meditación, *mindfulness*, yoga.
- Ejercicios de respiración, respiración nasal, respiración lenta.
- Exposición al frío, sauna.
- Dormir entre siete y nueve horas.
- Baños de bosque.
- Escuchar música relajante, cantar, bailar.
- Abrazos, masajes.
- Hacer gárgaras.

No quiero ponerme negativa, por lo que no voy a insistir en todas las causas que hacen que tu sistema nervioso simpático esté disparado y que tu vago ande precisamente *vago*. Piensa que todo lo que te genere estrés y agobio va a hacer que tu nervio vago sufra, y todo lo que te envejece, también.

Cuando necesitamos bajar un poco nuestra activación simpática de manera rápida, podemos realizar la técnica de suspiro fisiológico o bien una respiración profunda y lenta. A mí me gusta particularmente esta técnica del suspiro, en la que tomamos aire por la nariz muy despacio y luego lo expulsamos aún más despacio por la boca mientras hacemos un sonido de «ooommm-mm». Hacer esta respiración de forma que solo respiremos entre dos y tres veces en un minuto permite que inmediatamente rebajemos el estado de activación del sistema nervioso simpático.

Por otro lado, es importante saber que la acetilcolina es el principal neurotransmisor del sistema nervioso parasimpático. Para formarla, necesitamos colina, un micronutriente importante también para nuestro cerebro y otros sistemas. Los alimentos más ricos en colina son el hígado, con 400 mg/100 g, así como los huevos, sobre todo, la yema. También en la carne de pollo, cerdo y ternera encontramos colina, al igual que en los pescados más grasos, como el salmón y el bacalao. Los alimentos vegetales en general no son ricos en colina, por lo que, si sigues una dieta vegetariana, puede ser necesario que te suplementes.

Estimulación del nervio vago con tecnología

Ya se venden aparatos, incluso para casa, con los que se asegura que se podría realizar una estimulación del nervio vago, para mejorar aspectos como la niebla mental, la fatiga, la ansiedad, la depresión, las dificultades para dormir, la inflamación o los problemas digestivos, entre muchos otros. Algunos de estos aparatos tienen estudios científicos que efectivamente muestran mejoría en muchos parámetros de los que se analizan.

Por supuesto, Bryan Johnson también utiliza este tipo de dispositivos y tiene un código de descuento para un par de ellos. Puedes gastarte varios cientos de euros en uno de estos aparatos; si te sobra el dinero, puede ser una ayuda marginal.

Yo no tengo para ti ningún código de descuento ni vendo ningún aparato de estos (¡ojo, que es una actividad económica que me parece fantástica!). Sin embargo, te recomiendo muchas prácticas que puedes hacer de manera gratuita. Ante todo, recuerda que, si no buscas reducir tus fuentes de estrés crónico, intentar solventar con tecnología lo que te está pasando es una medida muy pobre, por mucho dinero que inviertas en chismes.

En definitiva, no olvides que hacer ejercicio físico en la naturaleza con gente querida y descansar bien es la mejor solución para el tono de tu nervio vago. Y, por supuesto, respirar, bailar, cantar y amar la vida.

PUNTOS CLAVE

- ✓ A tu vago le encanta que no seas *vago*: muévete.
- ✓ Mantén una dieta equilibrada, con ayuno intermitente o restricción calórica, si eso es adecuado para ti, y busca tener un IMC normal.
- ✓ Practica meditación, *mindfulness* o yoga para reducir el estrés y mejorar el tono vagal.
- ✓ Incorpora ejercicios de respiración en tu rutina diaria.
- ✓ Exponte al frío y al calor.
- ✓ Duerme entre siete y nueve horas cada noche.
- ✓ Pasa tiempo en la naturaleza, realiza baños de bosque o simplemente camina al aire libre.
- ✓ Escucha música relajante, canta o baila para mejorar tu estado de ánimo y activar el sistema parasimpático.
- ✓ Da y recibe abrazos. Regálate un masaje de vez en cuando.
- ✓ Incorpora alimentos ricos en colina en tu dieta o toma un suplemento si es necesario.

La encrucijada VI

Respira hondo y sé consciente de que tus decisiones influirán en tu éxito en esta Aventura. Tú eliges:

☞ OPCIÓN 1:

- Respiras siempre por la nariz, incluso durante el ejercicio físico, hasta donde puedes.
- Incorporas ejercicios de respiración lenta y profunda en tu rutina diaria para activar tu sistema nervioso parasimpático.
- Cuidas tu nervio vago con actividades como cantar, bailar, reír y pasar tiempo en la naturaleza.

☞ **OPCIÓN 2:**

- ¿Desde cuándo hay que aprender a respirar? ¡Vaya tontería!
- Cantar y bailar no son actividades productivas.
- Si encuentras una buena oferta para un aparatito, lo compras corriendo.

13

El superorganismo joven

¿Qué necesita una buena Aventura? ¡Buenos compañeros! Además de amigos y familiares, de serie llevas una compañía que jamás te va a abandonar: tu microbiota. Millones de seres minúsculos que irán contigo hasta el infinito, más allá, y de vuelta. Eso sí... Necesitan que los cuides en tu camino.

13.1. LA MICROBIOTA, TU MEJOR COMPAÑÍA

La microbiota es ese conjunto de microorganismos que tenemos en todo el cuerpo, tanto en la boca como en el intestino y, desde luego, en la piel y en el tracto genitourinario. Obviamente, también la encontramos en la nariz, en la mucosa respiratoria y, por lo tanto, en los pulmones. Incluso se habla del microbioma de la sangre o del microbioma del cerebro.

Si actualmente la microbiota[7] merece tanta atención es por algo que Hipócrates ya sabía hace miles de años: **todo lo que pasa en el intestino también influye en el resto del cuerpo.** Esto es así porque la microbiota tiene muchísimas funciones y todas ellas son muy importantes para nuestra salud.

---

[7] Si estás leyendo este libro, es porque quizás ya leíste *¡Es la microbiota, idiota!* Si no lo has hecho aún, puede ser tu próxima lectura. En este capítulo, hago un resumen hiperbreve sobre la microbiota y el envejecimiento.

Funciones de la microbiota

Esta lista no pretende ser exhaustiva, solo un breve repaso de las funciones más importantes.

Modulación del sistema inmunitario

Esta es una de sus funciones más importantes. Según el perfil de los microorganismos de nuestra microbiota, es decir, según haya bacterias que sean más o menos amistosas u otras que sean más bien perjudiciales, así reaccionará nuestro sistema de defensa. Además de bacterias, en la microbiota encontramos otros microorganismos como virus, hongos, protozoos y arqueas.

También existen bacterias ultrapequeñas, cuyas funciones prácticamente no se conocen todavía. Además, hay otros elementos que no llegan ni siquiera a la categoría de virus: los obeliscos, descubiertos y descritos por primera vez a principios de 2024. Son fragmentos de ARN, que están en el intestino y en la boca, pero aún no sabemos qué función cumplen.

Digestión y nutrición

La microbiota nos ayuda a hacer la digestión. Además, necesita que la alimentemos con lo que antes se conocía con el nombre de fibra. Hoy tenemos un término más correcto: MAC (carbohidratos accesibles a la microbiota), un tipo de hidratos de carbono que nosotros no podemos aprovechar, pero que son un manjar para nuestras bacterias.

Tan importante es dar de comer a nuestras bacterias que en la leche materna hay azúcares que el bebé no absorbe y cuya función es alimentar a las bacterias. Son los galacto-oligosacáridos, cientos de ellos, cuya composición en la leche materna depende de factores como el estilo de vida de la madre o incluso su genética.

Producción de vitaminas y otras sustancias

La microbiota fabrica vitaminas del grupo B y la vitamina K. También produce otras sustancias muy importantes para nuestra salud como los ácidos grasos de cadena corta. Quizás te resulte familiar, por ejemplo, el butirato. Se trata de un ácido graso de cadena corta que actúa en el cerebro, el corazón o los músculos, por mencionar algunos de los órganos donde llega. Tiene cientos de funciones diferentes muy importantes para nuestra salud.

Defensa contra patógenos y mantenimiento de las barreras

La microbiota nos defiende de microorganismos patógenos que pueden producir infecciones, gracias a diferentes mecanismos, como la competencia por los nutrientes o por los sitios de unión en el intestino. De este modo, evita que las bacterias o los virus malos se adhieran en ellos. Estos no encuentran espacio si tenemos una microbiota en equilibrio.

La microbiota también es fundamental para mantener íntegras nuestras barreras corporales que, como veíamos, son una parte prioritaria de nuestra salud.

El eje intestino-cerebro

Seguro que has oído el término *segundo cerebro* en referencia al intestino. Esta denominación deriva del hecho de que tenemos 500 millones de neuronas en el intestino y, además, que lo que sucede en él tiene un profundo impacto en nuestro cerebro: influye en el estado de ánimo, la cognición, la memoria, el aprendizaje, la producción de nuevas neuronas o la regulación de las sinapsis.

Asimismo, los microorganismos pueden producir diferentes tipos de neurotransmisores. La mayor parte de la serotonina, que cumple muchas funciones más allá de la supuesta felicidad (que, en realidad, depende de muchos factores y no de un único neurotransmisor), se produce en grandes cantidades en el intestino. Sin embargo, esta serotonina no atraviesa la barrera hematoencefálica, por lo que no llegará al cerebro. En cambio, sí tiene importantes funciones fuera de él, en el sistema nervioso autónomo y en muchos otros órganos del cuerpo.

Aun así, las funciones cerebrales y la producción de serotonina por parte del cerebro dependen del estado de la microbiota, porque hay otras vías por las que esta puede influir en el cerebro, como es el caso del nervio vago, del que ya hemos hablado. Y como el sistema inmunitario se modula en gran parte gracias a la microbiota, puede suceder que, si hay una disbiosis (desequilibrio de la microbiota), se produzca un cuadro de neuroinflamación en el cerebro, lo cual subyace en muchos problemas como las enfermedades neurodegenerativas, los trastornos del estado de ánimo e incluso algunos trastornos del neurodesarrollo.

La importancia de la salud oral

No debemos olvidar que el intestino empieza en la boca, por lo que el estado de la microbiota oral influye en la intestinal.

Más allá de su efecto sobre el intestino, si en la boca hay microorganismos patógenos, como los que se encuentran en cuadros de gingivitis y enfermedad periodontal, estos pueden tener efectos muy negativos en nuestra salud. Estas situaciones inflamatorias dependen de muchos aspectos, no solo de la higiene oral: factores nutricionales, el estilo de vida y el estrés crónico tienen un profundo impacto en el estado de nuestra boca y de su microbiota.

Por ejemplo, una bacteria llamada *Fusobacterium nucleatum* puede favorecer la aparición de cánceres en el tubo digestivo o problemas con la fertilidad y el embarazo, entre otras enfermedades. A su vez, el periodontopatógeno *Porphyromonas gingivalis* se ha relacionado con enfermedades como el alzhéimer.

Por lo tanto, tener una boca sana es de gran importancia si queremos llegar a una edad avanzada con un buen estado de salud cerebral. Y no solo por la microbiota; la pérdida de piezas dentarias aumenta el riesgo de demencia.

La microbiota y el envejecimiento

La disbiosis se ha incluido en los *hallmarks of aging*, porque está asociada al envejecimiento no saludable. Así, esta relación es bidireccional:

- Cuando se envejece de una forma no saludable, debido a ciertas prácticas en el estilo de vida o por factores genéticos, los mecanismos de acción que se ponen en marcha en el cuerpo pueden favorecer la disbiosis.
- La disbiosis, por aspectos del estilo de vida o, por ejemplo, porque se padezca una infección gastrointestinal, puede tener un impacto muy desfavorable en los fenómenos relacionados con el envejecimiento no saludable.

Por lo tanto, no siempre se puede saber qué viene primero, si la disbiosis o los fenómenos relacionados con el envejecimiento. Probablemente sean procesos que tienen lugar en paralelo, de manera simultánea y que, además, se potencian entre ellos.

¿Cómo es la microbiota intestinal según vamos cumpliendo años? Es interesante conocer la evolución de la microbiota a lo largo de nuestra vida. Todavía, actualmente, en el mundo científico y entre los estudiosos del microbioma existe el debate de si nos colonizamos en el nacimiento o en el útero.

Dicho esto, es muy importante que tanto la madre como el padre se cuiden mucho durante el embarazo, e incluso antes, porque independientemente de la colonización en el embarazo o en el parto, la microbiota del bebé va a depender fundamentalmente de la de su madre y, también, por supuesto, de la de su padre y de otros convivientes. Aquí influye mucho que el parto sea por cesárea o vaginal y, también, si en él se usan antibióticos, así como todos los factores relacionados con el momento del nacimiento y en los días anteriores y posteriores.

Después, es clave la lactancia materna y tener contacto con la naturaleza, con otras personas e incluso con animales en los primeros años de vida. Además, la introducción de la alimentación complementaria debería ser con una dieta prebiótica y antiinflamatoria, ya que esta misma nos ayuda a protegernos de los fenómenos asociados al envejecimiento.

A lo largo de la vida, se van produciendo cambios en la microbiota. Inicialmente, la microbiota del bebé está llena de bifidobacterias y, luego, progresivamente, se van incorporando otros géneros de bacterias. No se ha estudiado tanto la evolución de la microbiota desde otros puntos de vista, como son, por ejemplo, los hongos, los protozoos o los virus.

En la edad adulta, llega un momento en el que esta microbiota empieza a envejecer. ¿Cuáles son las características de la microbiota intestinal cuando el envejecimiento no es saludable? Se parece a la de un adulto con algún tipo de enfermedad, y presenta:

- Disminución de la diversidad microbiana.
- Aumento de bacterias patobiontes y cambios en la presencia de géneros de hongos.
- Reducción de bacterias beneficiosas como las bifidobacterias.

Por otra parte, se ha estudiado la microbiota fecal de personas sanas centenarias y supercentenarias y se han encontrado grandes cantidades de Christensenellaceae, bifidobacterias y *Akkermansia*, además de otras especies o géneros beneficiosos.

¿Por qué sucede esto? ¿Estas personas han llegado a esta edad avanzada, con un buen estado de salud, porque tienen una buena microbiota? ¿O bien tienen un buen estado de su microbiota porque se cuidan y su estilo de vida es óptimo, razón por la que han llegado hasta los cien años?

Probablemente, ambas cosas sean ciertas. ¿Cómo podríamos saberlo a ciencia cierta? Quizás podríamos administrar ciertos microorganismos en forma de consorcio de bacterias, como diversas especies de *Christensenella*, bifidobacterias y *Akkermansia*, para disminuir los fenómenos del envejecimiento no saludable y después observar qué sucede en estas personas. Pero, claro, es muy difícil separar los factores relacionados con el estilo de vida de los de la administración de probióticos. Además, debería ser una investigación a muy largo plazo y, hasta hoy, los estudios con probióticos suelen durar, como mucho, algunos meses.

Cuidando nuestra microbiota

Ahora bien, ¿qué hay que hacer para cuidar la microbiota? ¿De qué depende que tengamos una disbiosis (desequilibrio de la microbiota) o una eubiosis (un estado saludable de la microbiota)? Es muy sencillo: todo lo que es bueno para nuestras células también lo es para ella.

Existen algunos enfoques especialmente interesantes dirigidos a la microbiota en sí, como el uso de ciertos carbohidratos o los probióticos, que son microorganismos vivos que no solo modulan la composición de la microbiota, sino que también ejercen muchas funciones sobre nuestras células.

Para que la microbiota sea tu mejor compañera en la Gran Aventura de tu Vida Longeva, sigue unas reglas básicas:

- Alimentación antiinflamatoria y prebiótica, como la que comentamos en el capítulo 8. Son especialmente interesantes los hongos, los fermentados, los alimentos con MAC (verdura, fruta, frutos secos...) y componentes bioactivos.
- Ejercicio físico, control del estrés crónico, contacto con la naturaleza...
- Para cuidar la microbiota oral, recuerda respirar por la nariz, la higiene oral y las visitas al dentista.
- Evita los tóxicos de todo tipo.

Como medidas específicas, podemos recurrir a probióticos, prebióticos, sinbióticos y posbióticos.

Si tenemos algún problema específico, como una disbiosis del intestino grueso, problemas de salud oral o SIBO (sobrecrecimiento bacteriano en intestino delgado), necesitaremos la ayuda de un profesional, que es probable que recurra a sustancias como aceites esenciales o algún otro fitoterapéutico.

Probióticos y longevidad

Los probióticos son microorganismos vivos que tienen un efecto beneficioso en la persona que los toma, aunque también se utilizan para los animales. Existen diferentes tipos de probióticos, según el tipo de acciones preferentes que tengan:

- Psicobióticos o neuropsicobióticos, con un efecto beneficioso para la salud cerebral.
- Inmunobióticos, que modulan la función del sistema inmunitario.
- Oncobióticos, para diversos escenarios clínicos en el ámbito de la oncología.
- En la longevidad y el envejecimiento, nos interesan los gerobióticos, con efectos beneficiosos para contrarrestar los fenómenos relacionados con el envejecimiento.

De manera inicial, las bacterias probióticas que se llevan el premio a las mejores bacterias gerobióticas y que también tienen acciones interesantes inmunobióticas y antiinflamatorias son las bifidobacterias. Estas desempeñan roles esenciales para el riñón, el hígado, el intestino, el sistema inmunitario y en la prevención de la inmunosenescencia.

También son prometedoras especies y cepas de probióticos como *Akkermansia muciniphila* y *Christensenella minuta*, aunque todavía tenemos poca experiencia clínica con ellas.

En cualquier caso, la toma de probióticos es un complemento para poner a punto nuestra microbiota, si bien el estilo de vida sigue siendo básico.

Trasplante de microbiota fecal

Hay quien busca la eterna juventud en el trasplante de heces. Este procedimiento consiste en extraer una muestra de heces de uno o varios donantes sanos, que luego se procesa y purifica, para administrar a personas con problemas de salud, con el fin de trasplantarles la microbiota del donante.

Este enfoque se ha estudiado en ciertas patologías, aunque de momento en Europa su uso clínico está aprobado solamente para la diarrea por *Clostridioides difficile*, que se asocia, por ejemplo, a la toma de antibióticos. Se está investigando para otros cuadros, como la enfermedad inflamatoria intestinal o problemas metabólicos, pero todavía es pronto para ser muy optimistas con esta estrategia, porque tampoco conocemos exactamente la composición de la microbiota intestinal humana. ¡Ya ves que hace nada que encontramos los obeliscos! Así, hay material genético que no sabemos realmente a qué tipo de microorganismos corresponde: cuando se realiza un trasplante de heces, desconocemos qué efecto puede tener el material genético que no identificamos en la persona receptora. Por lo tanto, hacen falta muchos estudios en esta cuestión.

Por otro lado, hay personas que a veces me han llegado a preguntar por correo electrónico o en redes sociales si les aconsejaría realizarse un trasplante de microbiota fecal de manera domiciliaria con un donante de confianza. Por eso lo comento aquí: es una práctica que desaconsejo absolutamente. Primero se debe llevar a cabo un estudio muy exhaustivo de la persona donante e incluso con ese estudio puede suceder que el donante tenga alguna enfermedad que no se haya diagnosticado, que no se pueda detectar con las pruebas que se realizan o que tenga incluso alguna bacteria muy dañina en su microbiota y que la persona receptora la reciba en el trasplante.

También se ha propuesto el autotrasplante, que consiste en recoger heces cuando eres joven y luego trasplantarte esa microbiota a los diez, veinte o treinta años. Es una vía interesante por explorar, pero igualmente faltan aún años de investigación para considerar que nuestras heces del presente sean la juventud del mañana.

Puntos clave

✓ Eres un superorganismo y debes cuidar tu microbiota para gozar de una longevidad saludable.

✓ Nútrela con una alimentación prebiótica y antiinflamatoria rica en MACs y componentes bioactivos diversos: hortalizas, fruta, frutos secos, tubérculos o pseudocereales calentados y enfriados para aumentar el almidón resistente... Las grasas saludables también son importantes (AOEV, pescado y marisco, aguacate, coco).

✓ Introduce alimentos fermentados en tu alimentación.
✓ El estilo de vida de manera global también es importante para una microbiota en equilibrio.
✓ Existen probióticos que pueden ser interesantes para tu salud microbiómica; lo ideal es que te los prescriba un profesional.
✓ La salud del microbioma intestinal comienza en la boca: recuerda llevar a cabo una higiene oral adecuada y asistir regularmente al dentista.

La encrucijada VII

Las decisiones que tomes en esta parte del Juego no te afectan solo a ti, sino a tu microbiota, y a las personas que conviven contigo y tus descendientes. Compartimos microbiota con nuestros compañeros de vida (humanos, y también animales), así que elige bien:

☞ OPCIÓN 1:

- Optas por una alimentación antiinflamatoria y prebiótica rica en fibra prebiótica (MAC), fermentados y componentes bioactivos.
- Realizas ejercicio físico regular, controlas el estrés y te conectas con la naturaleza para fortalecer tu microbiota.
- Mantienes una higiene oral adecuada, respiras por la nariz y visitas regularmente al dentista.
- Si lo necesitas, utilizas probióticos o prebióticos de manera individualizada.

☞ OPCIÓN 2:

- La microbiota es una moda; además, ¿alguien la ha visto?
- Los dentistas te dan miedo y nunca acudes a ellos.
- Los probióticos, los del súper, que son mucho más baratos.

14

Evita los tóxicos

Cuando viajas por el mundo como aventurero, te puedes encontrar con la bruja mala, un monstruo feroz, terribles criaturas marinas o el abominable hombre de las nieves. Mil mosquitos te picarán y los nidos de víboras te atemorizarán.

En la Gran Aventura de tu Vida, muchos enemigos son invisibles, como los tóxicos, que están por todas partes. Algunos ni siquiera parecen tóxicos, como el exceso de cortisol o la adicción a dispositivos digitales.

14.1. ESTRÉS CRÓNICO

El impacto del estrés crónico en el envejecimiento

El estrés crónico es uno de los mayores tóxicos a los que nos enfrentamos los humanos de las sociedades WEIRD y sus mecanismos son múltiples.

Para empezar, cuando tenemos estrés continuamente, tanto las catecolaminas, es decir, la adrenalina y la noradrenalina, como el cortisol, están inundando nuestro cuerpo, de modo que actuamos en modo lucha o huida.

El estrés crónico daña directamente el ADN y las estructuras celulares. La premio nobel Elizabeth Blackburn, específicamente, descubrió que este causa acortamiento de los telómeros.

A las mitocondrias tampoco les gusta este estrés crónico, por lo que tendrán problemas para la transformación de la energía y sufrirán un aumento de la producción de radicales libres de oxígeno. Todo esto lleva a la senescencia celular y a la muerte celular de forma prematura. En suma, se genera el temido SASP.

Por si esto fuera poco, también se produce una inflamación crónica de bajo grado por la activación continua del cortisol, que desregula nuestro sistema inmunitario. Así, el estrés continuo aumenta diferentes tipos de sustancias proinflamatorias, como la interleucina 6, el factor de necrosis tumoral alfa o la proteína C reactiva. Además, cualquier tejido lesionado se repara peor y se responde pésimamente a las infecciones. El estrés crónico es también uno de los mayores factores dañinos para la microbiota intestinal y para la oral.

Por otra parte, muchas personas creen que el estrés es equivalente a las situaciones o adversidades que les pasan. Pero, en realidad, es la forma de responder de nuestro cuerpo a los estresores, es decir, a las cosas que generan esas reacciones de lucha o huida. En este sentido, una gran parte de los estresores crónicos son de origen psicosocial, es decir, sucesos horribles (o percibidos como tales) = estresores; respuesta del cuerpo frente a los estresores = estrés.

Fuentes comunes de estrés

Encontrarás a continuación una lista con acontecimientos vitales estresantes. En los años setenta, incluso se llegó a otorgar una puntuación a cada uno de ellos. Sin embargo, esta puntuación no tenía demasiado en cuenta los factores individuales.

Por ejemplo, que te despidan del trabajo puede ser muy estresante, pero hay personas a las que les resulta incluso un alivio. Las vacaciones, aunque se consideren relajantes, paradójicamente pueden estresar. O que un hijo se vaya del hogar puede ser un factor estresante o un «¡por fin mi hijo es independiente!». A su vez, el nivel de estrés derivado de un embarazo dependerá mucho de si este es deseado o no. También es curioso cómo tanto el divorcio como la reconciliación matrimonial y el propio matrimonio son potentes estresores.

En general, los cambios vitales, incluso aunque sean buscados, generarán estrés. Así pues, todas las etapas de cambios del ciclo vital familiar se pueden considerar fuentes de estrés.

Tabla 11. Acontecimientos estresantes

PAREJA	HIJOS	OTRA FAMILIA	TRABAJO	OTROS
• Divorcio • Separación matrimonial • Matrimonio • Reconciliación matrimonial • Cambio en la frecuencia de las discusiones con la pareja • El cónyuge comienza o deja de trabajar • Disfunción sexual	• Embarazo • Adición de un nuevo miembro a la familia • Hijo que deja el hogar • Fallecimiento	• Muerte de un familiar cercano • Enfermedad o cambio en el comportamiento de un familiar • Problemas con el suegro o la suegra	• Despido del trabajo • Cambio en la responsabilidad laboral • Reajuste de negocios • Cambio en la situación financiera • Cambio de línea de trabajo • Cambio en el horario de trabajo o de las condiciones laborales • Problemas con el jefe	• Muerte de un amigo cercano • Logro personal destacado • Cambio en las condiciones de vida • Vacaciones • Navidad • Cambio en las actividades recreativas • Cambio en las actividades religiosas • Cambio en las actividades sociales • Pequeño préstamo hipotecario o de crédito • Cambio en los hábitos de sueño • Cambio en la cantidad de reuniones familiares • Cambio en los hábitos alimentarios • Infracción menor de la ley

Fuente: Elaboración propia a partir de Cohen, S.; Murphy M. L. M.; y Prather A. A., «Ten Surprising Facts About Stressful Life Events and Disease Risk», *Annual Review of Psychology*, 4, 7 (2019), pp. 577-597.

Diez secretos sobre el estrés

En una fantástica revisión sobre el estrés de 2019, el profesor de psicología Sheldon Cohen y sus colaboradores nos contaban diez secretos sobre el estrés que a menudo no se tienen en cuenta. Te los resumo a continuación:

1. El estrés no afecta igual a los hombres que a las mujeres. Tanto sus respuestas de conducta como las fisiológicas son diferentes. Habitualmente, las mujeres se estresan más, incluso cuando algo estresante sucede a una persona cercana.

2. El efecto de los estresores depende de en qué momento de tu vida te encuentres. Por ejemplo, los hechos traumáticos y las experiencias adversas en la infancia tienen efectos muy negativos a lo largo de toda la vida. No obstante, si estas mismas cosas ocurren más tarde, es probable que no nos afecten de la misma manera.

3. Cuantos más eventos estresantes afrontes, peor será para la salud. Sin embargo, no queda muy claro cómo contar estos acontecimientos. Por ejemplo, si alguien encuentra un nuevo trabajo, se muda a otra ciudad y, por lo tanto, cambia de casa y de entorno cercano, ¿sería todo un gran evento estresante o se deben considerar como diferentes sucesos?

4. El estrés crónico es mucho peor que el agudo, tanto en el estrés psicosocial como con los estresores fisiológicos. Hacer ayuno intermitente está genial, pero vivir en la hambruna no. Decidir darte un baño de agua fría está bien, pero no tener dinero para la calefacción en invierno te enferma. Aun así, un evento psicosocial agudo grave, como la muerte de un familiar o un tremendo susto, puede provocar que se desencadene, por ejemplo, un evento cardiaco o una enfermedad autoinmune.

5. Algunos eventos estresantes son más intensos que otros. En concreto, todo aquello que ataque a la identidad nuclear de una persona es especialmente estresante, como, por ejemplo, perder el trabajo o conflictos interpersonales graves con la familia o con amigos cercanos.

6. Hay veces en las que el estrés no desencadena la enfermedad en sí, sino que esta ya estaba presente y contribuye a manifestarla.

7. Los eventos estresantes no son necesariamente fruto de la mala suerte o la casualidad. Por ejemplo, las personas pesimistas o con una personalidad que tiende a participar en conflictos pueden tener más problemas en sus relaciones. También el estatus socioeconómico de la persona puede influir.

8. El simple hecho de estar estresado no significa necesariamente que uno vaya a enfermar. Esto dependerá de la persona, de su genética, de su estilo de vida o de qué hace para enfrentar el estrés crónico. Tener sentido de coherencia y muchos recursos, como decían Antonovsky o el modelo de Meikirch, permitirá que la persona se enfrente mejor a sus estresores.

9. El estrés afecta de manera negativa a muchas enfermedades.

10. Se considera que algo es estresante dependiendo de cuánta adaptación necesitas para lidiar con él. En general, el estrés surge si hay un desencuentro entre las demandas que supone la situación estresante y los recursos que se tienen. Si, por ejemplo, cuentas con recursos económicos o te has desarrollado mucho a nivel de crecimiento personal, probablemente puedas afrontar mejor cualquier tipo de evento estresante.

Cómo lidiar con el estrés crónico

El simple hecho de estar crónicamente preocupado por estar estresado también puede estresarte aún más. Es un círculo vicioso.

«Como estoy estresada y me encuentro mal y no le pongo remedio, sé que puedo tener problemas de salud y, entonces, me estreso más, porque no hago lo que debería para dejar de estar estresada». Complicado, ¿no?

Así que, ya sabes, no te preocupes, sino ocúpate. Tanto en mi libro sobre la microbiota como en el del sistema inmunitario proponía medidas para lidiar con los estresores y con el estrés crónico.

¿Sabes qué? Los consejos siguen siendo los mismos. Lo más importante para nuestra salud y, en este caso, para no envejecer de manera prematura no ha cambiado en cuatro años, ni creo que cambie en los próximos cuarenta. Por lo tanto:

- Muévete cada día y haz ejercicio; los peligros sin movimiento nos enferman.
- Sal a la naturaleza siempre que puedas.
- Come de forma prebiótica, antiinflamatoria y longevitista.
- Respira por la nariz y practica ejercicios de respiración, *mindfulness*, meditación, yoga...
- Cuida tu descanso y tus ritmos circadianos.
- Vive tu propósito.
- Desconecta del mundo digital con regularidad.
- Conecta con tu tribu, con el sol, la naturaleza, la Tierra, la luna, las estrellas y el universo entero.
- Exponte al frío y al calor de manera estratégica.
- Escribe, canta, baila, arma rompecabezas, practica aficiones por el simple placer de hacerlo: no busques ser productivo las veinticuatro horas, los siete días de la semana.
- Establece prioridades y organiza tu tiempo. Como dice una gran amiga: «Puedes hacer cualquier cosa, pero no puedes hacerlo todo».
- Evita ver las noticias a diario: son uno de los grandes tóxicos y metemiedos de nuestra sociedad. Si pasa algo muy importante, alguien te lo contará. De vez en cuando, puedes optar por leer algún periódico en papel, mientras aún existan. Estarás cultivando tu reserva cognitiva y, además, te estresarás menos.
- Intenta desactivar la continua lucha y huida. Busca la calma y la resiliencia, incluso, la antifragilidad. Para ello, además de lo que te acabo de comentar:
  - Identifica tus estresores personales y comprende que el estrés es una respuesta individual.
  - Cultiva un sentido de coherencia y propósito.
  - Fomenta relaciones saludables para minimizar conflictos interpersonales que puedan ser estresantes.
  - Sé consciente del ciclo del estrés y evita preocuparte excesivamente por estar estresado.

Puntos clave

✓ Identifica qué te estresa de manera crónica y busca formas de eliminar esos factores o de llevarlos de otra manera.

✓ El ejercicio físico, la respiración y todo lo que active tu nervio vago es genial para contrarrestar los estragos del estrés crónico.

14.2. Ambiente tóxico

El ambiente que nos rodea está lleno de tóxicos. Suena duro, pero es la realidad: metales pesados, microplásticos, disruptores endocrinos, distintos tipos de xenobióticos...

Por ejemplo, los microplásticos están en todas partes: en los mosquitos, el agua, nuestro cerebro y las placas de ateroma de las arterias que llevan la sangre ahí mismo, al cerebro. Cada semana ingerimos el equivalente a una tarjeta de crédito en microplásticos.

Asimismo, los disruptores endocrinos y otras sustancias xenobióticas que nos dañan se encuentran en casi todo lo que no es de origen natural: sartenes antiadherentes, envases de plástico, ropa técnica deportiva, muebles, perfumes, cosméticos...

A su vez, los metales pesados de muchos peces, sobre todo, de gran tamaño, el arsénico del arroz, el cadmio de otros cereales o el arsénico de los cultivos de suelos contaminados nos invaden. También las micotoxinas, producidas por hongos que contaminan, sobre todo, cultivos de cereales, son un problema de salud infraestimado.

Y, así, hasta cientos de miles de sustancias xenobióticas.

Es importante entender cómo estos contaminantes afectan a nuestros cuerpos y contribuyen al envejecimiento. A continuación, veremos una tabla que relaciona algunos contaminantes comunes con los mecanismos de envejecimiento que provocan.

Tabla 12. Mecanismos de acción de los tóxicos sobre
el envejecimiento

CONTAMINANTES	MECANISMOS DE ENVEJECIMIENTO
HAP, pesticidas, radiación ionizante, farmacéuticos, metales pesados	Inestabilidad genómica
Pesticidas, farmacéuticos, metales pesados	Pérdida de proteostasis
HAP, BFR, metales pesados, humo	Alteraciones epigenéticas
Humo de cigarrillo, metales pesados, contaminantes del aire	Acortamiento de los telómeros
Contaminantes orgánicos, pesticidas, disruptores endocrinos	Alteración de la detección de nutrientes
Contaminación del aire, metales pesados, pesticidas	Disfunción mitocondrial
Senescencia celular	Radiación ionizante, alcohol, tabaco, contaminación del aire
Radiación ionizante, tabaco, quimioterapia	Agotamiento de células madre
Contaminación acústica, contaminación del aire, humo de tabaco	Alteración de la comunicación intercelular
Microplásticos, agentes antimicrobianos	Disbiosis
Metales pesados, contaminación del aire, fármacos	Alteración de la autofagia
Químicos, tabaco, metales pesados	Inflamación
Químicos, metales pesados, radiación ionizante	Alteración en la regulación de empalme (*splicing*)
Contaminación del aire, tabaco, radiación UV	Alteración de las propiedades mecánicas

Fuente: Elaboración propia a partir de Scieszka, D. *et al.*, «Aging, longevity, and the role of environmental stressors: a focus on wildfire smoke and air quality», *Frontiers in Toxicology*, 5 (2023).

Minimiza tu exposición a tóxicos

Esta sección es muy importante. Aunque en realidad todas lo son, la reducción de la exposición a los tóxicos quizás sea la asignatura pendiente de muchas personas que sí hacen ejercicio y comen saludable. Sin embargo, todo lo que necesitaría explicar sobre minimizar la exposición a tóxicos es tanto que incluirlo en este libro se me escaparía totalmente de su objetivo. En lugar de ello, te recomiendo muchísimo obras fantásticas, como *Un hogar (casi) libre de tóxicos* de Eva Liljeström. Este libro tiene mucho contenido y puede resultar abrumador al inicio. Podrías empezar por aplicar, por ejemplo, un capítulo al mes o al trimestre, porque hacerlo todo a la vez es complicado. **No puedes controlar todos los tóxicos del mundo, pero sí una gran parte de lo que entra en tu casa y en tu cuerpo.**

Aun así, vamos a ver los puntos básicos que deberías llevar a cabo para minimizar tu exposición a diferentes tipos de tóxicos.

Alimentación

- Consume alimentos locales y orgánicos de manera variada. Idealmente, elígelos de producción local y ecológica, que no tengan pesticidas ni fertilizantes químicos. A menudo se dice que este tipo de alimentación sale más caro (y puede ser), pero si compras directamente a los productores, por ejemplo, utilizando sus páginas web, te puede salir muy rentable. Prioriza, sobre todo, que los productos de origen animal sean de producción respetuosa.
- Lava bien la fruta y la verdura para eliminar al máximo los contaminantes superficiales.
- Elimina el plástico en contacto con los alimentos. Por ejemplo, los *tuppers* deberían ser siempre de vidrio y para cocinar puedes utilizar acero inoxidable o cerámica. Nunca calientes comida en recipientes de plástico.
- Evita las botellas de plástico. En cuanto al agua, usa filtros con diferentes tipos de sistemas para reducir al máximo los

contaminantes. El agua de la llave, aunque sea de calidad, no te va a matar, pero puede contener metales pesados e incluso residuos de fármacos y microplásticos.

- Reduce el consumo de pescados grandes, sobre todo, el atún y el pez espada. Cuanto más grande sea el pescado, más metales pesados tendrá.
- Cuidado con el arroz, porque puede contener arsénico. No se trata de que no comas arroz, pero procura no tomar leches vegetales que lo contengan, ni comer galletas de arroz. Es mejor priorizar el arroz basmati o el integral.

Productos de limpieza

- Simplifica tus productos de limpieza: no necesitas tener 10, 20 o 30 productos químicos. Tu casa no es un laboratorio ni un quirófano. Piensa en ella más bien como un refugio, un lugar donde te gustaría hacer un retiro de salud. Intenta utilizar alternativas ecológicas, como el vinagre y el bicarbonato, que te permiten llegar muy lejos en la limpieza. También hay marcas de productos ecológicos que no te van a intoxicar.
- El polvo doméstico es un contaminante: está lleno de microplásticos y otros tipos de sustancias tóxicas que proceden de los productos de limpieza. Mantén tu hogar limpio con productos naturales para reducir esta exposición.

Productos de belleza e higiene personal

- Opta por la cosmética natural certificada. Procura utilizar productos naturales de belleza y de higiene personal, que no contengan fragancias sintéticas, parabenos, ftalatos... De nuevo, menos es más: no necesitas tener tres repisas llenas de productos de belleza o de higiene. Recuerda que un buen jabón te sale mucho más barato que las botellas de plástico con gel de baño.

Calidad del aire en el hogar

- Ventila tu casa diariamente.
- Considera usar purificadores de aire para mejorar la calidad del aire en el interior.

Contaminación atmosférica

- Elige bien tu entorno: para no exponerte a diferentes tipos de tóxicos en el aire fuera de tu casa, intenta vivir en una zona que no tenga contaminación atmosférica.
- Evita hacer ejercicio al aire libre en los días de más contaminación.

Tejidos y ropa

- Utiliza tejidos naturales, como lana, algodón, lino y seda. Los tejidos sintéticos, como, por ejemplo, la ropa deportiva técnica, contienen diferentes tipos de sustancias que pueden ser absorbidas por la piel.

Ayuda a tu cuerpo a eliminar tóxicos

- Aliméntate de manera variada para que tu cuerpo pueda eliminar diferentes tipos de tóxicos.
- Mantén una buena eliminación. Es crucial hacer deposición todos los días y orinar lo suficiente.
- Suda regularmente: recuerda que por la sudoración también eliminamos tóxicos. El ejercicio físico regular y, si es posible, el uso de saunas, son beneficiosos.

PUNTOS CLAVE

✓ Identifica los mayores tóxicos en tu entorno y busca minimizar la exposición. Suelen ser el aire interior (ventila la casa a diario), los microplásticos (elimina la presencia de plásticos en la cocina) y aquello que tocamos o nos toca (cosméticos, tejidos...).

✓ No te obsesiones e infórmate para establecer un estilo de vida antitóxico a largo plazo.

14.3. Tecnotóxicos

> La tecnología es un sirviente útil, pero un amo peligroso.
>
> Christian Lous Lange

Los humanos estamos particularmente mal equipados para enfrentarnos al tecnoestrés. Es el rey de los estresores de nuestro tiempo. Con la tecnología omnipresente y el aumento de la digitalización en el trabajo y los estudios, esta nueva fuente de estrés va mucho más allá de lo que antes hubiéramos podido ni imaginar.

Ninguna novela de ciencia ficción supo ver cómo sería el futuro que hoy es nuestro presente. En el clásico de ciencia ficción de Robert Heinlein, *La Luna es una cruel amante*, los humanos son capaces de viajar a la Luna y vivir allí en colonias, pero hablan por cabinas de teléfono y por teléfonos fijos, que hoy son el eco de un pasado más cercano de lo que parece.

Nadie podía imaginar que llevaríamos potentes computadoras en el bolsillo que, además, funcionarían como tocadiscos, cámara fotográfica y de video, editor de imágenes, grabaciones y documentos, despertador, receptor y emisor de llamadas, colección de mapas, centro de juegos, gestor de correos electrónicos y mensajes instantáneos, calculadora, escáner, *tracker* de ejercicio, escáner de huella dactilar, reconocedor facial, agenda, tarjeta de crédito, doble autenticador, localizador, controlador de luces de casa, llave para abrir cerraduras...

¿Cómo íbamos a imaginarnos que un solo dispositivo podría realizar tantas funciones, muchas de las cuales antes no podíamos ni concebir? Podemos leer la prensa, ver porno, ligar por aplicaciones de citas, entretenernos con juegos de gatos, comprar acciones o criptomonedas o grabar cualquier suceso que pase para mandarlo inmediatamente a miles de kilómetros de distancia, todo con un solo dispositivo.

Tampoco imaginábamos que esto nos iba a generar estrés. En las novelas de ciencia ficción, habitualmente los personajes no están estresados por los viajes en el tiempo, los trayectos espaciales ni otros inventos tecnológicos. Lo que los estresa son los conflictos interpersonales a pequeña escala o las intrigas políticas que destruyen imperios.

Tecnoestrés

Sin embargo, nosotros sí nos estresamos por la tecnología. El tecnoestrés es un concepto que ya introdujo en 1984 el psicoterapeuta Craig Brod, quien lo definió como «una enfermedad moderna de adaptación causada por la inhabilidad para afrontar las nuevas tecnologías de computación de una manera saludable».[8] Este estrés típicamente aparece cuando hay mucha dependencia de la tecnología, especialmente, si percibimos que hay un abismo entre lo que sabemos y lo que necesitamos saber. También surge al detectar cambios culturales, sobre todo, en el ámbito laboral, provocados por la tecnología.

Este tipo de estrés también nos puede provocar fatiga, irritabilidad, insomnio, sobrecarga mental y disminución de la productividad, además de los problemas somáticos que ya conocemos.

Los cinco dominios del tecnoestrés son:

- Tecnosobrecarga. Derivada de la *infobesidad* y el exceso de elecciones a las que nos enfrentamos cada día. Estamos expuestos a gigantescas cantidades de información y nuestro cerebro querría devorar y responder a todo. Sin embargo, es imposible mantenerse al día con todas las novedades, y esto se ha hecho aún más difícil con la inteligencia artificial.
- Tecnoinvasión. Se nos exige estar constantemente online y disponibles. Si hacemos un descanso digital, nos encontra-

[8] Brod, C., *Technostress: The Human Cost of the Computer Revolution*, Addison-Wesley Publishing Company, Estados Unidos, 1984.

mos con cientos de correos electrónicos y decenas de mensajes sin contestar a nuestra vuelta.

- Tecnocomplejidad. Muchas aplicaciones y muchos programas son más difíciles de manejar de lo que pensamos y parece que no tenemos tiempo de formarnos en su uso.
- Tecnoinseguridad. No sabemos qué vendrá en el futuro ni si estaremos preparados para ello.
- Tecnoincertidumbre. Es el miedo al cambio constante que trae la tecnología y está estrechamente relacionada con la tecnoinseguridad.

En consecuencia, todo esto genera alteraciones psicológicas, fisiológicas y conductuales, haciendo que nuestro cuerpo responda con una clásica respuesta de estrés crónica que nos envejece. Por cierto, ya hay estudios que demuestran que las ondas electromagnéticas de los celulares o del wifi pueden generar efectos perniciosos como estrés oxidativo, disbiosis o neuroinflamación.

Tecnoadicciones

Además, ya existen las tecnoadicciones. Según los autores de *Humology*, Joanne Griffin y Declan Foster, los humanos somos las criaturas de las *5 I*: impacientes, impresionables, irracionales, inatentos e inertes. Vivimos en la cultura del ahora, pero no de la presencia en ese ahora, y la tecnología nos otorga entretenimiento y actividades para llenar los momentos que no tienen contenido. Por eso, hay muchísimas personas que son incapaces de estar sentados más de un par de minutos sin agarrar su celular.

Buscamos recompensas inmediatas e instantáneas y las preferimos pequeñas y cuanto antes que mayores y a largo plazo. Esto nos lleva a un sobreconsumo miope, algo que también vemos en la industria agroalimentaria. Según estos autores, la combinación de demasiada información y el FOMO (el miedo a perdernos algo) es la receta perfecta para la infobesidad, en la que nuestras mentes están sobrealimentadas por contenido de bajo valor nutricional. Las redes sociales son como máquinas dispensadoras de *snacks* ultraprocesados digitales.

Además, sufrimos de falta de concentración y buscamos dopamina barata, sin ser capaces de mantener el foco y la atención de manera sostenida. Sumamos a esto la impresionabilidad y el contagio emocional, lo que nos lleva a conductas impulsivas para cazar esos *snacks* digitales continuamente. Y, sin embargo, nos sentimos vacíos. La inercia nos lleva a no cambiar de conducta porque salir de nuestra zona de confort resulta incómodo y requiere energía y esfuerzo. Por otro lado, como seres irracionales, somos fácilmente manipulables mediante sesgos cognitivos y desencadenantes emocionales, lo que nos convierte en consumidores impulsivos en lugar de evaluadores racionales.

Todo esto explica perfectamente nuestra facilidad para volvernos adictos a las redes sociales y a otras aplicaciones tecnológicas.

Ahora yo te pregunto: si quieres vivir más tiempo, ¿cuánto de ese tiempo gastarás en redes sociales? Pensemos en una persona que pasa tres horas al día consumiendo redes. No es ninguna exageración; de hecho, hay mucha gente que dedica aún más tiempo a esta actividad. Con esta tasa de consumo estable durante cuarenta años, esta persona habría gastado cinco años consumiendo contenido digital. Esto, sin contar el tiempo que dedicamos a ver series de manera compulsiva en plataformas de *streaming*, cuyo promedio de uso en la gente joven es de dos horas diarias.

Si el tiempo es oro, ¿cuánto estás dispuesto a pagar a las plataformas supuestamente gratuitas? ¿Adónde destinas el oro de tu tiempo?

Este tema me ha obsesionado en los últimos tiempos, por lo que he leído mucho y he reflexionado (más) sobre ello. No termino de verle una solución global: los intereses de las grandes empresas tecnológicas y los ejércitos de ingenieros y científicos que tienen para hacernos adictos son demasiado grandes. Además, cabe añadir que ahora mismo estamos viviendo una gran revolución con la inteligencia artificial (reflexionaremos sobre ella más adelante).

Puntos clave

En un mundo en el que necesitas estar presente en un escaparate virtual, es muy difícil huir de los tecnotóxicos. Los consejos que te pueda dar al respecto es posible que no sean suficientes, pero procura al menos reflexionar sobre ello. Estas son las recomendaciones básicas:

✓ Identifica cuántas horas al día dedicas a actividades tecnológicas no esenciales.
✓ Establece límites claros de uso de las redes sociales y *streaming*.
✓ Practica descansos digitales programados.
✓ Dedica más tiempo a actividades que nutran tu cuerpo y mente, como el ejercicio o la lectura.
✓ Cuando estés con personas reales, hagan un pacto entre todos: no se saca el celular.

La encrucijada VIII

No debes caer en la desesperación en ningún momento. Enfréntate a los enemigos por muy feroces que sean, porque tienes las armas para hacerlo. ¿Qué decides?

☞ OPCIÓN 1:
- Reduces al mínimo tu exposición a productos tóxicos en casa.
- Consumes alimentos locales y orgánicos, evitas el contacto de la comida con plásticos y priorizas envases de vidrio.
- Ventilas tu casa cada día.
- Haces descansos digitales programados.
- Aprendes a lidiar con lo que te estresa.

☞ OPCIÓN 2:
- La quimiofobia es de charlatanes.
- El plástico es el mayor invento del siglo xx y el celular, el del siglo xxi.
- Si el aire estuviera tan contaminado, ya lo habrían prohibido.

15

Cuida tu cerebro y tus sentidos

Necesitas tener todos tus sentidos alerta y un cerebro despierto para ganar este Juego. Los sentidos te permitirán captar la información, y tu cerebro, tomar las mejores decisiones para no quemarte en el fuego del estrés oxidativo ni tropezar con proteínas mal plegadas que te harían caer por el acantilado de la senescencia celular.

Con el tiempo, otro sentido cobrará cada vez mayor importancia: la intuición. Con ella podrás llegar lejos, tomar cada vez mejores decisiones y ser un auténtico héroe en tu Gran Aventura de la Vida Longeva.

15.1. *MENS SANA*

El desafío de mantener una mente sana y activa

Si algo nos preocupa del envejecimiento, además de la discapacidad física general y de nuestro aspecto, es la función cerebral. Queremos mantener nuestro cerebro joven hasta el final de nuestros días.

Durante mis muchos años de trabajo en diversos hospitales, tuve, por desgracia, muchísimos pacientes que sufrían los estragos de diferentes tipos de demencias, el deterioro cognitivo en grado extremo. Lo que al principio se manifiesta como pequeños despistes o fallos de memoria, cuando evoluciona con el tiempo, puede llevar a la persona a ser una carcasa de pellejo y huesos, postrada en una cama, sin poder alimentarse por sí misma ni llevar a cabo las funciones más básicas de los seres humanos.

En esta situación, una persona puede aguantar años, mientras se la alimente mínimamente, sobre todo, si se tratan con fármacos las complicaciones asociadas, especialmente, infecciosas. Es devastador no solamente para esa persona, sino también para sus seres queridos, que sienten que su marido, mujer, padre o abuelo ya se fue hace mucho.

Se espera que la prevalencia de la demencia aumente en el futuro. Hoy, pasa del 1 o el 2 por ciento en las personas de más de sesenta y cinco años a una afectación de hasta el 30 por ciento en los mayores de ochenta y cinco años. En general, la demencia es más frecuente en las mujeres, sobre todo, por la mayor esperanza de vida. De hecho, concretamente, la enfermedad de Alzheimer les afecta más a ellas.

La buena noticia es que el 45 por ciento de los casos de demencia se podrían prevenir, según un artículo publicado en *The Lancet* en 2024. En mi opinión, considero que probablemente se podrían evitar incluso más casos de demencia si se utilizaran estrategias más agresivas de medicina del estilo de vida y de optimización nutricional.

Para prevenir la demencia, en ese artículo se dan recomendaciones específicas, aunque algo tibias, para esas catorce causas modificables de demencia, que son: menor nivel educativo, lesiones en la cabeza, inactividad física, tabaquismo, consumo excesivo de alcohol, hipertensión, obesidad, diabetes, pérdida auditiva, depresión, escaso contacto social, colesterol alto, disminución de la agudeza visual y contaminación del aire. A continuación, vamos a comentar estas causas por apartados yendo más allá de lo estándar:

- Ir en contra de una publicación de *The Lancet* puede parecer una locura. Aun así, me voy a arriesgar: no estoy de acuerdo con el concepto simplificado del colesterol alto como marcador para el riesgo de demencia, ya que se debería valorar el perfil lipídico de un modo mucho más completo. De hecho, las estatinas, que bajan el colesterol, podrían ser incluso perjudiciales. Se trata de un tema muy polémico, pues la mayoría de los médicos y de la industria farmacéutica se centran en el colesterol como culpable de mil males, cuando la realidad es mucho más compleja. Me gusta mucho el enfoque del doctor Esteban Larronde, que tiene un curso magistral sobre arteriosclerosis, donde aborda este tema de una forma muy profunda y más apropiada.

- Por otro lado, la hipertensión, la obesidad y la diabetes, de manera conjunta, forman parte del síndrome metabólico y tienen unas causas comunes detrás. Por esto, más que enfocarse en tratar cada una de estas cuestiones aisladamente con fármacos, lo que habría que hacer es ir a sus causas. Precisamente, que haya sociedades científicas y congresos separados para cada uno de estos factores de riesgo hace que se siga manteniendo un enfoque muy farmacocentrista en su abordaje, en vez de ir a la raíz de su génesis.

- Es muy importante tratar adecuadamente tanto la pérdida auditiva como la visual en cuanto aparezcan, realizando cribados. Más adelante veremos recomendaciones específicas para la salud visual y la salud auditiva.

- Las lesiones en la cabeza hacen referencia no solo a las ocasionadas por deportes como el boxeo, sino también al futbol y otras actividades. Es fundamental utilizar casco yendo en bicicleta, patines, patín y esquiando.

- El sedentarismo es muy perjudicial, al igual que el tabaquismo y el consumo de alcohol. El alcohol mata neuronas y el tabaco es perjudicial para la salud cerebral y el resto del organismo.

- En cuanto a la depresión y el escaso contacto social, el ser humano es un animal social y necesita tanto sentirse útil como tener contacto con otras personas, además de relaciones personales significativas y un propósito en su vida. Sin embargo, es importante valorar en cada caso si las causas que llevan a la depresión quizás sean comunes con la demencia. A menudo están relacionadas con cuestiones como la falta de micronutrientes. Por ejemplo, el déficit de magnesio, de omega 3 y de vitamina D es sumamente perjudicial para la salud cerebral y puede contribuir a generar tanto trastornos ansioso-depresivos como demencia, después de un largo periodo de neuroinflamación y neurodegeneración.

- En cuanto a la contaminación del aire, desde luego que es deletéreo, pero recuerda que es crucial prestar atención también a los tóxicos que están en los alimentos y en el agua que bebemos.

- El abordaje de la educación y el aprendizaje debería ser muy ambicioso e ir mucho más allá de la educación académica. Necesitamos alimentar cada día nuestra reserva cognitiva, es decir, la capacidad que tiene nuestro cerebro para compensar los cambios relacionados con el envejecimiento cerebral y para mantener el funcionamiento de este a pesar de que cumplamos años. Para ello, es primordial estimular la curiosidad a lo largo de toda la vida y aprender algo nuevo todos los días. Esto implica salir de nuestra zona de confort y realizar tareas que de verdad sean demandantes para el cerebro. Por supuesto, tener relaciones sociales enriquecedoras y mantener debates y charlas también es muy favorable para nuestra salud cerebral. En particular, sería muy recomendable:
  - Armar rompecabezas.
  - Dibujar y pintar.
  - Jugar al ajedrez y resolver sudokus, crucigramas...
  - Realizar un curso de inteligencia artificial o de otros aspectos relacionados con la tecnología.
  - Aprender a tocar un instrumento.
  - Explorar nuevos idiomas.
  - No utilizar la calculadora para operaciones matemáticas habituales del día a día.
  - Usar la mano no dominante para tareas diarias y otras como pintar o escribir.
  - No utilizar el GPS para ir a sitios a los que sabemos llegar.
  - Leer libros en papel y confeccionar mapas mentales de lo aprendido.
  - Escribir a mano.
  - Llevar a cabo ejercicio físico variado, por supuesto. El cerebro recibe muchas señales de tu sistema musculoesquelético y de cómo te mueves.

Salud cerebral óptima

Las herramientas que ya mencionamos en los capítulos anteriores también son fantásticas para nuestra salud cerebral: nutrición antiinflamatoria y prebiótica, hormesis con frío y calor, fotobiomodulación... Son verdaderos *boosters* nootrópicos. ¿Y qué es un *booster*? ¿O qué significa *nootrópico*? No te lo voy a decir: pon en marcha tus capacidades y busca tú su significado.

Hablando de nootrópicos, no existe un suplemento mágico para mantener el nivel cognitivo cerebral, si bien algunas sustancias sí tienen un resultado interesante. Aunque, recuerda, es crucial que intervengamos desde diferentes perspectivas. Ningún suplemento ni fármaco sustituye los abordajes del estilo de vida que ya conoces.

Desde el punto de vista de la nutrición, es importante saber que muchas de las recomendaciones habituales, como comer un poco de todo con moderación, incluyendo cereales en casi todas las comidas, no son la mejor estrategia para nuestra salud cerebral.

Por ejemplo, las dietas bajas en hidratos de carbono y, en particular, la dieta cetogénica, tienen muchos efectos interesantes para la salud cerebral. ¿Por qué?

La neuroinflamación y la neurodegeneración se asocian a problemas de disfunción mitocondrial y el manejo de la energía cerebral. Así, la flexibilidad metabólica y la mejoría de la energía cerebral son claves para mejorar y prevenir problemas de salud cerebral. Y, en este contexto, la dieta cetogénica o baja en hidratos de carbono es especialmente atrayente.

Además, es importantísimo contar con suficiente ingesta de grasas para que el cerebro tenga sustratos para mantener su estructura y función. Es particularmente crucial el papel de los ácidos grasos omega 3 DHA y EPA. Otras grasas neurosaludables son de tipo fosfolípido, como los plasmalógenos.

Otro ácido graso que se ha propuesto como esencial, C15:0 o ácido pentadecanoico (PDA), se encuentra, sobre todo, en la mantequilla, el queso, el yogur, los pescados grasos y en la grasa de cordero. Parece que tiene efectos ventajosos, especialmente, para la inflamación sistémica, la resistencia a la insulina, la diabetes y la esteatosis hepática metabólica. Además, como no lo producimos en nuestro cuerpo en cantidades suficientes, lo necesitamos tomar a través de la dieta. También se ha planteado que sería importante para la salud cerebral y, de hecho, se vende en forma de suplemento. Sin embargo, una dosis diaria de 100 mg cuesta unos 50 euros cada mes, cuando el *ghee* o la mantequilla ya contienen de 100 a 150 mg de C15:0, y 20 g de queso cheddar o gouda, de 100 a 200 mg.

Los nutrientes esenciales para la salud cerebral están comentados en la sección de «Suplementación» más adelante. No obstante, aquí voy a destacar ya uno especialmente interesante: el hongo melena de león, el rey de los suplementos cerebrales (con el permiso del magnesio y los omega 3).

PUNTOS CLAVE

✓ Mantén tu mente activa, aprende algo nuevo cada día (resolver rompecabezas, tocar un instrumento o explorar idiomas) y sal de tu zona de confort con tareas que desafíen a tu cerebro.

✓ Cuida tu salud metabólica con una dieta antiinflamatoria y rica en grasas saludables como omega 3, fosfolípidos y ácido graso C15:0, y realiza ejercicio físico regularmente.

✓ Detecta y trata a tiempo problemas de visión y audición mediante cribados periódicos para evitar su impacto en el deterioro cognitivo.

✓ Conéctate socialmente fortaleciendo tus relaciones, participa en actividades grupales y encuentra un propósito que dé sentido a tu vida.

✓ Evita el consumo de tabaco y alcohol, minimiza la exposición a toxinas ambientales y elige alimentos y agua libres de contaminantes siempre que sea posible.

✓ Integra herramientas adicionales como la fotobiomodulación, la terapia hormética con frío y calor y suplementos adecuados, siempre complementados con un estilo de vida saludable.

15.2. OLFATO Y GUSTO

El olfato es el sentido de la memoria y el deseo.

JEAN-JACQUES ROUSSEAU

La importancia del olfato en el envejecimiento

Aunque con la edad la capacidad del olfato puede disminuir, también puede ser un aliado contra el envejecimiento. El olfato está muy conectado con el cerebro, sobre todo, con el sistema límbico, que se relaciona con la regulación de las emociones, la memoria y el estrés. Se sabe que la pérdida de la agudeza del olfato se asocia a un aumento del riesgo de problemas cognitivos y también emocionales.

Cuando me infecté con el virus de COVID por primera vez, sufrí anosmia total durante varias semanas y te aseguro que me sentí desesperada. De hecho, hay personas con pérdida total de olfato que llegan a tener depresión grave, incluso con ideas suicidas.

El olfato es uno de nuestros mecanismos de defensa y nos alerta de peligros en el ambiente. Además, aunque no nos demos cuenta, es importante en las relaciones con otras personas, sobre todo, a un nivel no siempre muy consciente. Por ejemplo, si alguien huele muy mal, nos puede generar mucho rechazo e incomodidad, porque va a ser complicado que se lo digamos por miedo a dañar sus sentimientos. Nadie quiere ser un apestoso.

Se estima que entre el 4 y el 6 por ciento de las personas de la población general tienen anosmia, y este porcentaje afecta hasta al 14 por ciento de los mayores de sesenta y cinco años, aumentando su prevalencia con la edad, de manera que el 80 por ciento de las personas con más de ochenta años tienen pérdida de olfato. Sin embargo, muchas veces ni siquiera se pregunta por este sentido a las personas (yo incluyo esta pregunta en la historia clínica).

El deterioro del olfato se relaciona con enfermedades neurodegenerativas. Por esto se ha explorado cómo el entrenamiento olfatorio podría mejorar no solo el olfato, sino también la memoria y el bienestar general. Además, se ha comprobado que este entrenamiento mejora la función cognitiva, en concreto, la fluencia verbal semántica y la memoria de trabajo, así como reduce los síntomas depresivos y protege frente al deterioro cognitivo.

También en personas que ya tienen demencia se pueden mejorar síntomas como la agresividad, la agitación, las alucinaciones y la irritabilidad.

Por otro lado, tener problemas olfativos aumenta la ansiedad y la depresión, disminuye la calidad de vida y se asocia a todo tipo de emociones negativas. También interfiere en la alimentación e incluso puede resultar en exponerse a comida en mal estado, a químicos peligrosos o a envenenamientos. Además, si no eres capaz de detectar tu propio olor corporal, puedes acabar con sensaciones de aislamiento, alienación y disminución de la higiene y el cuidado personal, lo cual no ayuda a lograr una longevidad saludable.

Es más, la disminución de la función olfatoria es un marcador de mortalidad en la gente mayor. Cuando ya aparece la anosmia, se asocia de manera independiente al aumento del riesgo de mortalidad en cinco años. Las personas que tienen alteraciones en su capacidad olfativa cuentan con un 46 por ciento más de riesgo de muerte a los diez años que las personas que huelen *normal*.

Curiosidad: el olfato en el rendimiento físico

El olfato nos puede servir incluso para el entrenamiento físico. Hay un estudio muy curioso en el que se comprobó que una persona se visualizaba entrenando y consiguiendo su mejor marca en peso muerto. A la vez que realizaba el ejercicio de visualización, se exponía al aroma de un aceite esencial. Después, cuando iba a realizar el ejercicio de verdad, se le daba a oler ese mismo aceite esencial. Resultado: ¡mejora de la marca real!

Entrenamiento olfatorio

Por eso sería importante prestar atención a nuestro olfato y realizar tareas específicas de entrenamiento olfatorio si notamos que decae. Se pueden utilizar, sobre todo, aceites esenciales. Normalmente se recomienda utilizar aromas de diferentes categorías olfativas, como floral, fresco, cítrico y especiado. Por ejemplo, podríamos optar entre rosa y geranio, eucalipto, menta, limón o naranja, y clavo de olor o canela. Es importante que sean aceites con aromas muy fuertes y que se puedan distinguir bien.

Las sesiones de entrenamiento deberían llevarse a cabo dos veces al día con una duración de al menos cinco o diez minutos. Así, se huele cada aroma entre veinte y treinta segundos, con varias respiraciones profundas y lentas. Se recomienda realizar la sesión sentado de manera relajada, cerrando los ojos e incluso visualizando mentalmente el origen del aroma y asociándolo con imágenes relacionadas con el olor. De esta forma, se mejora también la conexión entre la memoria y el olor. También sería bueno descansar al menos diez o veinte segundos entre cada aroma.

Después de un mes, sería recomendable ir cambiando uno o dos de los aromas del principio de manera paulatina cada semana. Se pueden utilizar muchos aceites distintos como lavanda, toronja, vainilla, café, aceite de árbol de té... Además, se pueden ampliar sus ventajas utilizándolos en aromaterapia con difusores.

Es conveniente llevar un diario de entrenamiento y escribir qué se ha percibido, la intensidad, la emoción asociada... El entrenamiento olfatorio es una tarea a largo plazo y pueden pasar meses hasta conseguir resultado, pero la constancia es esencial. **Recuperar y mantener nuestro sentido del olfato es clave para una longevidad saludable y una mejor calidad de vida.**

Yo misma realicé este entrenamiento. No olerme a mí misma, o no poder aspirar el aroma del café por la mañana, era perturbador. Así que entrené mi olfato con ahínco durante semanas. Además, utilicé suplementación específica. El primer día que fui capaz de nuevo de sentir el café, cerrando los ojos y dejando que su aroma inundara mi cerebro, fue memorable.

Fue también un aprendizaje maravilloso, a pesar de lo mal que lo pasé cuando creía que no recuperaría el olfato. Hay muchas cosas en la vida que damos por supuestas y no nos damos cuenta de lo valiosas que son hasta que las perdemos. En mi caso, ahora valoro mucho más mi olfato que antes.

Saborea la vida

El envejecimiento hace que se pierda sensibilidad a los sabores, sobre todo, al dulce y al salado, tanto por las alteraciones del olfato, como por la disminución del número de papilas gustativas. La menor producción de saliva también influye negativamente.

La pérdida del gusto puede hacer que se coma con más sal o azúcar, lo que no ayuda a llevar una dieta más longevitista.

El gusto se puede entrenar al igual que el olfato. Asistir a un curso de cata de aceite de oliva, chocolate o café puede ser una magnífica forma de entrenar estos dos sentidos de manera simultánea.

Puntos clave

✓ Presta atención a tu sentido del olfato: si notas una disminución, consulta a un profesional de la salud y realiza entrenamiento olfatorio.

✓ Usa el olfato en otras áreas de tu vida: considera aplicar el sentido del olfato para mejorar el rendimiento en actividades físicas o cognitivas mediante la asociación de aromas.

✓ Come alimentos muy variados y céntrate en saborear la comida.

15.3. Vista

> Mientras estos órganos se utilicen en un estado de tensión psicofísica, la *vis medicatrix naturae* no se presentará, y los defectos visuales seguirán, e incluso empeorarán.
>
> Aldous Huxley

La visión y su relevancia en nuestra vida

El ser humano es un animal visual. Necesitamos tener una buena vista para relacionarnos con nuestro entorno y, por este motivo, es muy importante prevenir la posible alteración de la agudeza visual con la edad. Hay muchos problemas visuales que pueden aparecer debido al envejecimiento. Los más frecuentes son:

- Presbicia
- Cataratas
- Degeneración macular asociada a la edad
- Glaucoma

Además, con el envejecimiento aumenta la prevalencia de otros problemas, como la retinopatía diabética, el síndrome del ojo seco, el desprendimiento de retina y la pérdida de la visión nocturna.

El ojo se considera un santuario inmunológico, porque, en general, se limita mucho la respuesta inmune dentro de él, para mantener la transparencia y la función visual. Imagínate si se inflamara con la misma facilidad que otras partes del cuerpo: nos veríamos abocados a vivir como en la novela de Saramago *Ensayo sobre la ceguera*. Aun así, los ojos se ven afectados por la salud del resto del organismo: la retinopatía diabética es una causa muy importante de afectación de la vista, y los problemas metabólicos en general y la diabetes en particular son un factor de riesgo para los otros problemas de la vista, que repasaremos.

Presbicia

Te das cuenta de que tienes presbicia cuando quieres leer algo con letra muy pequeña y necesitas alejar mucho el texto para verlo, hasta que te falta brazo. El cristalino, la lente que tenemos dentro del ojo, va perdiendo con los años su capacidad elástica y se deteriora el enfoque.

Normalmente, la solución es usar lentes, aunque hay quien recurre a la cirugía. Suele aparecer a partir de los cuarenta años y más o menos se estabiliza a los sesenta. Se estima que a los cincuenta y cinco años prácticamente el cien por ciento de las personas tendrán algún grado de presbicia.

La presbicia sucede incluso en los cazadores-recolectores, donde la pérdida de visión cercana podría llegar a afectar en algún grado las tareas de precisión, así que no es un fenómeno demasiado dependiente del estilo de vida.

Degeneración macular asociada a la edad (DMAE)

La mácula es una zona de la retina importante para la visión central aguda, la percepción de color y la nitidez. En la DMAE esa parte del ojo se degenera. La DMAE es una causa importante de pérdida de visión central. Afecta al 1 por ciento de las personas entre los sesenta y cinco y los setenta y cuatro años, al 5 por ciento entre los setenta y cinco y los ochenta y cuatro, y al 13 por ciento de los mayores de ochenta y cinco años.

La DMAE aparece por la conjunción de factores genéticos y ambientales. Si tienes factores de predisposición genética de mayor riesgo de DMAE, te interesará saber cómo cuidarte para intentar prevenirla al máximo.

El factor ambiental que más aumenta el riesgo es el tabaquismo y aspectos nutricionales. En cambio, la alimentación puede ser protectora. Por ejemplo, una dieta rica en luteína reduce el riesgo del tipo más grave de DMAE en un 40 por ciento. La luteína es un carotenoide que está presente en las verduras de hoja verde y que en la retina actúa como una especie de filtro biológico de la luz. Además, es precursora de la zeaxantina, y ambas tienen un efecto antioxidante.

Por otro lado, una dieta rica en pescado tiene un efecto protector, gracias a los ácidos grasos omega 3, que forman parte de la membrana celular de los fotorreceptores de la retina y que ayudan a estimular la síntesis de un antioxidante endógeno muy importante, el glutatión.

Además, hay estudios que demuestran que los suplementos que contienen ácidos grasos omega 3, vitamina C, zinc, luteína, zeaxantina y resveratrol tienen un impacto positivo sobre la patología, por lo que, probablemente, en prevención también serían interesantes. En cualquier caso, el enfoque nutricional debería basarse en la combinación de una alimentación adecuada y los suplementos, no solo en estos últimos.

Cataratas

Consiste en una opacidad progresiva del cristalino, que normalmente es una lente transparente. En menores de cincuenta años, afecta a menos del 5 por ciento de las personas, pero a partir de esa edad, las cifras se disparan: 20-30 por ciento entre los cincuenta y los sesenta y cuatro años, 40-50 por ciento a partir de los sesenta y cinco, y, a partir de los setenta y cinco años, el 50-70 por ciento de la población tiene cataratas en uno o en los dos ojos.

La radiación UV, el envejecimiento, el tabaquismo, el alcohol, la diabetes y la obesidad son factores de riesgo para las cataratas, al igual que el uso de fármacos corticoides. En ocasiones, se relacionan con traumatismos oculares.

El déficit de antioxidantes en la dieta también influye de manera negativa; el estrés oxidativo y el estrés crónico pueden empeorar la situación.

Glaucoma

El glaucoma se debe al daño del nervio óptico por una presión excesiva dentro del ojo (aunque a veces la presión es normal).

Su riesgo aumenta con la edad, los antecedentes familiares, la miopía magna, la hipermetropía, la diabetes, ciertos factores étnicos, los corticoides, los traumatismos y las enfermedades cardiovasculares, sobre todo, la hipertensión arterial.

Consejos para mantener una buena salud ocular

Para prevenir estos problemas al máximo y disfrutar de una buena salud ocular, es fundamental:

- No fumar.
- Establecer una dieta rica en nutrientes, incluyendo ácidos grasos omega 3.
- Realizar ejercicio físico de forma regular.

- Llevar a cabo revisiones oculares regulares desde los cuarenta años para conocer el estado de nuestra salud ocular.
- Pasar más tiempo en exteriores, encontrando un equilibrio con la radiación ultravioleta, ya que nuestros ojos necesitan también la luz del sol. No deberíamos abusar de los lentes de sol, salvo que la exposición sea muy excesiva, porque entonces se nos pueden trastornar los ritmos circadianos.

En concreto, como cuidados visuales específicos, ahora que pasamos tanto tiempo leyendo o con pantallas, se aconseja:

- Seguir la regla del 20-20-20: cada 20 minutos, descansa la vista mirando un objeto a 20 pies (6 metros) de distancia durante 20 segundos.
- Alternar la mirada entre objetos cercanos y lejanos durante diez minutos al día.
- Realizar movimientos circulares suaves para masajear los párpados y así relajar los músculos oculares.
- Al trabajar con pantallas o leer, contar con las condiciones de luz adecuadas.

Métodos de visión natural: la experiencia de Aldous Huxley

Hay varios métodos de visión natural. Aldous Huxley, el autor de *Un mundo feliz*, en ello fue un pionero. En su libro *El arte de ver* cuenta cómo tenía muchísimos problemas con la vista por un ataque de queratitis *punctata* a los dieciséis años, que hizo que sufriera ceguera casi total durante dieciocho meses. Además, padecía hipermetropía y astigmatismo.

Después, pasó a ver algo con lentes, pero su vista era muy mala. A los cuarenta y cinco años, cada vez le costaba más leer, hasta que decidió probar un proceso de reeducación visual. Tras un par de meses, consiguió llegar a leer sin lentes y sin esfuerzo ni cansancio. Es más, incluso la córnea empezó a aclarársele.

En su libro, Huxley relaciona la educación visual con la psicología y la filosofía. Da una respuesta a por qué la oftalmología ortodoxa no aplica los principios para tener una buena visión. También comenta que, cuando se habla de la vista, solo se presta atención a los ojos, y no a la mente.

Huxley consiguió mejorar su visión con las enseñanzas del doctor W. H. Bates, autor de *Visión perfecta sin gafas*. En este libro, Bates comenta muchos casos de solución de la presbicia. Los métodos que propone son inocuos, por lo que, si quieres mejorar tu vista, te recomiendo leer ambos libros. También hay cursos en internet que te guían paso a paso por la senda de la mejoría de la vista.

Otro autor visionario, nunca mejor dicho, es Jacob Liberman, quien nos ilumina el camino de la vista por un mundo lleno de luz.

Puntos clave

✓ Recuerda que lo básico para tu vista es el ejercicio, una dieta rica en nutrientes y no fumar.

✓ Programa revisiones oculares desde los cuarenta años para detectar posibles problemas a tiempo.

✓ Aplica la regla del 20-20-20 al usar pantallas o leer.

✓ Pasa más tiempo al aire libre, equilibrando la exposición al sol y protegiendo tus ojos adecuadamente cuando haya máxima exposición UV.

✓ Explora métodos de visión natural.

15.4. Oído

La pérdida de la agudeza auditiva nos dificulta muchísimo la vida y nos puede aislar socialmente. Además, se asocia con la aparición de demencia. Por otro lado, decir que son *cosas de la edad* cuando una persona oye mal, gritarle o hablarle de manera simple, solo por tener pérdida auditiva o ser mayor, hace que también su autoimagen pueda sufrir mucho.

Presbiacusia, equilibrio y acúfenos

En la presbiacusia se pierde capacidad auditiva, sobre todo, para sonidos más agudos. Aparece por la degeneración de un tipo de células especiales, las ciliadas, en el oído interno, y también por problemas del nervio auditivo. Además, puede manifestarse rigidez del tímpano y de los pequeños huesos que están en el oído medio, junto con posibles problemas de flujo sanguíneo en el oído interno.

La presbiacusia afecta a un tercio de las personas mayores de sesenta y cinco años y a la mitad de los que tienen más de setenta y cinco. Cuando se asocia a los acúfenos, ¿para qué queremos más?

Otros problemas de oído tienen cierta predisposición genética, como la otosclerosis. Sin embargo, los factores ambientales son pésimos para la salud auditiva, como la exposición a ruidos de manera continua o muy fuertes de forma discontinua.

También hay fármacos que pueden dañar el oído y que se utilizan muy a menudo en muchos problemas de salud asociados a la edad. Por otro lado, los problemas de equilibrio en parte pueden tener que ver con alteraciones del nervio vestibular o de la zona del cerebro que gestiona este sentido.

Piensa en cuando somos niños, cómo nos gusta saltar en un pie, jugar a que el suelo es lava o poner a prueba nuestro sentido del equilibrio. Muchas personas, conforme van cumpliendo años, cada vez juegan menos y ya no trabajan esta capacidad de ir en un solo pie o andar por un lugar estrecho. **Lo que no se usa se pierde**, decía ya Hipócrates.

El equilibrio es una capacidad que puedes entrenar, y no depende solo del oído interno y el nervio vestibular. También son importantes el cerebro, el cerebelo y la propiocepción. Esta última es la capacidad de percibir la posición y el movimiento del cuerpo en el espacio; disminuye con el envejecimiento, aumentando el riesgo de caídas. El movimiento es fundamental para mantener a tono tanto la propiocepción como el equilibrio.

Cómo cuidar el oído y prevenir problemas asociados al envejecimiento

Para cuidar el oído, el estilo de vida saludable, evitar tóxicos y tener una buena alimentación es fundamental. Además, sería conveniente no utilizar audífonos en absoluto o, si se utilizan, hacerlo a un volumen más bien bajo.

El ruido es muy dañino para el oído, sobre todo, en entornos laborales, y muchas veces los audífonos que cancelan el ruido no son suficientes. La contaminación acústica está muy presente en las ciudades y a menudo no nos damos ni cuenta. España, por ejemplo, es un país extraordinariamente ruidoso. Si alguna vez tienes ocasión de ir a Finlandia, lo comprobarás en cualquier restaurante. Te lo pongo como ejemplo porque ahí es donde he experimentado el silencio más auténtico. Y no es que la gente no hable, es que no se trata de una competencia a ver quién grita más. En general, sería muy deseable vivir en sociedades más silenciosas.

Por otro lado, si la audición de verdad está afectada, es necesario utilizar ayudas auditivas. No reconocer que no se escucha bien o decir «Si no hay ruido y me hablas claro y a la cara, te entiendo», son actitudes habituales de las personas con problemas de audición.

Es un error creer que si una persona mayor escucha a la familia y se entiende con ellos ya es suficiente. Nada más lejos de la realidad: cualquier deterioro de la agudeza auditiva se debe corregir, porque aumenta el riesgo de demencia y depresión, al aislar a la persona.

Desde el punto de vista nutricional, una alimentación prebiótica, antiinflamatoria, rica en micronutrientes y antioxidantes y otras moléculas bioactivas, además de omega 3, es de ayuda: hay una asociación inversa entre la ingesta de ácidos grasos omega 3 y la pérdida auditiva.

Por otro lado, minerales como el magnesio y el zinc son importantes para las personas que tengan acúfenos. En este escenario, se han probado muchos suplementos. Quizás el más estudiado es el ginkgo biloba, aunque la evidencia sobre su utilidad es contradictoria, probablemente, porque hay muchos tipos de acúfenos.

En cualquier caso, en el caso del oído, los suplementos quizás no tengan mucha utilidad en general, salvo en un contexto personalizado de estrategia de suplementación.

En los últimos años, he sufrido varias veces problemas de oído, con acúfenos, sensación de ocupación del oído, distorsión auditiva, incluso algo de mareo. Me realizaron un estudio muy completo y todo era normal. En ocasiones, lo solucionaba con osteopatía craneal, porque tenía un exceso de tensión en el músculo que jala el tímpano, pero la última vez ya nada funcionaba. Finalmente, llegué a la conclusión de que tenía que ver con mi *burnout* y el estrés crónico.

Hay quien dice que cuando tienes problemas de oído sin que se encuentre una causa en las pruebas es porque *no quieres oír*, metafóricamente, algo que necesitas escuchar, de ti mismo, de tu cuerpo o de otras personas. En mi caso, así fue. Sin embargo, lo primero es examinar posibles causas orgánicas y cuidar también este sentido tan importante para nuestra conexión con el entorno.

PUNTOS CLAVE

- ✓ Evita el uso de audífonos o utilízalos a un volumen bajo si son necesarios.
- ✓ Reduce la exposición a ruidos fuertes y procura vivir o pasar tiempo en entornos más silenciosos.
- ✓ Reconoce y trata la pérdida auditiva con ayudas auditivas como audífonos cuando sea necesario.
- ✓ Entrena tu equilibrio a través de actividades y ejercicios que lo estimulen.

La encrucijada IX

Con tu intuición y tu sentido magnético, avanzas por el Juego entrenando a tu cerebro para tomar buenas decisiones. ¿Cuál será la de este capítulo?

☞ **OPCIÓN 1:**

- Priorizas la salud cerebral con hábitos saludables y una dieta neuroprotectora.
- Mantienes tu mente activa aprendiendo algo nuevo cada día: armas rompecabezas, exploras idiomas, tocas instrumentos y desafías tu cerebro.
- Realizas ejercicio físico regular y prácticas que favorecen la conexión social y el propósito vital.
- Cuidas tus sentidos con hábitos específicos: entrenamiento olfatorio, revisiones periódicas de vista y oído, atención al equilibrio y la propiocepción...
- Limitas la exposición a ruidos fuertes y minimizas el uso de audífonos.

☞ **OPCIÓN 2:**

- ¿Para qué tanto cerebro si la IA ya lo hace todo por nosotros?
- Sigues comiendo ultraprocesados, porque esto de la neuronutrición es otra moda.
- Qué pesadilla lo de hacer ejercicio. ¿Levantar el control remoto cuenta?

16

Suplementación

En una Gran Aventura, puedes llevar contigo pociones que te aporten un extra de energía cuando más lo necesites o incluso una vida extra. O tal vez encuentres frutos rojos u hongos mágicos que te den superpoderes. Sin embargo, sin comida, un buen mapa y claridad en el camino a seguir, tus pociones no servirán de nada. Además, las que sirven a tus compañeros de aventura quizás no sean las mejores para ti.

16.1. Optimización nutricional

Introducción

La teoría del triaje de Joyce McCann y Bruce Ames establece que las vitaminas y los minerales en sus niveles óptimos son fundamentales para prevenir diversas enfermedades asociadas al envejecimiento, como el cáncer, las cardiovasculares, la osteoporosis o las neurodegenerativas.

Esta teoría establece que, si la disponibilidad de una vitamina o mineral es moderadamente inadecuada, la naturaleza se asegurará de que las funciones que son esenciales, desde un punto de vista evolutivo, como la supervivencia a corto plazo o la reproducción, serán protegidas a expensas de aquellas que son menos esenciales. A su vez, estas funciones menos esenciales son todas las que no tienen un efecto negativo a corto plazo ni en la reproducción.

Por ejemplo, necesitas que tu corazón tenga energía para latir, pero da igual (para tu supervivencia) que tu cabello sea abundante y brillante. Desde el punto de vista evolutivo, no importa si tienes arrugas y estar estreñido o bajo de ánimos no te mata. Esto no significa que una deficiencia de una vitamina o mineral en concreto sea la única causa para una enfermedad asociada al envejecimiento, pero sí será un factor contribuyente. Por eso es tan sumamente importante la optimización nutricional. Las recomendaciones oficiales de micronutrientes a menudo están diseñadas para no tener enfermedades carenciales, es decir, para no morir. Sin embargo, envejecer con salud o incluso pretender rejuvenecer con esas recomendaciones mínimas puede ser complicado según el micronutriente que examinemos. La cantaleta de «con una dieta variada se pueden conseguir los micronutrientes suficientes para tener una buena salud» es ingenua. Es posible que así pudiera ser si viviéramos en un entorno sin estrés crónico, en contacto con la naturaleza, sin exposición continua a miles de tóxicos, descansando bien, en simbiosis con nuestra microbiota, una buena salud intestinal, sol a raudales acariciando nuestra piel, etc. Sin embargo, poca gente vive así.

Por otro lado, los alimentos cada vez tienen una menor densidad nutricional y comer la cantidad suficiente de comida con esta alta densidad nutricional, sin que nos pasemos con la ingesta energética y los macronutrientes, también puede ser complicado.

Una parte de las recomendaciones oficiales para establecer la ingesta necesaria de micronutrientes se basa en la ingesta poblacional o en los niveles en sangre que tiene una población supuestamente sana. Estas recomendaciones ignoran las diferencias individuales de base genética o derivadas de los hábitos. Por ejemplo, yo misma tengo una variación genética que hace que necesite más vitamina C.

La dificultad en establecer unas adecuaciones de la ingesta de micronutrientes más precisas parte del hecho de que, en general, hay una tendencia muy frecuente en la medicina a abordar los micronutrientes como si fueran fármacos, es decir, para recomendar la suplementación con omega 3, magnesio o vitamina D, se exige que consigan prevenir o curar enfermedades por sí solos. Afirmo desde ya que sería mala praxis procurar prevenir o tratar cualquier tipo de problema de salud complejo solamente con la suplementación como un único micronutriente.

Tanto en el estudio ANIBES que se ha realizado en España como en una reciente publicación sobre los micronutrientes en todo el mundo, se comprobó que una gran parte de la población tiene ingestas deficientes de múltiples micronutrientes. Por lo tanto, se debe evaluar a cada persona de manera individual y ajustar su suplementación de manera personalizada. Si tienes la posibilidad de acudir a un nutricionista o a un médico actualizado en la optimización de micronutrientes, te será de gran ayuda en tu estrategia global de rejuvenecimiento. Si no te es posible o si tu profesional de referencia te dice que con la dieta variada es suficiente, te voy a dar aquí unas pautas básicas que se pueden considerar más o menos universales.

De forma global, cuando hablamos de suplementación y de optimización nutricional, podemos distinguir:

- Nutrientes que suelen ser deficitarios en una gran parte de la población y que se pueden recomendar a la mayoría: el magnesio, los ácidos grasos omega 3 (si no se come suficiente pescado y marisco) o la vitamina D (si no hay suficiente exposición solar).
- Nutrientes con mayor variabilidad individual en la necesidad de suplementación, pero cuya ingesta también suele ser deficitaria: colina, vitamina C, zinc, yodo...
- Nutrientes muy específicos que pueden ser útiles en situaciones individuales, como el molibdeno, el boro o el cromo.
- Nutrientes con efectos interesantes demostrados como la creatina, la teanina o la taurina.
- Suplementos preventivos o terapéuticos: hongos medicinales, fitoterapia, componentes bioactivos...
- Suplementos que modulan la microbiota: probióticos, prebióticos, posbióticos y sinbióticos.

Como ves, es un campo muy amplio y sería una locura, además de económicamente inviable, tomar todos los suplementos posibles del mercado.

Confieso que este capítulo me genera emociones encontradas. Muchas personas buscan rejuvenecer con la suplementación, con tecnología o con terapias avanzadas. Sin embargo, lo más importante sigue siendo el estilo de vida: ejercicio, alimentación, ritmos circadianos... Todo lo que ya hemos visto hasta ahora y lo que veremos en el capítulo 19; de hecho, ese capítulo quizás sea el más importante de todos.

Por estos motivos, no puedo recomendar una pauta de suplementación universal, ya que no me parece responsable. En mi libro sobre el sistema inmunitario, *El sistema inmunitario por fin sale del armario*, hago una revisión exhaustiva sobre las vitaminas, los minerales y otros suplementos, te animo a acudir ahí a buscar información más completa si es necesario.

16.2. Magnesio

El magnesio y sus funciones

Empecemos por el magnesio, un mineral sobre el que podríamos escribir un libro entero. No voy a hacer una revisión exhaustiva de la necesidad de suplementarse con magnesio, pero añadiré algunas referencias sobre él. Una deficiencia corporal total de magnesio (independientemente de que en un análisis de sangre tengamos suficiente magnesio aparente) se asocia con todas y cada una de las características del envejecimiento que ya revisamos. Por lo tanto, juega un factor causal también en todas las enfermedades relacionadas con un envejecimiento no saludable.

El magnesio es tan esencial que regula, según diversas fuentes, más de 600, o incluso hasta 800, reacciones o funciones diferentes en el cuerpo. Su deficiencia es muy frecuente en la población. Obviamente, el magnesio por sí solo no es la fuente de la eterna juventud, pero su déficit es muy problemático y debe corregirse.

Es muy difícil conseguir ingerir suficiente magnesio solamente con una dieta saludable. Esto se debe, por un lado, a muchos factores que aumentan las necesidades de magnesio y provocan un mayor riesgo de déficit, y, por el otro lado, al hecho de que hay alimentos, como las verduras de hoja verde, que cada vez contienen menos magnesio. Los alimentos más ricos en magnesio son:

- Las verduras de hoja verde
- Los frutos secos y las semillas
- El cacao
- Los pseudocereales

También encontramos magnesio en las legumbres y los cereales integrales; sin embargo, habría que comer grandes cantidades para conseguir una ingesta suficiente, por lo que no son una fuente óptima de este mineral. La biodisponibilidad del magnesio aumenta con:

- La vitamina D y la vitamina B6
- La ingesta de alimentos no procesados
- La fibra fermentable
- El agua rica en magnesio
- La proteína de suero lácteo

A la vez, hay factores que disminuyen la absorción de magnesio, como:

- Los productos ultraprocesados
- La ingesta excesiva de calcio
- El alcohol
- Los refrescos
- El consumo excesivo de café
- Algunos fármacos
- La hipoclorhidria (disminución de ácido en el estómago)

Suplementación con magnesio

Si solo tuvieras que elegir un suplemento, en la inmensa mayoría de los casos, probablemente sería el magnesio. Recientemente, se ha publicado una revisión sobre la importancia del magnesio en cada una de las cinco partes de la capacidad intrínseca de la OMS. Las tienes detalladas en la tabla 13. Quiero hacer especial hincapié en que el magnesio es fundamental para la salud ósea y la salud muscular. Por eso, lo necesitamos para hacer ejercicio físico de una manera óptima durante toda la vida. Además, no podemos olvidar su papel en la provisión de energía y en la función cerebral, así como su importancia en la reparación del ADN.

Hay muchas formas de magnesio para suplementarse. Quizás lo más sencillo sea elegir una combinación de citrato con glicinato de magnesio en una dosis de entre 200 y 400 mg de magnesio elemental al día, aunque, según tus características individuales, la necesidad puede ser mayor. Por otro lado, existen formas de magnesio más específicas para la salud cerebral, como el treonato o el ATA-Mg.

En la inmensa mayoría de los casos, el magnesio es un suplemento muy seguro. Solamente está contraindicado en casos de enfermedades de la unión neuromuscular, como la miastenia gravis, y en situaciones de enfermedad renal crónica de grado moderado o grave, en las cuales el nefrólogo a cargo del paciente tendrá que valorar el equilibrio hidroelectrolítico de forma muy específica.

Tabla 13. El papel del magnesio en la integridad muscular
y el envejecimiento

COGNITIVO
- o **Aprendizaje**
  - Antagoniza de manera no competitiva la activación de los receptores NMDA.
  - Esencial para la utilización de ATP y la síntesis como cofactor.
- o **Actividad neuronal**
  - Antagoniza de manera no competitiva la activación de los receptores NMDA.
  - Esencial para la utilización y síntesis de ATP como cofactor.
  - Actúa como agonista del receptor GABA.
  - Modula las proteínas de los canales y fortalece las uniones sinápticas eléctricas (*gap junctions*).
  - Apoya las funciones mitocondriales centrales.
- o **Memoria**
  - Antagonista no competitivo de la activación de los receptores NMDA.

PSICOLÓGICO
- o **Salud mental**
  - Actúa como agonista del receptor GABA.
  - Exhibe potencial antioxidante.
  - Regula el cortisol a través de la neurotransmisión de ACTH.
  - Antagoniza de manera no competitiva la activación de los receptores NMDA.
  - Mejora la síntesis de serotonina y su interacción con el receptor.
- o **Sueño**
  - Actúa como agonista del receptor GABA.
  - Cofactor en la síntesis de serotonina.
  - Regula el cortisol a través de la neurotransmisión de ACTH.

SENSORIAL

○ **Visión**
- Regulador en la vía del estrés oxidativo.
- Componente de los fotorreceptores en la retina y el cristalino.
- Mantiene el equilibrio iónico intracelular.
- Inhibe la actividad elevada de la óxido nítrico sintasa inducible.
- Apoya las funciones mitocondriales esenciales.
- Bloquea los canales de calcio y los receptores NMDA.
- Reduce la producción de endotelina 1.
- Esencial para la utilización y síntesis de ATP como cofactor.

○ **Audición**
- Antagoniza los canales de calcio tipo L.
- Disminuye la liberación de glutamato.
- Antagoniza de manera no competitiva la activación de los receptores NMDA.
- Exhibe potencial antioxidante.

VITALIDAD

- Metabolismo energético
- Apoya las funciones mitocondriales centrales.
- Esencial para la utilización de ATP y la síntesis como cofactor.

○ **Respuesta inmune**
- Regula el crecimiento, proliferación y función de los linfocitos.
- Sintetiza y libera mediadores inmunes.
- Modula los mediadores antiinflamatorios y el estrés oxidativo.

○ **Salud respiratoria**
- Inhibe la liberación de calcio en presencia de sustancias proinflamatorias.
- Previene la liberación de mediadores del estrés y la inflamación.
- Inhibe los canales de calcio dependientes de voltaje.

○ **Metabolismo de glucosa e insulina**
- Cofactor para enzimas de carbohidratos y metabolismo.
- Activa la secreción de insulina.
- Inhibe el estrés oxidativo y la inflamación.
- Regula la secreción de insulina.

○ **Salud cardiovascular**
- Incrementa la producción de prostaciclina y óxido nítrico.
- Estabiliza las membranas celulares y aumenta el umbral de la membrana.
- Reduce la vasoconstricción arterial.
- Disminuye la endotelina 1.
- Reduce la secreción de aldosterona.
- Inhibe la agregación plaquetaria.
- Cofactor para la fosfatasa de pirofosfato y la lipoproteína lipasa.
- Inhibe el estrés oxidativo y la inflamación.
- Inhibe los canales de calcio (Ca).

○ **Salud metabólica**
- Normaliza las reacciones enzimáticas en el hígado.
- Inhibe el estrés oxidativo y la inflamación.

LOCOMOCIÓN

○ **Salud articular**
- Contribuye a la flexibilidad articular.
- Desempeña un papel en el metabolismo del cartílago.
- Inhibe el estrés oxidativo y la inflamación.
- Influye en la formación de colágeno.

○ **Salud muscular**
- Esencial para la síntesis de proteínas.
- Participa en la contracción muscular.
- Es esencial para la utilización de ATP y su síntesis como cofactor.
- Apoya las funciones mitocondriales centrales.
- Inhibe el estrés oxidativo y la inflamación.
- Regula el equilibrio de electrolitos.

○ **Salud ósea**
- Mejora la solubilidad de los minerales en los cristales de hidroxiapatita.
- Estimula la proliferación de osteoblastos.
- Inhibe el estrés oxidativo y la inflamación.

Fuente: Elaboración propia a partir de Souza, A. C. R. *et al.*, «The Integral Role of Magnesium in Muscle Integrity and Aging: A Comprehensive Review», *Nutrients*, 15, 24 (2023), p. 5127.

16.3. Omegas y otras grasas

Omega 3: DHA y EPA

La mayoría de las grasas beneficiosas para la salud las puedes obtener con una alimentación adecuada. Así, si comes marisco y pescado, conseguirás tener suficiente omega 3.

Por otro lado, es importante no ingerir un exceso de omega 6. El desequilibrio entre los omega 6 y los omega 3 es proinflamatorio, aunque necesitamos matizar un poco esta cuestión: existen algunos omega 6 interesantes, como el ácido gamma-linolénico (GLA), con efectos antiinflamatorios. Este se encuentra fundamentalmente en el aceite de onagra, de borraja, de semillas de cáñamo y de semillas de grosella negra. Como no solemos consumir estos tipos de aceite, los podemos tomar en forma de suplemento.

Aunque es verdad que el cuerpo puede producir GLA, con el envejecimiento, el estrés y los déficits de algunos micronutrientes, puede ser insuficiente para nuestras necesidades. Es una grasa especialmente relevante para la memoria y la modulación de los productos de glicación avanzada. El aceite de onagra en particular se usa en la menopausia, aunque la evidencia no parece otorgarle demasiado efecto para mejorar sus síntomas. Aun así, como tiene otros efectos beneficiosos, sobre todo, para la inflamación y para el envejecimiento, puede ser de interés.

En cuanto a los omega 3 DHA y EPA, estos tienen múltiples funciones para el sistema inmunitario, la salud cardiovascular, la cerebral y la ocular, la mejora de la respuesta al ejercicio y un largo etcétera. Una estrategia adecuada de suplementación sería su ingesta los días que no comas pescado ni marisco a una dosis entre 250 y 2 000 mg al día.

Otros ácidos grasos

También los omega 7, como el ácido palmitoleico, son importantes para nuestra salud. Se encuentran, sobre todo, en el aceite de espino amarillo, en las nueces de macadamia, en pescados grasos como el salmón y las sardinas y en el aceite de aguacate. Tienen propiedades antiinflamatorias, cardiovasculares y múltiples beneficios para la salud de la piel y las mucosas.

Sobre los plasmalógenos y el C15:0 ya te hablé antes. Recuerda: come ostras, mejillones, mariscos, vísceras de mamíferos, huevos y productos lácteos fermentados para asegurar el aporte de los plasmalógenos, y un poco de mantequilla, *ghee* o queso para el de C15:0.

16.4. Vitaminas D y K

Vitamina D

El déficit de vitamina D es una verdadera pandemia catastrófica y supone graves consecuencias para múltiples aspectos relacionados con la salud. Por desgracia, hay todo un movimiento agresivo para desacreditar la necesidad de optimizar los niveles de esta vitamina.

No voy a hacer una revisión exhaustiva sobre el tema de la vitamina D, ya que para eso tienes el fantástico libro de María Hernández Bascuñana, *Vitaminados*. Aquí repasaremos solo algunos conceptos básicos.

Si te expusieras lo suficiente al sol a lo largo de todo el año, es posible que pudieras tener unos niveles no del todo inadecuados de vitamina D, sobre todo, si vives en un entorno sin contaminación. Sin embargo, por ejemplo, en España, desde septiembre u octubre hasta abril o mayo, por el cambio del ángulo de la radiación solar, es difícil fabricar la vitamina D que necesitamos. De esta manera, es muy común que los niveles de esta vitamina sean subóptimos. Aun así, sigo insistiendo en que debemos exponernos al sol lo suficiente a lo largo de todo el año por sus otros beneficios.

Hay datos preclínicos que indican que el déficit de vitamina D está asociado con muchas enfermedades y trastornos relacionadas con el envejecimiento, como cáncer, neurodegeneración, diabetes tipo 2, hipertensión y enfermedades cardiovasculares, anemia, inmunosenescencia, sarcopenia y osteoporosis. Además, el déficit y la resistencia a la vitamina D por alteraciones del receptor de esta vitamina son fenómenos que participan de las enfermedades autoinmunes y autoinflamatorias.

Si examinamos la evidencia clínica de la vitamina D en relación con los rasgos distintivos del envejecimiento, la encontramos en la inestabilidad genómica, el acortamiento de los telómeros, las alteraciones epigenéticas, la inflamación crónica y la senescencia celular. También se ha encontrado en algún estudio que la suplementación con vitamina D aumentó significativamente la actividad de la telomerasa.

Asimismo, hay evidencia biológica plausible con respecto a otras características relacionadas con el envejecimiento, incluida la disfunción mitocondrial. Es especialmente interesante saber que la vitamina D previene la oxidación de proteínas, la peroxidación de lípidos y el daño del ADN y que indirectamente regula la autofagia, las modificaciones epigenéticas, las anomalías de ADN, la señalización del calcio y los radicales libres.

Además de sus funciones para la salud ósea, la vitamina D tiene una miríada de otras funciones, como las inmunomoduladoras, y es imprescindible para la salud cerebral y la cardiovascular.

Se han evaluado los efectos de la suplementación con vitamina D en diversos aspectos relacionados con el envejecimiento, aunque muchos de estos estudios utilizan dosis muy bajas de esta vitamina o durante un corto periodo de tiempo. Por ejemplo, administrar 800 UI de vitamina D al día durante seis meses es poco menos que ridículo. Lo mismo podríamos decir de la administración de 2 000 UI al día durante tres meses. En algunos estudios, la suplementación es tan baja como 600 UI al día.

La suplementación con vitamina D por sí sola no va a ser suficiente para contrarrestar los efectos del envejecimiento. Sin embargo, necesitamos que sus niveles no sean suficientes, sino óptimos, al menos de 50 ng/ml. Para alcanzar estos niveles, es posible que muchas personas, sobre todo, si tienen una piel no muy clara, necesiten suplementarse una gran parte del año. En esta tabla vemos cuáles podrían ser las dosis propuestas de suplementación (utilizando vitamina D3), si no tenemos acceso a la medición de niveles.

Tabla 14. Recomendaciones de dosis de vitamina D
para países desarrollados

EDAD	INGESTA RECOMENDADA (IMC NORMAL)	RECOMENDACIÓN PARA SOBREPESO-OBESIDAD	LÍMITE SUPERIOR
0-12 meses	400-1 000 UI/d	400-1 000 UI/d	2 000 UI/d
1-18 años	600-1 000 UI/d	600-1 000 UI/d	4 000 UI/d
18-70 años	1 500-2 000 UI/d	3 000-6 000 UI/d	10 000 UI/d
>70 años	1 500-2 000 UI/d	3 000-6 000 UI/d	10 000 UI/d
Embarazo (14-18 años)	1 500-2 000 UI/d	3 000-4 000 UI/d	4 000 UI/d
Lactancia (14-18 años)	600-1 000 UI/d	1 200-3 000 UI/d	4 000 UI/d
Embarazo (>18 años)	1 500-2 000 UI/d	3 000-6 000 UI/d	10 000 UI/d
Lactancia (>18 años)	1 500-2 000 UI/d	3 000-6 000 UI/d	10 000 UI/d

Fuente: Elaboración propia a partir de Kimball, S. M.; y Holick, M. F., «Official recommendations for vitamin D through the life stages in developed countries», *European Journal of Clinical Nutrition*, 74, 11 (2020), pp. 1514-1518.

Vitamina K

La vitamina K tiene dos formas principales:

- K1: presente, sobre todo, en verduras de hoja verde como las espinacas, las acelgas o el brócoli. Su función principal se relaciona con la síntesis hepática de proteínas importantes para la coagulación de la sangre.
- K2: se ingiere, sobre todo, en fermentados como el *natto* o quesos como el *pecorino*, emmental, *brie*, roquefort o camembert, y en el hígado y la yema de huevo. Además, la microbiota intestinal saludable puede fabricar vitamina K2. Es importante para funciones extrahepáticas, como la mineralización del hueso.

Es relativamente fácil recibir suficiente vitamina K1 en la dieta, pero en Europa la ingesta de K2 es escasa, entre 10 y 50 mcg al día, si la comparamos con la de Japón (hasta 200-450 mcg/día), por ejemplo.

En los últimos años, se ha descubierto la importancia de la vitamina K2 para:

- Prevención de calcificaciones en arterias, de las fibras de elastina cutáneas, de tejidos conectivos como tendones...
- Salud metabólica: mejora la sensibilidad a la insulina.
- Protección anticarcinogénica.
- Producción de proteínas reguladoras del sistema inmunitario.
- Prevención de daño neuronal al regular el estrés oxidativo y la neuroinflamación.
- Mejoría de la función mitocondrial.
- Modulación de la autofagia.
- Salud renal.
- Salud articular y ósea.

Por todo ello, la vitamina K2 es un suplemento idóneo para complementar la vitamina D3, no solo por la salud ósea. Además, es muy seguro: por la alimentación ya se pueden ingerir hasta cientos de microgramos de vitamina K2. Por ello, de 50 a 100 mcg de esta vitamina al día puede ser una dosis mínima eficaz, aunque hay quien toma más. Ni siquiera hay establecida una dosis máxima superior, pero más no tiene por qué ser mejor. En cualquier caso, en el contexto de una alimentación con fermentados y vísceras, es posible que la suplementación no sea necesaria.

Por último, la vitamina K interfiere con anticoagulantes clásicos, como al acenocumarol, pero no con los directos de nueva generación.

16.5. VITAMINA B12

De las vitaminas del grupo B, me centro en esta porque su déficit es relativamente frecuente y tiene consecuencias a nivel celular y tisular, así como en todo el organismo en los mecanismos relacionados con el envejecimiento.

Así, su falta se relaciona con alteraciones de la microbiota, la actividad de la metionina sintasa y la actividad de la MMUT (metilmalonil-CoA mutasa). Esto conduce a un incremento de la homocisteína y una reducción de un donante universal de metilos, el SAMe, y de un antioxidante potente como es el glutatión reducido, además de a un aumento del ácido metilmalónico y a una disminución de los procesos de metilación.

Todo ello origina:

- Neurotoxicidad e inflamación neural.
- Estrés oxidativo con aumento de los radicales libres del oxígeno, con oxidación del ADN y de las proteínas.
- Alteración de la metilación de histonas y, por lo tanto, alteraciones epigenéticas.
- Alteración de la metilación del ADN, con inestabilidad genómica.
- Disfunción de las sirtuinas.
- Disminución de la desacetilación de histonas.
- Daño mitocondrial.
- Inflamación y disminución de la regeneración tisular.

Todo ello tiene como resultado final el SASP (fenotipo secretor asociado a senescencia) y las enfermedades relacionadas con el envejecimiento, en un contexto de *oxi-inflammaging*.

Uf, me acaba de entrar miedito de tener déficit de vitamina B12. ¿Cómo puedes saber si es tu caso? La solución parece sencilla: medir los niveles de vitamina B12 en la sangre. Sin embargo, puede ser que no haya suficiente vitamina B12 dentro de las células, aunque esta vitamina esté circulante supuestamente en cantidad suficiente.

Por otro lado, los métodos de análisis también pueden detectar sustancias que son análogos corrinoides de la vitamina B12: da la impresión de que hay suficiente vitamina B12, cuando en realidad las células están deficitarias. Estos análogos se parecen a la vitamina B12, pero no son funcionales para nuestros procesos; presentes en algas como la espirulina y en algunos fermentados, también se producen por la microbiota. No son tóxicos, pero pueden ocupar espacio en las proteínas de transporte o medirse como si fuera B12. Por eso, es importante medir también la holotranscobalamina, la homocisteína y el ácido metilmalónico, que permiten evaluar de manera más precisa los niveles funcionales de la B12 y si está llevando a cabo sus funciones adecuadamente.

Para absorber la vitamina B12, es muy importante tener una adecuada fabricación de ácido gástrico. Sin embargo, por el envejecimiento o el estrés crónico, se puede producir una hipoclorhidria, o sea, una falta de ácido en el estómago. Por esta razón, puede que los niveles de B12 no sean los óptimos.

Por otro lado, es particularmente interesante la relación entre la vitamina B12 y la microbiota, especialmente, sus relaciones con *Akkermansia muciniphila*, porque la vitamina B12 cambia su metabolismo de forma favorable.

No necesitamos un exceso de vitamina B12. Si tienes una buena salud gástrica y comes productos de origen animal (el hígado es el más rico en ella), no te hace falta suplementarte. En cambio, si se estima que hay un déficit o si no comes productos de origen animal, necesitas un suplemento: la forma más cómoda es la administración sublingual. En cualquier caso, es importante averiguar la causa del déficit si lo hubiera.

16.6. OTROS MINERALES Y VITAMINAS

Todos los minerales y vitaminas son importantes y, para optimizar nuestra salud y nuestra longevidad, necesitamos cantidades adecuadas de ellos. Esto no quiere decir *demasiada* cantidad. Entonces, ¿cuánto nos hace falta de cada uno y qué es *demasiado*?

Veamos el ejemplo de la vitamina C. Es poco probable que las recomendaciones oficiales, que se basan en parámetros que no buscan optimizar la longevidad, sean suficientes para garantizar la fabricación de suficiente colágeno para una adecuada prevención del envejecimiento de la piel o para nuestros tendones y ligamentos.

En la tabla 15, tienes un resumen de minerales y vitaminas importantes, muchos de los cuales se podrían conseguir a través de la alimentación en condiciones ideales.

Sin embargo, la inmensa mayoría de la población no ingiere ni siquiera el 80 por ciento de las recomendaciones oficiales de muchos nutrientes. En el caso del zinc, el porcentaje de personas que no llega a esa ingesta es del 92 por ciento. Otro ejemplo poco conocido: la colina es un nutriente con funciones como la integridad de las membranas o el metabolismo de la homocisteína. En un estudio de España se demostró que el 60 por ciento de las participantes (mujeres embarazadas) no tomaba suficiente colina. En Estados Unidos, solo el 10 por ciento de la población general ingiere la colina que necesita. De la misma manera, podríamos revisar uno a uno cada nutriente.

Lo que te interesa saber es si tú llegas a los requerimientos que necesitas de manera individualizada, algo no siempre fácil. En esta tabla 15, se indican los alimentos más ricos en esos nutrientes. La alimentación ha de ser variada en fuentes tanto vegetales como animales, para asegurar todos los nutrientes en su mínimo y evitar la enfermedad carencial. Pero para optimizar la salud y buscar la longevidad, es posible que algunos de ellos necesiten ser suplementados.

Sin embargo, como te decía, no puedo dar una pauta única. Por ejemplo, las vitaminas A y E en exceso, al ser liposolubles, pueden generar problemas. La A no se debe tomar si eres una mujer en busca de embarazo o embarazada. Los minerales en exceso también generan desequilibrios e intoxicación. Por ejemplo, el zinc debe estar en equilibrio con el cobre, y el exceso de hierro puede ser inflamatorio. Además, si un micronutriente está deficitario, es importantísimo averiguar la causa del déficit, como comentaba para la vitamina B12.

Por todo ello, para una verdadera optimización nutricional de precisión para lograr una longevidad saludable, es necesaria la individualización. Y lo debo recordar una vez más: ningún suplemento contrarresta los efectos negativos de un estilo de vida proinflamatorio y envejecedor. La base de la longevidad está en tus hábitos diarios a largo plazo, no en el dinero que te gastes en suplementos.

Tabla 15. Otros minerales y vitaminas básicos para una buena salud
y longevidad

NUTRIENTE	BENEFICIO PRINCIPAL	FUENTES NATURALES
Vitamina C	Antioxidante, soporte inmunitario, síntesis de colágeno	Cítricos, kiwi, pimientos
Zinc	Reparación del ADN, función inmunitaria, actividad antioxidante	Nueces, bivalvos, carne roja
Selenio	Protección antioxidante, función tiroidea	Nueces de Brasil, pescado
Hierro	Transporte de oxígeno, función mitocondrial	Carne roja, hígado, yema de huevo, legumbres
Vitamina E	Protección de membranas celulares, antioxidante liposoluble	Frutos secos, pescado
Yodo	Salud tiroidea, salud cerebral	Mariscos, huevos, leche
Colina	Síntesis de neurotransmisores, salud cerebral	Huevos, hígado, soya
B1 (Tiamina)	Producción de energía, función neurológica	Cereales integrales, legumbres, carne magra
B2 (Riboflavina)	Protección antioxidante, metabolismo energético	Lácteos, huevos, vegetales de hoja verde
B3 (Niacina)	Aumento del NAD+, salud cardiovascular	Pollo, atún, cacahuates
B5 (Ácido pantoténico)	Producción de energía, síntesis de hormonas y lípidos	Huevos, aguacate, frutos secos
B6 (Piridoxina)	Metabolismo de proteínas, reducción de homocisteína	Pescado, plátanos, papas
B7 (Biotina)	Salud de la piel, cabello y uñas	Huevos, frutos secos, aguacate
B9 (Folato)	Síntesis de ADN, prevención de deterioro cognitivo	Vegetales de hoja verde, legumbres

Fuente: Elaboración propia.

16.7. Aminoácidos y proteínas

Colágeno

El colágeno es la proteína más abundante en nuestro organismo. Es fundamental para la piel, los huesos, los tendones y cualquier órgano con tejidos conectivos, es decir, prácticamente todo el cuerpo. Habrás visto que hay un cierto debate sobre la suplementación con colágeno, porque hay quien cree que al ser una proteína no será aprovechada porque se digiere. Esto es cierto, y no la vamos a absorber como una proteína entera, sino en forma de aminoácidos o péptidos, que sí nos interesan. El colágeno es una proteína especial porque tiene mucha cantidad de glicina y prolina. Hay muchos estudios científicos que buscan comprobar si es útil en suplementación oral. Hasta ahora la evidencia disponible nos dice que sí, con base en las investigaciones centradas sobre todo en el colágeno hidrolizado. Consumir entre 2.5 y 10 g de colágeno hidrolizado al día ayuda a mejorar la salud tanto de la piel como de las articulaciones.

Cuando se toma colágeno hidrolizado, viaja por la sangre en forma de grupos de dos o tres aminoácidos juntos. Estos péptidos derivados del colágeno llegan a la piel donde se acumulan y aumentan la actividad de los fibroblastos y la producción de nuestro propio colágeno, clave para prevenir arrugas y mejorar la elasticidad. Estimulan también la producción de ácido hialurónico, que mejora la hidratación cutánea. Además, estos péptidos estimulan la producción de una proteína esencial en la restauración de la función de barrera de la piel, la filagrina.

Asimismo, hay estudios que demuestran que estos péptidos mejoran la masa magra, la estructura de los tendones, la masa muscular y la fuerza máxima y favorecen la recuperación de la fuerza reactiva después de ejercicios que puedan producir daño muscular.

Los beneficios se empiezan a notar a partir de las cuatro semanas. Es un suplemento seguro que no tiene efectos adversos. Por otro lado, es particularmente importante porque no solemos ingerir fuentes naturales de colágeno, como, por ejemplo, el caldo de huesos. Si te tomaras una taza de caldo de huesos todos los días, podrías ahorrarte este suplemento.

Glicina

Ya hablamos antes sobre el desequilibrio en nuestra dieta entre la metionina y la glicina. Lo ideal sería consumir vísceras y caldo de huesos para aumentar nuestra ingesta de glicina, pero, como no suele ser el caso, la otra posibilidad es utilizar un suplemento de glicina.

La mejor forma de consumirla es en polvo, incluso podrías utilizar este aminoácido como un endulzante en una infusión o el café, porque tiene un sabor ligeramente dulce. En modelos animales, la administración de glicina ha mostrado aumentar el tiempo de vida de un gusano (*C. elegans*), ratas y ratones. Por esto, se están estudiando sus propiedades como geroprotector.

La glicina es especialmente interesante para el sistema nervioso y para mejorar el sueño. En población sana se ha visto que disminuye la fatiga diurna. También mejora la sensibilidad a la insulina. Además, es importante para producir colágeno.

La dosis diaria de glicina es de entre tres y cinco gramos, e idealmente se debería tomar en la cena o antes de ir a dormir.

Taurina

Si te hablo de la taurina, quizás lo primero que te venga a la cabeza sea un famoso refresco que te promete dar alas. Acto seguido, quizás pienses en que produce una excitación sin parangón.

La taurina es un aminoácido no proteinogénico que contiene azufre y que está en todo el cuerpo, sobre todo, en tejidos que, sí, se excitan. Estoy hablando del corazón, la retina, el cerebro y el músculo esquelético. ¿Qué te habías pensado?

El hígado fabrica una pequeña cantidad de taurina a partir de la cisteína. También la obtenemos de la ternera, el pavo y el pollo de carne más oscura, los mejillones y las almejas. Así, se trata de un nutriente condicionalmente esencial, porque a menudo no producimos la suficiente cantidad para nuestras necesidades.

En algunas enfermedades, como las cardiovasculares o la diabetes tipo 2, hay bajos niveles de taurina. Esta es muy importante para la función mitocondrial, la protección del estrés del retículo endoplásmico, la estabilización de las membranas celulares, el metabolismo energético y la neuromodulación. Además, tiene efectos cardioprotectores, antiinflamatorios y antioxidantes, disminuye el daño en el ADN y aumenta la resistencia muscular. En animales, existen estudios muy interesantes que muestran efectos favorables frente al envejecimiento.

Por eso, se propone que, al tratarse de un suplemento seguro y barato, podría incorporarse en una pauta de suplementación para la salud general y la longevidad. La recomendación es tomar 3 g al día de manera prolongada.

Creatina

La creatina es una molécula que se produce en nuestro cuerpo a partir de arginina, glicina y metionina, fundamentalmente en el hígado y, en menor cuantía, en los riñones y el páncreas. Es importante para regenerar el ATP y, por lo tanto, para la producción de energía, sobre todo, cuando hay una alta demanda de esta, ya sea por gran actividad física o mental.

La creatina está presente también en algunos alimentos como la carne y el pescado. Como suplemento tiene muchísima evidencia acumulada tanto en la población general, como en personas de edad avanzada, especialmente, para el ejercicio de fuerza y anaeróbico. Adicionalmente, se ha estudiado para el rendimiento cognitivo y la salud mental, donde los resultados son cada vez más prometedores tanto para la memoria, como para diversos aspectos cognitivos, el estado de ánimo o el sueño.

Es un suplemento muy seguro; aunque hay gente que cree que es dañina para el riñón, no es así. La creatinina, un marcador analítico que se utiliza para evaluar la función renal, aparece cuando la creatina y la fosfocreatina se descomponen. Por este motivo, hay personas que creen que, por una ligera elevación de la creatinina cuando se está tomando creatina, los riñones están sufriendo. No es verdad: hay estudios con dosis de hasta más de 10 g al día sin que haya ningún tipo de daño renal.

Lo que sí es verdad es que tomando creatina el peso puede aumentar entre 1 y 2 kg por un incremento de la cantidad de agua en los músculos, pero en ningún caso es por acúmulo de grasa secundario a su toma.

La creatina monohidrato en forma de Creapure® es la más estudiada. Habitualmente, se recomienda realizar una carga de 0.3 g/kg/día durante una semana, seguida de 0.03 g/kg de mantenimiento. Por ejemplo, si pesas 70 g, podrías tomar 21 g diarios durante una semana y luego mantenerte con 2 g diarios, o incluso algo más. Sin embargo, la carga no es imprescindible y se puede tomar desde el principio una dosis de 3-5 g al día. Es un suplemento de uso seguro, que maximiza sus efectos a largo plazo.

Combinaciones de aminoácidos y proteínas

No pretendo ser ejemplo de nada, pero voy a contar mi caso particular.

A mí me cuesta mucho ingerir por la dieta la suficiente cantidad de proteína. Por eso, para asegurarme de no quedarme corta de estos aminoácidos tan importantes, tomo creatina, glicina, colágeno y taurina. Como son en polvo, es muy fácil añadirlos en agua y tomarlos de manera conjunta. Personalmente, prefiero hacerlo por la noche, después de la cena, porque me resulta más sencillo que andar pensando cuál es el momento óptimo para cada uno de ellos.

Hay épocas en las que me canso de tanto polvo y, entonces, simplemente, me tomo un descanso. Tampoco transporto polvos extraños en mis viajes: los botes son grandes. Una vez los mezclé en un bote más pequeño sin etiqueta y acabé dando explicaciones en el control de seguridad del aeropuerto. Se ve que tengo cara de buena y el detector de drogas no arrojó ningún resultado sospechoso, así que me dejaron irme con mis polvos a otra parte.

16.8. Suplementación específica

Hay muchísimos suplementos, más allá de los nutrientes esenciales, que se han propuesto como imprescindibles para potenciar la longevidad.

Sobre todo, se trata de componentes bioactivos fantásticos cuando se toman en la alimentación. Sin duda, contribuyen a mejorar nuestra salud en el contexto de una dieta muy variada y con muchos superalimentos. Sin embargo, con la alimentación no llegamos a las dosis que nos permite la suplementación.

Por ejemplo, para conseguir un gramo de resveratrol habría que beber entre 500 y 3 000 litros de vino tinto o entre 2 500 y 17 500 litros de vino blanco. O podrías comer casi tres toneladas de chocolate negro, dos toneladas y media de uva blanca o 2 500 kilos de manzanas. También te queda la opción de ingerir 53 kilos de piel de jitomate. Como ves, es muy complicado conseguir las cantidades de resveratrol que se toman en la suplementación a través de los alimentos.

Así que, si buscamos un efecto nutracéutico preventivo o terapéutico, la suplementación puede tener un papel clave.

Pero... hay muchas preguntas por responder:

- ¿Qué suplementos son los imprescindibles?
- ¿Cuál es la dosis óptima?
- ¿Durante cuánto tiempo se deberían tomar?
- ¿Los descansos son necesarios?
- ¿Cuáles son los efectos combinados de dos suplementos? ¿Y los de diez? ¿De cincuenta? (Comentaremos las combinaciones más adelante).
- ¿Qué efectos tienen los factores genéticos, epigenéticos, microbiómicos y metabolómicos individuales en los resultados de la suplementación?

Por eso, si bien la suplementación puede ser interesante, no es, al menos que sepamos hoy, el remedio mágico que nos va a llevar a vivir ciento veinte o ciento sesenta años. O, desde luego, no por sí sola.

Se podría escribir un libro solo sobre suplementos. De hecho, existen amplias monografías científicas sobre muchos componentes bioactivos. Se trata de sustancias que tienen múltiples efectos beneficiosos por diversos mecanismos de acción. Cada molécula tiene muchos efectos y cada efecto a su vez puede ser conseguido por diferentes moléculas. Veamos algunos ejemplos (incluyendo algún nutriente de manera adicional):

- Antioxidantes: resveratrol, astaxantina, vitamina C, glutatión, melatonina.
- Modulación de la inflamación: omega 3, quercetina, curcumina.
- Activadores de la autofagia y potenciación de AMPK: berberina, epigalocatequina galato, ácido alfalipoico.
- Apoyo a la función mitocondrial: coenzima Q10, PQQ, ribosa, azul de metileno.
- Senolíticos (eliminan células senescentes): quercetina+dasatinib, fisetina, apigenina.
- Senomórficos (modifican células senescentes): curcumina, metformina.
- Modulación de vías de reparación celular: NMN, NR, resveratrol, espermidina.
- Reguladores de la disbiosis: probióticos, prebióticos, fitoquímicos.
- Neuroprotectores: omega 3, melena de león, teanina.

A continuación, te incluyo una tabla con algunos suplementos interesantes, pero no es exhaustiva, ni tampoco te animo a que te lo tomes todo (o incluso puede que no necesites nada). Con muchos de los compuestos no hay aún demasiados estudios en humanos y, en la mayoría de los casos, no se conocen los resultados a muy largo plazo. Además, ninguno de ellos de forma aislada va a hacer que llegues a los ciento veinte parándote de manos. La suplementación siempre es mejor que vaya guiada por un profesional actualizado, para diseñar un plan personalizado según tus necesidades.

Tabla 16. Algunos suplementos se están investigando por su posible efecto para la longevidad

COMPUESTO	FUENTE NATURAL	EVIDENCIA EN ESTUDIOS EN HUMANOS	MECANISMO PRINCIPAL EN EL ENVEJECIMIENTO	DOSIS RECOMENDADA PARA LA SUPLEMENTACIÓN
Alfa-cetoglutarato (aKG)	Metabolito del ciclo de Krebs	Estudios preliminares sugieren efectos positivos en reducir la edad biológica en humanos, aunque los datos aún son limitados	Inhibe la síntesis de ATP y la vía de TOR, lo que simula la restricción calórica y promueve la longevidad	1-2 g/día, en forma de Rejuvant®
Astaxantina	Algas, salmón, camarones	Estudios limitados en humanos; ha mostrado reducir el estrés oxidativo en modelos animales y mejorar la función mitocondrial en humanos	Antioxidante potente, incrementa la actividad de SIRT1 y reduce el estrés oxidativo mitocondrial, protegiendo contra el daño celular	4-12 mg/día
Astragalósido IV	Astrágalo (*Astragalus membranaceus*)	Estudios limitados en humanos; algunos indican posibles beneficios en la salud cardiovascular y función inmunitaria	Protege los telómeros (extremos de los cromosomas), lo que podría retardar el envejecimiento celular, y reduce el estrés oxidativo	Aún no se ha establecido una dosis óptima en humanos, pero en suplementos suelen encontrarse entre 50-100 mg/día

Betaína	Betabel, espinacas, cereales integrales	Efectos antinflamatorios y de regulación del metabolismo de lípidos y glucosa; los datos preliminares sugieren beneficios en el envejecimiento celular	Donador de grupos metilo, influye en la metilación del ADN, un proceso clave en la regulación de genes y en la prevención del envejecimiento celular	Hasta 1-2 g/día según estudios preliminares
Coenzima Q10 (CoQ10)	Carnes rojas, pescados, nueces	Algunos estudios sugieren beneficios en enfermedades cardiovasculares e hipertensión y mejoras en marcadores de estrés oxidativo y envejecimiento en personas mayores	Participa en la cadena de transporte de electrones en las mitocondrias, disminuyendo el estrés oxidativo asociado con el envejecimiento	100-200 mg/día
Curcumina	Cúrcuma	Estudios en humanos sugieren efectos antioxidantes y antinflamatorios; mejora la función cognitiva y reduce marcadores de envejecimiento	Activa SIRT1 y AMPK, y vías relacionadas con la longevidad y reduce el daño celular	500-1 000 mg/día
Epigalocatequina galato (EGCG)	Té verde	Estudios en humanos sugieren efectos antioxidantes y protectores en enfermedades cardiovasculares y neurodegenerativas	Activa SIRT1 y AMPK, lo que reduce el estrés oxidativo y modula la inflamación, protegiendo contra el envejecimiento celular	200-400 mg/día

Espermidina	Germen de trigo, quesos curados, *natto*, hongos	Estudios preliminares sugieren beneficios en la función cognitiva y una asociación con menor mortalidad en humanos. Un estudio retrospectivo indicó menor riesgo de mortalidad en personas con mayor ingesta de espermidina	Estimula la autofagia, un proceso de limpieza celular que elimina componentes dañados y podría reducir la acumulación de proteínas dañadas en células envejecidas	1-3 mg/día en estudios actuales, aunque las dosis óptimas aún están bajo investigación
Fisetina	Fresas, manzanas, cebollas	Estudios en modelos animales y en fases iniciales en humanos sugieren efectos senolíticos y antinflamatorios; en fase de investigación clínica	Actúa eliminando células senescentes y modulando SIRT1, lo cual puede contribuir a la longevidad	Hasta 100 mg/día en estudios experimentales
Licopeno	Jitomates, sandía, toronjas rosadas	En estudios en humanos, mejora la salud cardiovascular y tiene efectos antinflamatorios y antioxidantes	Activa SIRT1 y reduce el estrés oxidativo, ayudando a mejorar la resistencia a la insulina y la salud vascular en la vejez	10-30 mg/día
Luteolina	Apio, perejil, tomillo, naranja, alcachofa	Estudios preclínicos muestran propiedades antioxidantes y antinflamatorias; en humanos, se están estudiando sus efectos antienvejecimiento	Inhibe la inflamación y reduce el estrés oxidativo, lo que ayuda a reducir el daño celular asociado con el envejecimiento	No establecida en humanos

Nicotinamida mononucleótido (NMN)	Aguacate, brócoli, pescado graso	Ha mostrado aumentar los niveles de NAD+ y mejorar la función mitocondrial y muscular en estudios preliminares en humanos	Incrementa los niveles de NAD+, promoviendo la función mitocondrial y la reparación del ADN	250-300 mg/día en estudios en humanos
Pterostilbeno	Arándano, almendra, uva	Resultados prometedores en estudios en animales; estudios en humanos aún en etapas iniciales, aunque muestra propiedades antioxidantes y antiinflamatorias	Similar al resveratrol, activa vías antioxidantes y genes asociados a la longevidad (como SIRT1 y SIRT2)	Hasta 250 mg/día
Quercetina	Cebolla, manzana, frutos rojos, moras	En humanos reduce la inflamación y el estrés oxidativo	Antioxidante, efecto senolítico, protección mitocondrial, estimula la autofagia	500-1 000 mg/día
Resveratrol	Uvas, vino tinto, moras, cacahuates	Estudios limitados en humanos; se ha observado mejoría en salud cardiovascular y algunos marcadores de envejecimiento celular en modelos animales	Activa la vía de SIRT1, lo cual regula el metabolismo y ayuda a reducir la inflamación y el daño oxidativo	Hasta 5 g/día; generalmente en rangos más bajos, como 250-500 mg/día para seguridad

Fuente: Elaboración propia.

16.9. FÁRMACOS

En esta sección, voy a comentar algunos fármacos que generan entusiasmo entre los longevitistas, pero no para animarte a que los tomes.

Metformina

Se trata de un fármaco antidiabético que se ha utilizado durante décadas y que es especialmente interesante en casos de resistencia a la insulina. En este sentido, diversas revisiones sistemáticas muestran que los diabéticos que toman metformina tienen una reducción de la mortalidad por todas las causas.

Además, la metformina contribuye a la disminución del estrés oxidativo y modula las vías de detección de nutrientes. En concreto, actúa contrarrestando el exceso de activación de mTOR y estimula la vía de AMPK. También aumenta la presencia de *Akkermansia* en el intestino, mejora la autofagia y puede ayudar a la biogénesis y la función mitocondrial.

Ya está en marcha un ensayo para evaluar su efecto en el envejecimiento durante seis años con más de 3 000 individuos entre los sesenta y cinco y los setenta y nueve años.

No son pocos los científicos y longevitistas, convencidos de su potencial, que ya la están tomando a dosis de entre 200 y 1 500 mg al día, como es el caso de Bryan Johnson (quien, además, toma acarbosa, que retrasa la digestión y la absorción de los hidratos de carbono).

Sin embargo, la metformina puede tener efectos adversos gastrointestinales y, además, inhibir constantemente la vía de mTOR puede ser contraproducente para las ganancias de masa muscular y el VO_2 máx.

Por otro lado, existen formas más naturales de estimular AMPK y reducir la resistencia a la insulina. Por ejemplo, la berberina es un suplemento que tiene efectos muy similares a la metformina y suele tolerarse mejor. Aun así, tampoco debería tomarse de forma continua si no se tiene diabetes ni resistencia a la insulina. Lo mismo es válido para la metformina. Actualmente, no hay suficiente evidencia para afirmar que vayas a vivir más por tomar metformina o berberina.

Ácido acetilsalicílico (AAS)

Las dosis bajas de aspirina tienen un papel beneficioso en la prevención de eventos cardiovasculares cuando el riesgo es moderado o elevado y frente al cáncer colorrectal. Por esto, es posible que, en poblaciones adultas con cierto riesgo de estas patologías, la aspirina en dosis bajas pueda ayudar a mejorar la expectativa de vida.

Sin embargo, en personas saludables puede aumentar el riesgo de diversos tipos de sangrados, sobre todo, gastrointestinales, y no parece que mejore claramente la supervivencia ni la longevidad, por lo que tomarlo *por si acaso* de manera crónica no parece, al menos con la evidencia disponible, una recomendación que se pueda considerar universal.

Rapamicina

La rapamicina (o sirólimus) se llama así porque se aisló originalmente de la bacteria *Streptomyces hygroscopicus*, encontrada en el suelo de la Isla de Pascua o Rapa Nui. La rapamicina se parece a los antibióticos macrólidos, como la azitromicina o la claritromicina, y es capaz de inhibir el crecimiento de algunos hongos.

Se utiliza como medicamento para evitar el rechazo en personas que han recibido un trasplante, sobre todo, de riñón. También se usa para recubrir *stents* para las arterias coronarias. Se comenzó a estudiar para retrasar el envejecimiento después de que en 2009 un artículo mostrara que prolongó hasta en un 38 por ciento la vida de ratones.

El principal mecanismo por el que la rapamicina parece tener ese efecto antienvejecimiento es el bloqueo de la mTOR. De hecho, esta vía se llama así precisamente por la rapamicina: mTOR significa *mammalian Target of Rapamycin*, es decir, 'diana de rapamicina de mamíferos'.

Para complicar la cuestión, el equipo de María Blasco del CNIO descubrió que la estrategia antienvejecimiento de la rapamicina en realidad es dañina cuando los telómeros son cortos. Al menos así sucede en ratones: la administración de rapamicina empeora las enfermedades y provoca vejez prematura cuando los ratones tienen los telómeros cortos; envejecen hasta un 50 por ciento más rápido si se les administra rapamicina. Parece ser que tener la vía de mTOR más activada cuando hay telómeros cortos puede ser necesario para compensar los problemas que surgen por ese acortamiento telomérico.

En los estudios en humanos, se sugiere que la rapamicina puede mejorar ciertos parámetros cardiovasculares, inmunitarios y de las barreras, y no se han observado efectos adversos significativos en personas saludables. Sin embargo, cuando ya existe un trastorno relacionado con el envejecimiento, aumenta el riesgo de infecciones y empeora el perfil lipídico. En un artículo que reportaba datos de 333 personas con uso fuera de ficha técnica (porque no está aprobada para ser usada en envejecimiento), parece que mejoraron funciones metabólicas y musculares, además de índices de fragilidad y otros biomarcadores de la edad: la rapamicina podría tener efectos geroprotectores, aunque todavía faltan muchos estudios.

Hay personas que ya toman rapamicina en sus protocolos antienvejecimiento. Sin embargo, nuestro amigo Bryan Johnson, que la tomaba cada dos semanas, la suspendió porque tenía algunas alteraciones en sus análisis que le preocupaban y que consideraba secundarias a ella.

Debemos recordar que es un fármaco inmunosupresor y, si bien parece tolerarse adecuadamente de forma intermitente, con un menor acúmulo de dosis que en su toma diaria, lo cierto es que en humanos aún no podemos afirmar que su toma crónica de verdad acabe siendo beneficiosa.

16.10. TERAPIAS HORMONALES

Envejecimiento y hormonas

El envejecimiento se asocia a la disminución de la producción de muchas hormonas, aunque no de todas. La manifestación más evidente de este declive es la **menopausia**, donde se pierde de manera rápida la producción de estrógenos y progesterona en las mujeres, con profundos efectos en el funcionamiento de todo el cuerpo, no solo en el sistema reproductivo.

En los hombres, la **andropausia** consiste en el declive gradual de la testosterona, que empieza a los veinte o treinta años y continúa de manera progresiva hasta el fallecimiento. También las mujeres tienen testosterona, aunque con unos niveles al menos diez veces inferiores a los de los hombres, y puede ocurrir que tengan una testosterona demasiado baja para sus necesidades.

Actualmente, vivimos en una época de disminución alarmante y generalizada de los niveles de testosterona: hoy los hombres tienen un 20 o un 30 por ciento menos de testosterona que sus abuelos a la misma edad. Así, los niveles medios de testosterona en la población desde los años ochenta han disminuido entre un 1.2 y un 1.3 por ciento ¡cada año!

La causa en parte es la exposición a los disruptores endocrinos en forma de xenoestrógenos, pero también la mala salud metabólica relacionada con un exceso de tejido adiposo. También el alcohol, el tabaco, el sedentarismo, la inflamación crónica, el estrés crónico, ciertos fármacos, las alteraciones del sueño y los déficits de ciertos micronutrientes contribuyen al déficit de testosterona.

Otros conceptos menos conocidos son la **adrenopausia**, en la que se produce la disminución de la producción de DHEA y DHEA-S, que son precursores de la testosterona, y la **somatopausia,** que implica una reducción de la producción de la hormona del crecimiento.

También se puede disminuir la producción de hormonas tiroideas, aunque a menudo este descenso no es tan importante como el de las otras hormonas comentadas.

Por otro lado, si hay alteraciones metabólicas, la insulina tiende a producirse en cantidades cada vez más elevadas en asociación a la resistencia a la insulina, salvo que se llegue a la diabetes y se pierda la capacidad de producción de esta hormona. Y si de algo andamos sobrados la mayoría es de cortisol por el estrés crónico. Su producción no disminuye por el envejecimiento *per se*, aunque su patrón circadiano se puede alterar; también puede haber alteraciones en su producción frente a los estresores, de manera que sea cada vez más difícil *apagar* la producción de cortisol después de un evento estresante.

¿Hormonas de la eterna juventud?

Como el envejecimiento se asocia a estas alteraciones endocrinológicas, se ha propuesto la administración de hormonas para intentar contrarrestar los efectos del decaimiento de su producción, sobre todo, de hormonas sexuales. Aunque hay estudios interesantes realizados acerca de la suplementación de testosterona, primero deberíamos hacer todo lo que podamos para mejorar los niveles de testosterona: ejercicio físico, tanto cardiovascular como de fuerza; perder el exceso de grasa y buscar una buena composición corporal; comer suficiente grasa; dormir lo necesario; disminuir las fuentes de estrés, y optimizar los micronutrientes, como el magnesio, la vitamina D y los ácidos grasos omega 3. También es importante exponerse al sol y evitar al máximo los disruptores endocrinos.

Si todo ello no funcionara, lo cierto es que los niveles bajos de testosterona se asocian a un aumento del riesgo de muerte y mala salud, pero habría que ver si es efectivamente por la testosterona o por las mismas causas que llevan a que la testosterona esté más baja. En caso de que sea necesaria la suplementación, esto lo debería valorar, de forma individualizada, un médico especializado en terapia hormonal en función de las características del paciente. La American Academy of AntiAging Medicine propone la utilización de hormonas bioidénticas. Estas terapias no tienen pleno consenso por parte de la medicina más farmacocentrista, pero su uso es amplio por los profesionales que tienen experiencia en medicina antienvejecimiento. Asimismo, se puede plantear la suplementación con DHEA y/o pregnenolona.

En cuanto a las mujeres, hay muchos estudios sobre la terapia hormonal con estrógenos en la menopausia. Los estrógenos se relacionan tanto con la salud del aparato reproductor como con la salud ósea, la función cardiovascular o la salud y el aspecto de la piel. Cuando se produce la caída de los estrógenos después de la menopausia, aumenta el riesgo de muchas enfermedades, como las cardiovasculares, la osteoporosis, la enfermedad de Alzheimer y la artrosis. Además, cambia el tipo de depósito de tejido adiposo, comenzando a acumularse la grasa en el abdomen si no se pone remedio.

En realidad, ya antes de la menopausia, hay mujeres que tienen problemas de déficit de estrógenos y de progesterona, a menudo por la presencia de disruptores endocrinos. Otras veces nos podemos encontrar con un exceso de estrógenos en relación con la progesterona, por los sospechosos-culpables habituales: xenoestrógenos, obesidad, ciertos fármacos, problemas hepáticos, alcohol...

La terapia hormonal, tanto la clásica con hormonas sintéticas o conjugadas como la bioidéntica, puede ayudar al menos en los síntomas, pero no queda del todo claro si realmente estas terapias van a hacer que se viva más tiempo. Desde luego, si no se hace bien la base (es decir, el ejercicio físico, la alimentación, el sueño, el control del estrés y de los tóxicos), las terapias hormonales, aunque sean bioidénticas, podrían contribuir, pero no nos harán llegar a los ciento veinte años por sí solas.

En cualquier caso, nunca se deberían utilizar estas terapias sin realizar análisis para evaluar los niveles hormonales y prescribir de forma individualizada las hormonas necesarias.

Piensa en ellas como una orquesta sinfónica en la que cada instrumento debe estar afinado y tiene su papel que interpretar. El director de orquesta es el cerebro, con la hipófisis y el hipotálamo, y cada uno de los instrumentos u hormonas debe sonar a la perfección. Sin embargo, si la sala de conciertos (tu cuerpo) tiene una pésima acústica, suenan celulares no apagados o el público hace ruido con bolsas de comida, la pieza no sonará bien, aunque llenes la sala de violines Stradivarius y pianos Steinway. Lo mismo sucede con las hormonas: aunque las aportes desde fuera, si no cuidas tus hábitos, tu cerebro y el resto de tus procesos, no lograrás una longevidad más saludable.

16.11. ESTRATEGIAS COMBINADAS: ¿MÁS ES MEJOR?

Hay quien piensa que, si de lo que se trata es de contrarrestar el envejecimiento y buscar el rejuvenecimiento, interesará tomar todo tipo de sustancias y realizar todos los abordajes posibles que permitan contrarrestar a la vez diferentes mecanismos de acción involucrados en el envejecimiento. Sin embargo, habitualmente, cuando se llevan a cabo estudios en los diferentes *hallmarks of aging*, casi siempre se examina una única sustancia, buscando habitualmente solo unos pocos mecanismos. No hay demasiados estudios de terapias combinadas y, en la mayoría de los casos, son en animales de experimentación. Por ejemplo, se ha ensayado combinar metformina con rapamicina y con esta combinación se ha comprobado un aumento del tiempo de vida mayor que el obtenido de forma aislada. También se han realizado estudios combinando rapamicina con acarbosa. Otras combinaciones probadas en animales son glicina con N-acetilcisteína o dasatinib con quercetina. Hay algunos otros ejemplos en este sentido, en los que la combinación resultó sinérgica y con un efecto positivo mayor que la suma de las partes.

La mayoría de los modelos de combinación que funcionan se han testado exclusivamente en modelos de enfermedad progeroide[9] en animales. Por ello, sería difícil exportarlos a humanos *a priori*, si bien de manera plausible pudieran funcionar. Suelen tener efectos biológicos interesantes, pero no siempre muestran un aumento del tiempo de vida de los animales de experimentación.

Por otro lado, hay otras combinaciones que no han mostrado efectos ni aditivos ni sinérgicos. Por ejemplo, las combinaciones de extracto de té verde, té negro y morina, así como de picnogenol, quercetina y taxifolina, no producen un efecto beneficioso mayor que el de cada uno de los componentes por separado.

En conclusión, no sabemos suficiente sobre los posibles efectos de los suplementos o fármacos específicos en el envejecimiento o el rejuvenecimiento, pero tenemos aún menos conocimiento sobre sus efectos combinados. Incluso puede pasar que los suplementos que teóricamente deberían funcionar de una manera excelente, sinérgica o aditiva, en realidad, de alguna manera desconocida, tengan un efecto incluso inconveniente.

De momento, la complejidad de las interacciones metabólicas supera con creces nuestra capacidad actual para entenderlas

---

[9] Es un modelo de enfermedad que simula un envejecimiento acelerado. En humanos, existen los síndromes progeroides, donde una mutación puntual causa un envejecimiento precoz y rápido.

al combinar sustancias en un cuerpo con múltiples factores individuales. Quizás en el futuro, con la inteligencia artificial, se puedan simular diversos escenarios clínicos para analizar masivamente la combinación de sustancias y las -ómicas individuales.

PUNTOS CLAVE

- ✓ El déficit de magnesio es muy frecuente y debe ser corregido.
- ✓ Introduce un suplemento de DHA+EPA los días que no comas pescado ni marisco. Reduce el exceso de ingesta de omega 6 y no consumas ultraprocesados ni aceites de semillas.
- ✓ Es complicado mantener niveles apropiados de vitamina D y K2. Con una exposición solar adecuada se puede intentar obtener la D y, con la alimentación, la K2. Sin embargo, puede que necesites suplementación.
- ✓ El déficit de vitamina B12 no es fácil de detectar con análisis y también hay que valorar otras vitaminas y minerales importantes. Para ello, optimiza tu estado nutricional con análisis específicos y lleva a cabo su valoración con un profesional actualizado en optimización nutricional para lograr una pauta individualizada y eficaz por su costo.
- ✓ Algunos aminoácidos o proteínas específicos son especialmente interesantes: colágeno hidrolizado, glicina, teanina, taurina, etc. Se pueden introducir como suplementación de forma segura.
- ✓ Los suplementos específicos como componentes bioactivos, fitoterapéuticos, micoterapéuticos, coenzima Q10, melatonina y otros deben considerarse siempre en el contexto de una pauta personalizada.
- ✓ Tomar fármacos sin clara evidencia a largo plazo y sin prescripción médica no es recomendable.
- ✓ Las terapias hormonales tienen su papel en el marco de una estrategia global, pero por sí solas no son el elixir de la eterna juventud.
- ✓ La optimización nutricional es prioritaria en cualquier estrategia de suplementación, pero recuerda que nunca sustituye al estilo de vida en su conjunto.

La encrucijada X

No quedan muchas decisiones que tomar en esta Aventura, así que elige bien:

☞ **OPCIÓN 1:**

- Personalizas tu suplementación según tus necesidades y características individuales, con el apoyo de profesionales actualizados.
- Aseguras niveles óptimos de micronutrientes clave como magnesio, vitamina D y omega 3, complementándolos si no puedes alcanzarlos solo con la dieta.
- Mantienes la base sólida de hábitos saludables: alimentación variada, ejercicio, y descanso adecuado.

☞ **OPCIÓN 2:**

- Optas por lo último que ves en las redes.
- Llenas tus repisas de botes que luego no recuerdas para qué sirven.
- Gastas dinero en diez suplementos y no te queda para el gimnasio.
- ¿Hábitos? Mejor pastillas, es más fácil.

17

La cara es el espejo del alma

«Espejito mágico, ¿quién es la más bella del reino?» ¡Ay, cuántos problemas trae esta pregunta!

Cómo te perciben los otros en tu camino y cómo te ves quizás no influya en el resultado de tu Aventura, pero puede impactar en cómo la vives y cómo te sientes. Aun así, es fácil caer en una de las trampas más inquietantes del sistema y priorizar lo superficial: «Antes muerta que *sensilla*». La belleza y la salud interiores también se reflejan en el exterior y no es conveniente obsesionarse con este nivel del Juego para no apartarte de lo esencial («que es invisible a los ojos»).

17.1. Un gran mercado

Vivimos en una época en la que no solo es deseable sentirse y actuar como una persona joven, sino que (casi) todos, además, queremos parecerlo hasta el infinito y más allá. Para ello, las industrias de la medicina estética, la cosmética y la cirugía plástica acuden en auxilio de aquellas personas que pueden permitirse diferentes tipos de tratamientos.

El mercado de la medicina y la cirugía estética en 2023 superó los 80 000 millones de dólares a nivel mundial. Se estima que este valor pueda llegar a los 137 000 millones de dólares para el año 2028. En 2023, el 50 por ciento de la población española se realizó algún tipo de procedimiento estético. Además, los pacientes que acuden a los consultorios de medicina estética son cada vez más jóvenes.

Los tratamientos más demandados a nivel mundial son la orientación nutricional (¡menos mal!), el bótox y otros inyectables, además de diferentes aparatos faciales y corporales. Habitualmente, se piensa que las mujeres son las clientas exclusivas de los servicios de medicina estética, pero el 31 por ciento son hombres.

La industria mundial de la cosmética movió 504 000 millones de dólares en 2022, más que el PIB de Austria. Hay empresas en este ámbito muy grandes; la primera del ranking factura 40 000 millones de dólares al año. Solo los cuidados de la piel desde el punto de vista cosmético supondrán un mercado de 177 000 millones de dólares en 2025. Además, hay productos para el cuidado del cabello, las uñas y el cuerpo. También se incluyen en este apartado el maquillaje, los perfumes, los productos de higiene personal y la higiene oral.

Buscamos mantener un aspecto joven y saludable, a pesar del paso inexorable del tiempo, con cremas, sueros, pomadas, geles y otros productos (como limpiadores, hidratantes o exfoliantes). Y esto es legítimo. Dicen que la cara es nuestra carta de presentación.

Sin embargo, no todo lo que se vende es útil y los precios de muchos productos y procedimientos pueden ser desorbitados. Veremos qué es lo que de verdad es eficaz para conservar un buen rostro y, a la vez, sin acabar pareciéndonos a uno de esos *antes y después* típicos de *clickbait* en internet, donde personas famosas de repente aparecen con una cara extrañísima por diversos estropicios de cirugía plástica. Hay personas que viven de su imagen y necesitan cuidar su herramienta de trabajo, es decir, su aspecto físico, pero la inmensa mayoría no nos dedicamos a este ámbito.

Por otro lado, no se puede obviar el hecho de que los filtros de las fotos y los videos, que casi todo el mundo utiliza en las redes sociales o incluso para las fotos de uso propio, provocan una enorme presión para tener un buen aspecto. Luego, cuando vas caminando por la calle e interaccionas con personas reales, nadie se parece a sus versiones filtradas. La expectativa entre los filtros y lo que las redes nos muestran y la realidad genera frustración a cualquier edad. Quizás deberíamos recordarnos a diario que:

La belleza no está en el rostro; la belleza es una luz en el corazón.

KHALIL GIBRAN

17.2. PRODUCTOS TÓPICOS

Para tener buena cara, podemos describir una rutina muy básica que se centre en la limpieza, la protección, la hidratación y la reparación de la piel. La limpieza es necesaria, sobre todo, para la piel de la cara, porque en ella se acumulan, por ejemplo, contaminantes, de los que no podemos huir. Si además hay maquillaje, sus restos se deben eliminar al final del día. Para ello, hay diferentes tipos de limpiadores, que idealmente deberían ser de origen natural y no alterar el pH de la piel. De vez en cuando, se podría utilizar un exfoliante suave, por ejemplo, con alfahidroxiácidos o limpiadores enzimáticos, y, alguna vez, se podría incluso llegar a usar un exfoliante suave más mecánico, pero no con mucha frecuencia, porque puede tener un efecto excesivamente dañino para la piel. Además, algunos productos ya se anuncian como respetuosos con la microbiota y pueden ser interesantes.

Mi amiga Almudena Nuño, dermatóloga a la que conocí durante mi estancia en IFEMA en la pandemia del COVID, siempre dice que la mejor crema antiedad es el protector solar. Lo recomienda aplicar en la cara, el cuello y el escote, ya que permite evitar el envejecimiento prematuro de la piel. No hace falta en todo el cuerpo. Como mucho, en el dorso de las manos, que son una parte muy expuesta y un indicador del envejecimiento. Adicionalmente, utilizar una crema hidratante ayuda a prevenir la pérdida de agua y a mejorar la textura de la piel.

Si lo que queremos es actuar sobre manchas, arrugas, desigualdades de color o una textura irregular, debemos recurrir a productos con efecto real y no solo promesas vacías. Son fundamentalmente los retinoides, que estimulan la producción de colágeno, aceleran la renovación celular y mejoran las arrugas y las manchas. También algunos antioxidantes como la vitamina C o el ácido ferúlico han demostrado eficacia. Además, hay cremas específicas para el contorno de ojos, donde la piel es más fina. Algunos otros principios activos beneficiosos son el ácido hialurónico, la niacinamida y las ceramidas. Por otra parte, si la piel es muy grasa, de vez en cuando se puede utilizar alguna mascarilla de arcilla o carbón activado.

Para saber realmente qué productos son eficaces y cuáles necesitas para tu caso particular, lo ideal sería acudir al menos una vez a una consulta específica de medicina estética. Por muy bueno que sea un producto, si no es adecuado para ti, estarás tirando el dinero. Por otro lado, utilizar demasiados productos puede incluso irritar la piel y comprometer su barrera, provocando alteraciones de su microbioma. En este caso, **menos es más**.

17.3. *Skin boosters* y aparatología

Skin booster, que podríamos traducir como 'potenciador de la piel', 'mejorador cutáneo' o 'rejuvenecedor de la piel', hace referencia a todo tipo de tratamientos, sobre todo, inyectables. Si no te gustan las agujas, esto no es para ti. De hecho, cuando veo cómo se aplican estos tratamientos, a mí me da un disgusto horroroso. Aun así, permiten mejorar ciertos aspectos del envejecimiento facial sin necesidad de pasar por el quirófano.

Son sustancias como el ácido hialurónico, polinucleótidos, colágeno, plasma rico en plaquetas, fracción vascular estromal, diversos polímeros biodegradables sintéticos, toxina botulínica y productos policomponentes donde se mezclan diferentes compuestos.

Estos preparados se administran con diversas agujas para que actúen en la zona donde se necesiten. La toxina botulínica, cuando se utiliza en la dermis, mejora la elasticidad y la textura de la piel y también tiene un efecto beneficioso en cicatrices. Otra cosa es su uso como neuromodulador para relajar los músculos y así alisar las arrugas.

Todos estos productos pueden tener algún efecto adverso, en general leve y transitorio, como enrojecer la cara o sentir molestias en el sitio donde te pican. En la mayoría de los casos, no hay efectos adversos graves, aunque no son inexistentes.

Cuando hablamos de sustancias extrañas como los polímeros sintéticos, no se recomienda utilizarlas en personas con enfermedades autoinmunes, al menos si estas están activas. Hay muchísimos tipos de productos diferentes, cuyos protocolos y cuyo uso dependen de los estudios científicos que se realizan al respecto y de la compañía que comercialice cada uno. Muchos de estos productos son de aparición relativamente reciente y pueden ayudar a mejorar el aspecto de la piel y la cara, si bien aún no hay suficientes datos como para saber qué aspecto tendrá una persona cuando hayan pasado, por ejemplo, cincuenta años desde su aplicación. Es importante acudir a profesionales actualizados, que tengan mucha experiencia y que busquen un resultado natural. Se trata de que después no te pregunten qué te has hecho, sino que te digan que tienes buena cara.

Además de los inyectables, hay una amplia gama de opciones de tratamiento con aparatos: láser, luz pulsada, radiofrecuencia... Y, por supuesto, existen procedimientos quirúrgicos de todo tipo. Yo no estoy en contra de la cirugía con fines estéticos, por supuesto, pero la cirugía con anestesia siempre tiene un pequeño riesgo, por lo que hay que valorar muy bien si correrlo vale la pena. En algunas ocasiones, el resultado no es el esperado y la cara de la persona acaba cambiando tanto que ya no parece ella misma. Si te haces un tratamiento estético, quizás no quieras parecer un retrato de Picasso en su época cubista, sino más bien un Rembrandt. Por tanto, una recomendación es buscar la naturalidad.

Escribiendo estas líneas, he visto un video donde unas chicas comentaban el caso de una mujer que se había realizado varios procedimientos que acabaron cambiándole tanto el aspecto que su esposo aseguraba que «ya no parecía ella». Añadía que a él le gustaba ella como era antes y, tras los cambios, ya no la veía de la misma manera, le resultaba demasiado extraña y esto incluso afectaba a su vida sexual.

Es legítimo que cada persona busque mostrar una *mejor versión* de sí misma a los demás, pero... ¿qué es lo que nos hace valiosos?, ¿qué nos hace ser nosotros mismos?, ¿dónde está la frontera entre la mejora con pequeños retoques y cambiar tanto nuestro aspecto que ya no parecemos nosotros mismos?

He hablado sobre microbiota varias veces en congresos de Dermatología y Medicina Estética y allí he coincidido con profesionales de estos ámbitos, la mayoría de los cuales se cuidan mucho no solo por fuera, también por dentro, y es lo que intentan transmitir a sus clientes/pacientes. A veces, se encuentran con que deben decirles que están bien como están y que no necesitan hacerse más procedimientos. Sin embargo, algunos profesionales tienen una visión distinta de la estética, y de ahí surgen modas, como los rellenos de labios exagerados, retirar grasa de las mejillas (bichectomía) y otras tendencias pasajeras.

Quizás trabajar la autoestima y ver qué tienes de valioso como persona, más allá de tu aspecto físico, sea el paso previo a cualquier tratamiento estético que te modifique de una manera irreversible.

17.4. Ilumina tu piel

Las máscaras de terapia de fotobiomodulación contienen luces led que emiten luz roja e infrarroja cercana y ya se pueden comprar para casa para mejorar los signos del envejecimiento de la piel de la cara, el cuello y el escote. Así pues, piel lozana y juvenil a domicilio.

Luz roja e infrarroja

Hay estudios que demuestran que la terapia con luz roja reduce las arrugas gracias al aumento de la producción de colágeno y elastina. Además, mejora la circulación sanguínea y, por lo tanto, la oxigenación y el aporte de nutrientes en la piel.

La luz infrarroja también disminuye la inflamación crónica, mejora la función mitocondrial y permite actuar sobre la elasticidad de la piel a profundidad. Además, se ponen en marcha fenómenos relacionados con la fototermólisis y la inducción de procesos similares a los que tienen lugar cuando se curan heridas.

El efecto positivo sobre las arrugas y la firmeza se ha comprobado en muchos estudios, y ya con una semana de utilización de estas máscaras se observan efectos beneficiosos. Asimismo, son tratamientos muy seguros y no implican inyectarse ni operarse. Estas terapias en conjunto se conocen como fotorrejuvenecimiento.

Otras opciones prometedoras

La luz azul actúa en capas más superficiales y puede mejorar el acné, algo que nos puede trastornar incluso a los cuarenta o cincuenta años. Parece que también las luces verdes y amarillas podrían tener un efecto beneficioso, pero de momento no existen demasiados estudios que permitan recomendarlas de modo general, aunque son prometedores. Por ejemplo, la luz verde estimularía la producción de colágeno y la autofagia de células de fibroblastos dérmicos, al menos, en ratones. Queda por ver qué sucede en humanos.

Precauciones y expectativas a largo plazo

Si te decidieras a probar estas terapias, te recomiendo comentarlo con tu dermatólogo de referencia para encontrar la mejor opción para ti. Hay muchos dispositivos que se venden online que puede que no sean seguros ni eficaces, a pesar de tener un precio elevado.

En todo caso, cualquier intervención que hagas en este sentido no es milagrosa y requiere constancia y acompañamiento por otros abordajes. Quizás dentro de diez años, al mirarte un día al espejo, te des cuenta de que pareces mucho más joven de lo que esperabas a tu edad.

17.5. El cabello

¿Con canas y a lo loco?

El cabello canoso es otro indicador de envejecimiento; quizás por eso teñirse sea una de las estrategias para intentar mantener un aspecto juvenil. En los hombres, tener alguna cana incluso se considera atractivo, pero las mujeres se las suelen tapar en cuanto aparecen.

El color del cabello depende de la melanina que se incluye en la queratina de este cuando se forma. La melanina la producen los melanocitos que, con el envejecimiento, van perdiendo su función. Cuando hay menos melanina, el cabello aparece blanco o gris.

Así, hay diferentes mecanismos detrás de la aparición de las canas:

- El estrés oxidativo, que daña los melanocitos.
- El daño en el ADN y la pérdida de la capacidad de autorrenovación de los melanocitos.
- La disfunción de las mitocondrias.
- La inflamación crónica de bajo grado.
- Los factores genéticos: se ha identificado un gen que es clave en la regulación de la producción de la melanina para evitar las canas precoces. Si tus padres tenían canas a los veintitantos, es muy probable que tú también las sufras a esa edad.

Por otro lado, aunque el estrés crónico no es la primera causa para tener canas, sí puede acelerar su aparición por el daño en los melanocitos. También los déficits de algunos micronutrientes, los contaminantes ambientales y la radiación ultravioleta pueden dañar los melanocitos. Asimismo, los cambios hormonales a partir de los cuarenta años pueden afectar a la síntesis de la melanina, al igual que las alteraciones de la función tiroidea.

Se pueden prevenir las canas e incluso hay evidencia de que hay cabellos que se pueden volver a pigmentar, aunque se hayan vuelto canosos. Por lo tanto, se considera que es posible estimular la melanogénesis para conseguir revertir las canas. Para ello, se han propuesto todo tipo de tratamientos: anticuerpos monoclonales, inhibidores de la tirosinasa, fármacos inmunomoduladores, ciclosporina A, dosis altas de tiroxina, L-dopa, algunos retinoides, cerebrolisina..., además de la utilización de terapia de luz roja.

Lo más importante es evitar el estrés crónico y tener una nutrición adecuada. Por supuesto que los productos que te apliques en el cabello también pueden influir, aunque en general no van a tener mucho efecto en la aparición o no de canas.

Por lo demás, tienes tres opciones:

- Teñirte el cabello.
- Aceptar con dignidad las canas.
- Raparte por completo.

Se ha comprobado que existe una asociación entre tener muchas canas y el riesgo cardiovascular, pero probablemente sea porque se está evidenciando la inflamación o el estrés oxidativo subyacente. No es que tener canas te vaya a producir un infarto, salvo que te pase de la noche a la mañana y un día te levantes, te veas en el espejo y te pegues un buen susto.

¡Quédate, cabello!

La calvicie es el otro problema capilar relacionado con el envejecimiento, sobre todo, en los hombres. La dihidrotestosterona es una hormona de tipo andrógeno que puede provocar un crecimiento excesivo de la próstata y también que sufran los folículos del cabello.

Según los receptores que tengan los hombres para esta hormona, la calvicie puede aparecer de manera más precoz. En esto influyen los factores genéticos, pero no hay un único gen que explique la calvicie o alopecia. Por esto, se han desarrollado fármacos que bloquean la producción de esta hormona, como la finasterida o la dutasterida. Sin embargo, estos fármacos no están exentos de efectos adversos. Por ejemplo, se ha visto que pueden producir disfunciones y generar un aumento de riesgo de suicidio, entre otros mecanismos, por una alteración de la microbiota intestinal.

En los últimos años, se ha puesto muy de moda viajar a Turquía para la realización de implantes capilares. Esta técnica no es exclusiva de este país, pero sale más barato hacerlo allá que en España, incluso teniendo en cuenta que debes costear el viaje (además, puedes aprovechar y visitar el Bósforo). Además, como se llevan a cabo tantos procedimientos, sobre todo, en Estambul, tienen muchas clínicas, mucha experiencia y precios competitivos.

Nuestro amigo Bryan, por su genética, comenta que debería estar calvo a sus cuarenta y siete años y, de hecho, comenzó a perder cabello y le empezaron a salir canas antes de los treinta. Por eso dedica bastante tiempo a tratarlo con una fórmula magistral (que toma por vía oral), que lleva cafeína, finasterida, minoxidil, ácido azelaico, diclofenaco, aceite de árbol de té, aceite de romero, ginkgo biloba, biotina y melatonina.

Además, utiliza una solución tópica que aplica en su cuero cabelludo por la mañana (aunque también se puede usar por la noche) y después lo masajea para estimular el flujo sanguíneo. Él utiliza una formulación individualizada basada en un test genético que predice la supuesta respuesta a diversos ingredientes. En su caso concreto, implica el uso de plasma rico en plaquetas, dutasterida y exosomas autólogos, así como de un gorro láser con 304 diodos.

Prioridades en el cuidado externo

Nivel 1. Esenciales
- Rutina diaria de limpieza, hidratación y protector solar.
- Alimentación saludable rica en antioxidantes y ácidos grasos esenciales.
- Gestión del estrés y sueño reparador.
- Ejercicio físico.

Nivel 2. Importantes
- Uso de tópicos como retinoides, vitamina C, AHA, ácido ferúlico, hialurónico...
- Suplementación específica para la piel y el cabello, según las necesidades individuales.

Nivel 3. Avanzados
- Radiofrecuencia, láser y otra aparatología.
- Fotobiomodulación con luz roja o infrarroja para la regeneración cutánea.

- Tratamientos inyectables como *skin boosters* y plasma rico en plaquetas.
- Tratamientos para el cabello como gorros láser o fórmulas tópicas personalizadas.

Nivel 4. Para pensárselo muy bien
- Cirugía estética y reparadora.

En todos los niveles:
- No abuses de los productos: usar demasiados, sobre todo, si no son adecuados para ti, puede irritar tu piel y alterar su microbioma. Sigue una rutina básica y efectiva; menos es más.
- Evita expectativas irreales: las redes sociales y los filtros generan estándares de belleza poco realistas. Acepta los cambios naturales de tu cuerpo con dignidad y autenticidad, y busca la naturalidad con los tratamientos.
- Consulta a especialistas: para tratamientos estéticos o de cuidado avanzado, asegúrate siempre de acudir a profesionales con experiencia y formación para maximizar los resultados y minimizar los riesgos.
- Recuerda que la respiración nasal y el estado de tu dentadura también influyen en tu aspecto y, por supuesto, en tu salud.

La encrucijada XI

La belleza es el resultado de tus decisiones diarias. ¿Cómo transitarás esta parte del camino?

☞ OPCIÓN 1:
- Nutres tu piel desde dentro con una alimentación longevitista.
- Priorizas el descanso y cuidas tu exposición al sol, disfrutando de sus beneficios sin riesgos.
- Mantienes una rutina de cuidado personalizado simple pero constante, basada en productos de calidad y naturales.

☞ **OPCIÓN 2:**

- Ya has buscado un cirujano plástico y estás ahorrando para cuando lo necesites.
- Lo del cuidado interior ya será otro día, porque mientras tanto los filtros de tu celular te ayudan bastante.

18

En busca de tu edad biológica

Te enfrentas a un nuevo desafío en tu Aventura: «Conócete a ti mismo». Las velas de tu pastel de cumpleaños (sin gluten, sin azúcar, sin cereales) no te sirven para conocer tu edad biológica. De nuevo, puede que el sistema te ponga trampas y que entres en el túnel infinito de las pruebas diagnósticas, en las que parece que lo que importa son los resultados de tus análisis más que tú mismo. La luz al final del túnel es tu longevidad, pero, si te quedas atrapado dentro, quizás no llegues a la meta.

18.1. Lo básico: la historia

Conocer con exactitud tu edad biológica es una tarea más difícil de lo que podríamos pensar *a priori*. Existen diversas propuestas para evaluar esta cuestión. Sin embargo, como no todos los órganos envejecen a la misma velocidad, no es tan sencillo como hacer un simple análisis y decir exactamente cuál es esta edad biológica.

Por supuesto, hay muchos parámetros que podemos valorar:

- Aspectos relacionados con tu estilo de vida y la salud general.
- Parámetros fisiológicos que puedes evaluar incluso en tu propia casa.
- Marcadores analíticos que se pueden medir en un análisis de sangre común y corriente.

- Análisis avanzados de microbiómica, metabolómica, genéticas...
- Análisis específicos para medir la longitud de los telómeros y relojes epigenéticos.

Ya hay muchos índices que se han desarrollado para afinar en el diagnóstico de la edad biológica. Sin embargo, estas herramientas tienen una gran heterogeneidad según los parámetros que utilicen. Por otro lado, más que otorgarnos una cifra exacta de edad biológica, probablemente tenga más sentido evaluar diferentes dominios y optimizar cada uno de la mejor forma posible.

Por supuesto, para valorarte bien, antes de plantearte análisis de cientos o miles de euros, primero deberían realizarte una historia clínica completa, que incluya preguntas sobre tus antecedentes familiares y personales, cómo ha sido tu crecimiento y desarrollo, a qué te dedicas, cuál es tu propósito vital, cómo duermes, cómo es tu alimentación, si haces ejercicio y cuánto, etc. Por otro lado, si hay presencia de cualquier patología, debemos centrarnos en mejorarla, además de efectuar una estrategia de rejuvenecimiento particular.

Para empezar, en esta fase de realización de la historia clínica, se pueden emplear cuestionarios que permiten valorar diversos aspectos de la salud y el estilo de vida, como:

- Cuestionario de estrés percibido.
- Cuestionario de sueño (como el Pittsburgh o el de Oviedo).
- IBSSS, si hubiera síntomas digestivos.
- Cuestionario de fatiga, si la energía está baja.
- Cuestionarios específicos de evaluación de los ritmos circadianos y del estado de ánimo según la estación del año.
- Cuestionario de experiencias adversas de la infancia (ACE).

18.2. MIDE TU CAPACIDAD INTRÍNSECA

Para determinar tu estado de salud en relación con el envejecimiento, podríamos utilizar estos atributos sobre la capacidad intrínseca que propone la Organización Mundial de la Salud (tablas 17 y 18). Se trata de una valoración bastante completa, aunque se podrían mejorar algunos aspectos. Por ejemplo:

- En la composición corporal sería interesante añadir la cantidad de grasa visceral y la ratio cintura/altura.
- El aspecto nutricional es bastante escaso en sus parámetros. Si queremos ir más allá del envejecimiento saludable y buscar el rejuvenecimiento, se debe aspirar a la optimización nutricional y no quedarse solamente en no tener desnutrición o malnutrición. La clave está en evaluar la densidad nutricional de la dieta, no solo que haya pérdida de peso o de apetito.
- Es importante medir el estado metabólico con muchos más parámetros, como un perfil lipídico completo.

En cualquier caso, esta valoración podría servir de base para elaborar un índice para la práctica clínica.

Asimismo, otras pruebas interesantes, desde el punto de vista de la evaluación funcional y locomotora, son:

- La prueba de sentarse y levantarse del suelo. Esta consiste en intentar sentarse en el suelo, estando de pie, y luego volver a levantarse sin utilizar las manos, las rodillas ni los codos. Si consigues hacerlo sin usar apoyos, obtendrías 10 puntos; si usas una mano o una rodilla, lograrías 8-9 puntos, y si necesitas más apoyos, tendrías un mayor riesgo de morbimortalidad.
- La velocidad de la marcha se usa, sobre todo, en personas mayores: consiste en caminar durante diez minutos a tu velocidad normal y cronometrar el tiempo. Caminar a menos de 1 m/s indica un envejecimiento acelerado, y a menos de 0.8 m/s supone un alto riesgo de discapacidad y mortalidad. Más de 1.2 m/s sería un indicador de salud óptima. Por cada aumento de 0.1 m/s en la velocidad, se mejora la supervivencia.
- Esta última prueba se queda bastante corta. Si quieres envejecer de manera saludable, lo ideal es que puedas realizar pruebas más complejas, como flexiones, sentadillas, plan-

chas, dominadas, correr el test de Cooper, 60 o 100 metros... Si esto que te digo te resulta familiar a algo que no serías capaz de hacer, es hora de que empieces a entrenar fuerza y resistencia cardiovascular. En este libro he repetido la palabra *ejercicio/s* 179 veces y *movimiento/s* 59 veces: el ejercicio físico es la base de cualquier programa para mantenerte joven. Caminar a buena velocidad está bien, pero, si quieres ir más allá, no es suficiente.

- Recuerda que también es importante valorar tanto tu fuerza de agarre como tu VO$_2$ máx.
- Adicionalmente, lleva a cabo una prueba de equilibrio, que consiste en mantenerte sobre una pierna con los ojos cerrados. Lo mínimo es aguantar más de diez segundos, pero, si son más de treinta, mucho mejor.

Si haces alguna de estas pruebas y no te sale bien, tengo una buena noticia para ti: vas a poder mejorar mucho a medida que entrenes y será muy gratificante ver cómo dentro de diez años estarás mejor que ahora o que a tus veinte años. ¡Esto es rejuvenecer!

Respecto a esto, hace unas semanas estuve hablando con un expaciente, que me contaba cómo ahora se encuentra mejor que hace quince o veinte años, gracias a la alimentación, el ejercicio, el control del estrés y el *grounding*. Si esto no es rejuvenecer, ¿qué lo es? Su mirada brilla, tiene más energía que nunca, su libido está por las nubes y ve cómo la segunda mitad de su vida será mejor que la primera. Tú puedes hacer lo mismo.

Tabla 17. Parte A: Atributos potencialmente relevantes de la capacidad de vitalidad relacionados con los sistemas fisiológicos de nivel superior

Fuerza y sistema respiratorio
- Fuerza de los músculos respiratorios
- Fuerza de agarre
- Frecuencia respiratoria en reposo y durante el ejercicio

Energía
- Nivel de energía
- Balance energético
- Metabolismo energético
- Gasto energético

Fatiga
- Síntomas de fatiga
- Fatigabilidad
- Resistencia muscular
- Fatiga diurna
- Fatiga percibida por uno mismo

Metabolismo
- Sensibilidad a la insulina
- Hemoglobina
- Hemoglobina glucosilada (HbA1c)
- Albúmina sérica
- Glucosa en sangre en ayunas
- Estado hormonal del eje hipotálamo-hipofisisadrenal

Composición corporal
- Antropometría
- Peso corporal
- Índice de masa corporal (IMC)
- Circunferencia de la cintura
- Masa muscular

Sistema cardiovascular
- Frecuencia cardiaca durante y después de la actividad física
- Variabilidad de la frecuencia cardiaca
- Saturación de oxígeno
- Hipotensión ortostática
- Respuesta ortostática después de recostarse
- Presión arterial
- Salud del sistema cardiovascular
- Consumo máximo de oxígeno (VO$_2$ máx)

Nutrición
- Estado nutricional (Mini Evaluación Nutricional)
- Desnutrición
- Malnutrición
- Pérdida de peso
- Pérdida de apetito

Otros
- Sistema nervioso simpático y parasimpático
- Baja autoestima
- Función mitocondrial
- Comportamiento sedentario
- Calidad del sueño
- Reloj de metilación
- Balance de electrolitos

Fuente: Elaboración propia a partir de «WHO Vitality Capacity Working Group report on initial steps towards measurements of vitality capacity in older people: virtual meeting, 8–9 December 2021», World Health Organization, 2023.

Tabla 18. Parte B: Consenso sobre los principales atributos candidatos para la capacidad de vitalidad

Energía y metabolismo	Función neuromuscular	Respuestas inmunitarias inflamatorias y al estrés
• Fatiga percibida por uno mismo • Fatigabilidad muscular • Malnutrición o estado nutricional • Composición corporal • Biomarcadores circulantes del metabolismo (HbA1c)	• Fuerza del extensor de la rodilla • Fuerza de agarre • Fuerza de los músculos respiratorios	• Biomarcadores circulantes de inflamación • Síntomas inmunitarios • Saturación de oxígeno • Función autonómica

Fuente: Elaboración propia a partir de «WHO Vitality Capacity Working Group report on initial steps towards measurements of vitality capacity in older people: virtual meeting, 8-9 December 2021», World Health Organization, 2023.

18.3. Otras pruebas

Salud metabólica y composición corporal

La valoración de la composición corporal con una DEXA, una densitometría, es especialmente interesante: permite cuantificar la grasa visceral, la del resto del cuerpo, la densidad mineral ósea y la masa muscular. Una persona delgada con mucha grasa visceral y poca masa muscular tendrá inflamación y un envejecimiento acelerado. La grasa visceral excesiva es un auténtico asesino de masas.

En mi caso, yo no acostumbro a hacerme pruebas, pero hace unos meses decidí realizarme una DEXA para valorar mi composición corporal. Me encontré con solo 16 cm² de grasa visceral. Me alegré casi tanto como cuando en un análisis de sangre vi que tenía 240 mg/dl de colesterol y solo 28 mg/dl de triglicéridos, junto con 95 mg/dl de HDL, un perfil lipídico estupendo.

En general, se considera que un área de grasa visceral menor a 100 cm² está dentro de un rango saludable; entre 100-150 cm² se asocia con un riesgo aumentado de resistencia a la insulina, diabetes tipo 2 y problemas cardiovasculares; mientras que más de 150 cm² incrementa mucho el riesgo de desarrollar complicaciones metabólicas y enfermedades graves. Este marcador es, desde el punto de vista de la salud metabólica, uno de los que de verdad vale la pena medir.

También se pueden llevar a cabo pruebas para estimar el estado de salud vascular:

- Índice tobillo-brazo: permite detectar la enfermedad arterial periférica (la circulación de la sangre en los miembros inferiores).
- Ecografía Doppler: para examinar si hay placas de colesterol en las arterias que llevan la sangre al cerebro.
- Ecocardiograma: para explorar el músculo cardiaco y la estructura general del corazón.
- Prueba de esfuerzo: mejor si es con umbrales de lactato.
- Score de calcio coronario: indica la salud de las arterias de nuestro corazón. Sin embargo, esta última prueba implica una mayor cantidad de radiación porque se realiza con TC.

Desde un punto de vista preventivo, personalmente no recomendaría una prueba que no es estrictamente necesaria, como el TC para estimar el calcio coronario. Piensa que supone unos 1-1.5 milisieverts (mSv), el equivalente a entre cuatro y seis meses de radiación natural de fondo. La DEXA solo supone 0.001 mSv, es decir, tres horas de radiación natural de fondo.

Evaluación del sueño y la respiración

Si tenemos problemas para dormir, podemos someternos a una prueba de sueño avanzada. Si hay ronquidos o cualquier patología, habrá que realizar pruebas específicas para el caso. También se puede complementar el estudio con una espirometría que nos permita conocer el estado de nuestro sistema respiratorio.

Salud cerebral: resonancias y evaluaciones neurocognitivas

Para valorar, desde un punto de vista estructural, el estado de nuestro cerebro, podríamos examinar con una resonancia magnética los volúmenes de diferentes partes del cerebro. También existe la resonancia magnética funcional.

Adicionalmente, una evaluación por un neuropsicólogo de los dominios neurocognitivos permite saber nuestro estado de salud cerebral desde el punto de vista funcional cognitivo.

18.4. Análisis y pruebas avanzadas

Hay análisis de sangre muy completos, pero no te recomiendo realizarte ninguno sin que antes te valore un profesional actualizado.

Es importante saber que muchas veces los rangos de los laboratorios no son *funcionales*. Quizás haya un parámetro que esté en el rango considerado normal, pero que no sea óptimo para tener una salud y un bienestar máximo. Otras veces, tal vez te aparezca una alteración y, en realidad, estés genial. Esto sucede, por ejemplo, con la cifra del colesterol, un parámetro que por sí solo no nos dice mucho de nada, salvo cuando está demasiado bajo, algo que no te interesa.

Uno de los puntos más importantes es la salud metabólica, que podemos estimar con la sensibilidad a la insulina, el ácido úrico y el perfil lipídico, entre otras medidas. Los nutrientes, los niveles de vitamina D y el magnesio en un rango funcional también son muy importantes, al igual que el perfil férrico, las vitaminas B12 y el fólico, el zinc, el selenio...

Adicionalmente, un estudio desde el punto de vista hormonal puede ser necesario, según la edad y los antecedentes de la persona.

En un análisis de sangre básico, además, se pueden valorar cuestiones como la función renal y hepática. En cuanto a la inflamación, si bien la PCR ultrasensible o ciertas interleuquinas nos pueden orientar, el hecho de que sean normales en el análisis no quiere decir que no haya tejidos con inflamación de bajo grado. Si estuvieran elevados, a su vez, en primer lugar habría que buscar si hay algún motivo para esa inflamación.

Por supuesto, es crucial diagnosticar problemas de salud como la enfermedad celiaca, por ejemplo, que es un problema infradiagnosticado, o infecciones crónicas (como hepatitis, VIH o Lyme), solo por mencionar algunos.

Otras pruebas, como el estudio de microbioma intestinal o los análisis metabólicos más complejos, tienen un costo elevado. Solo son interesantes en el contexto de una valoración individual completa por un profesional actualizado. A mí no me gustaría empujarte a que te gastes el dinero en análisis que no van a mejorar tu estado. Invierte mejor en un entrenador personal, porque tendrás mejor salud y conseguirás resultados reales.

Considerando pruebas más avanzadas

Lo mismo valdría para los análisis de longitud de telómeros o los famosos relojes epigenéticos. No es que no sean interesantes, sí lo son, pero te diría que primero te centres en optimizar tu edad funcional, tu nutrición y tu entrenamiento. Y, cuando todo esto ya lo tengas integrado, quizás puedas realizarte un test genético o nutrigenético, medir tus telómeros o llevar a cabo un análisis epigenético.

Este campo es apasionante y está en continua evolución. Es muy probable que, gracias a la inteligencia artificial, pronto tengamos métodos muy exactos para estimar de forma individualizada la edad funcional y biológica de las personas, utilizando diferentes tipos de marcadores y adaptando las ecuaciones a los datos disponibles.

Por ejemplo, en un artículo reciente se explora un índice molecular de edad biológica, midiendo múltiples metabolitos, marcadores de inflamación y de SASP. Con todo ello, elaboran el índice HAM (*Healthy Aging Metabolic Index*) que predice qué personas envejecerán de manera saludable, independientemente de su sexo o etnia. Además, consiguen identificar tres metabolitos como posibles impulsores del envejecimiento biológico: β-criptoxantina, prolilhidroxiprolina y eicosenoilcarnitina.

Este tipo de investigaciones abren un panorama fascinante y, sin duda, en los próximos años será cada vez más barato y rápido realizar este tipo de análisis e identificar vías concretas que puedan estar alteradas en una persona específica.

Te incluyo aquí una tabla con métodos que probablemente se utilizarán en el futuro de manera amplia, aunque, al ser un campo en auge, quizás pronto aparezcan otras. El primero (NHANES BAI) sí es accesible, aunque la precisión es solo moderada.

Tabla 19. Pruebas avanzadas de determinación de la edad biológica

ÍNDICE	MÉTODO	COSTO	ACCESIBILIDAD	PRECISIÓN
NHANES Biological Age	Biomarcadores simples	Bajo	Alta	Moderada
Horvath Clock	Metilación del ADN	Alto	Baja	Alta
GrimAge	Epigenético avanzado	Alto	Baja	Muy alta
PhenoAge	Biomarcadores clínicos	Moderado	Alta	Moderada
Klotho Index	Proteínas específicas	Alto	Baja	Moderada
Proteomic Age	Proteómica avanzada	Muy alto	Baja	Alta
Telomere Length Analysis	Análisis de telómeros	Moderado	Media	Moderada
Deep Aging Clock	IA con biomarcadores	Muy alto	Baja	Alta
DunedinPACE	Epigenético dinámico	Alto	Baja	Muy alta

Fuente: Elaboración propia.

18.5. SÍNTESIS

Sé que, por mucho que diga, muchas personas quieren saber qué parámetros son los importantes que se deben medir y cómo mejorarlos. Así que, resumamos lo básico (no es una lista exhaustiva, insisto, pero si todo esto lo tuvieras bien, tendrías al menos el 80 por ciento del trabajo hecho).

- Fuerza de agarre, VO_2 máx, equilibrio y movilidad.
  - ¿Cómo mejorar? Con entrenamiento.

- Metabolismo y energía: glucosa en ayunas, insulina, triglicéridos, HDL, LDL (y LDLox), ApoA y ApoB.
  - ¿Cómo mejorar? Con nutrición y entrenamiento.
- Función hepática y renal: análisis de sangre y orina.
  - ¿Cómo mejorar? Evitando la exposición a tóxicos, bebiendo suficiente agua de calidad, nutrición y entrenamiento.
- Composición corporal: DEXA.
  - ¿Objetivos? Reducir la grasa visceral; aumentar la masa y función muscular; tener una cintura estrecha.
  - ¿Cómo conseguirlos? Con nutrición y entrenamiento.
- Salud digestiva.
  - ¿Objetivos? Realizar entre una y dos deposiciones diarias, ni malolientes ni dolorosas y que no ensucien mucho el inodoro. Buenas digestiones sin dolor ni pesadez posprandial.
  - ¿Cómo conseguirlos? Con nutrición, probióticos, otra suplementación si es necesario.
- Parámetros nutricionales: B12, vitamina D, fólico, perfil férrico, zinc, omega 6:3, selenio, homocisteína...
  - ¿Cómo mejorar? Con una dieta con elevada densidad nutricional, suplementos de manera individualizada.
- Salud cardiovascular: FC en reposo, FC máxima, VFC, presión arterial.
  - ¿Cómo mejorar? Con entrenamiento.

La encrucijada XII

La información es poder, pero no querrás que te traten por tus análisis sin preguntarte por tus hábitos. ¿Qué decides?

☞ **OPCIÓN 1:**
- Realizas una evaluación básica de tu estado físico y funcional, con pruebas accesibles como velocidad de marcha, fuerza de agarre, FC en reposo y composición corporal.
- Tomas decisiones basadas en datos objetivos, pero sin obsesionarte con los números.

- Recurres a profesionales actualizados antes de gastarte el dinero en pruebas sin contexto.

☞ **OPCIÓN 2:**
- Te haces chequeos constantemente y te obsesionas con bajar tu colesterol con levadura de arroz rojo.
- Te haces análisis que prometen decirte la pauta de suplementación indicada para tu caso sin necesidad de pasar por un profesional, porque «total, eso te lo ahorras».

19

Una vida con sentido

Cuando empezaste esta Aventura en la Tierra, viniste sin nada, desnudo, al mundo. Compuesto de células con ADN, mitocondrias, microbiota, esperanzas y sueños futuros que imaginar.

En algún momento comenzaste a buscar respuestas.

Pero ¿cuáles son las preguntas que necesitamos respondernos para que la Aventura tenga sentido?

19.1. Lo que nos hace humanos

El remedio a la desesperación colectiva

Además del capítulo sobre el movimiento y el ejercicio físico, te diré que para mí este es el más importante sobre lo que podemos hacer para cumplir años con salud. Es más, este capítulo también incluye el movimiento, por lo que podría decirte que todo el contenido del libro quizás está resumido aquí.

> Si he logrado ver más lejos ha sido porque he subido a hombros de gigantes.
>
> Isaac Newton

Parece que esta frase de Isaac Newton procede de su reconocimiento de haber llegado a sus conclusiones basándose en trabajos pioneros de Descartes. No obstante, parece que en origen fue

Prisciano quien en el siglo VI ya escribió algo parecido, y otros lo copiaron después.

Yo, desde luego, no pretendo compararme ni mucho menos con Isaac Newton ni sesudos filósofos medievales. Si traigo aquí la frase es porque siempre he reconocido (y así lo seguiré haciendo) que lo poco que sé y que voy aprendiendo es porque me encanta descubrir cosas nuevas, estudiar y leer a esos gigantes de la ciencia, el humanismo y todos los saberes que tenemos disponibles, hoy más que nunca. Y me encanta transmitir lo poquito que voy aprendiendo.

Uno de estos gigantes es Peter Sterling, al que ya he mencionado. En su clase magistral, el profesor Sterling nos habló de la desesperación colectiva. Este término hace referencia a que haya un gran grupo de personas que de manera simultánea tienen un estado emocional de angustia, impotencia y *hopelessness*, es decir, carencia de esperanza, en situaciones adversas y difíciles de superar. En general, la desesperación colectiva aparece en situaciones como guerras, desastres naturales, crisis económicas graves o conflictos sociales importantes.

Sin embargo, también está presente en las sociedades industrializadas, cuando se supone que tenemos enormes tasas de bienestar y no hay problemas graves de seguridad u otros, salvo eventos puntuales.

Actualmente, la desesperación colectiva se acompaña del miedo generalizado que nos inducen a todas horas. Ahora llevo prácticamente un año sin ver las noticias ni leer la prensa más allá de lo que me interesa y vivo mucho más tranquila. Si alguna vez hay una noticia verdaderamente importante, me acabo enterando, y te diré que en un año solo ha pasado un par de veces.

Sentir miedo nos aleja del bienestar emocional y de la salud física. Además, tal como se nos transmiten las noticias en general, nos sentimos impotentes, como si no hubiera nada que pudiéramos hacer frente a todos los males del mundo, siendo muchos de ellos imaginarios, o muy lejanos. No digo que el sufrimiento lejano no nos deba influir, pero quizás no tiene mucho sentido perder el sueño por una guerra que tiene lugar a miles de kilómetros de distancia. Por otro lado, también se fomentan la ira y la desconfianza, porque quienes se supone que nos deberían liderar y solucionar los problemas del mundo parece que en realidad están participando en generarlos.

Adicionalmente, se produce un contagio social y la propagación emocional del miedo y de la ira, emociones amplificadas por la polarización por las redes sociales. En ocasiones, aparecen incluso conductas de pánico y decisiones que no tienen mucho sentido en nuestro medio.

Si las conversaciones diarias en nuestro entorno giran continuamente sobre aquello que nos da miedo, tenemos el caldo de cultivo para la desesperación colectiva. Todo esto nos lleva a vivir en un perpetuo estado de alarma y nos produce estrés crónico, angustia e incluso puede llegar a deprimirnos. Se han publicado artículos sobre cómo la exposición a la política (y los políticos) nos provoca estrés crónico.

Nos contaba Peter Sterling que esta desesperación colectiva se debe, en gran parte, a que como humanos nos hemos alejado demasiado de las necesidades esenciales de nuestra especie.

Si pensamos qué necesitamos como especie, podríamos decir comida, agua, refugio y seguridad. Sin embargo, el profesor Sterling nos aseguraba que estas necesidades son la actividad física, los desafíos, la cooperación social y las prácticas sagradas. En su libro *What is Health?*, cuando habla de la alostasis y de las necesidades de nuestra especie, Sterling escribe:

> El circuito funciona exactamente como se supone que debe hacerlo, pero no para lo que estaba destinado. Esto se ha denominado un *desajuste* entre cómo evolucionamos y cómo vivimos ahora. Pero este eufemismo evita enfrentar directamente que *cómo vivimos ahora* es intolerable para una fracción grande de nuestra población.[10]

¿Y qué tenemos hoy en lugar de esas necesidades básicas del ser humano?

---

[10] Sterling, P., *What is Health?*, The MIT Press, Estados Unidos, 2020.

Los desafíos y el sisu

Los desafíos son tanto la hormesis fisiológica como los intelectuales e incluso emocionales. Tenemos un exceso de comodidad, por un lado, y estresores crónicos, por el otro, que, en vez de ser un factor que nos permita buscar la resiliencia y la antifragilidad, nos llevan a la enfermedad. Frente al estrés crónico, la exposición a estos desafíos saludables sería el mejor antídoto.

Precisamente hoy, cuando escribo estas palabras, estaba viendo una publicación de un periódico de Finlandia, donde un psiquiatra infantil hablaba sobre cómo vivimos ahora en una sociedad de *flojitos*. Declaraba que:

> Vivimos en una sociedad de la terapia, donde para evitar el dolor por cualquier cosa que pase, necesitamos terapia o pastillas. Vivimos en el yo-yo-yo-yo-yo, y somos incapaces de relativizar.

Como psiquiatra, el doctor Sinkkonen no minimiza los problemas de salud mental reales, sino el hecho de que la vida parece que se ha hecho tan intolerable que no podemos soportarla sin psicoterapia o fármacos. Afirma que, quizás, el problema no esté tanto en nosotros mismos como en el entorno y en la respuesta que le damos.

Además, considera que se debería exigir más resistencia al humano moderno. Es a lo que en Finlandia llamamos *sisu*, una actitud frente a la vida y sus dificultades que se resume así: «Maldita sea, no me voy a rendir».

Según la autora Joanna Nyland, en su libro *Sisu: the Finnish art of courage*, este es una mezcla de «determinación estoica, resistencia, coraje, valentía, fuerza de voluntad, tenacidad y capacidad de recuperación» y «una forma de pensar orientada a la acción». Uno no se jacta de tener *sisu*, sino que simplemente «deja que sean sus acciones las que hablen en su nombre».

Según el psiquiatra Sinkkonen, en la sociedad actual este tipo de actitud escasea. Yo lo llamaría *déficit de* sisu. Sinkkonen afirma que «a las personas se las pretende llevar encima de un cojín de seda por encima de zonas pedregosas y rocosas, no vaya a ser que se hagan pipí por el miedo a las dificultades». Esto es absurdo; necesitamos aprender a resistir frustraciones, fracasos y obstáculos.

Así que un poco más de *sisu* y retos nos vendría bien a todos. El mejor antídoto frente al estrés crónico sería huir de la comodidad y plantear los estresores como desafíos. Obviamente esto no quiere decir tolerar cualquier cosa mala que nos pase, sino enfrentarla y buscar la mejor solución posible.

El movimiento

Otra necesidad fundamental de nuestra especie es el movimiento, que nos va a ser útil para transformar los estresores en desafíos. Es verdad que parece muy difícil transformar una hipoteca o un atasco en un desafío y en movimiento, pero precisamente por eso debemos movernos más.

Aunque solo sea caminar por la naturaleza, el movimiento nos ayuda a aclarar nuestras ideas y a tomar distancia de los problemas. Te podría lanzar mil frases o citas sobre esto, desde Hipócrates hasta Sigmund Freud, pasando por Kierkegaard. No hay dudas: caminar (sobre todo, en la naturaleza) te permite resolver problemas, respirar y tomar mejores decisiones.

Más allá de esto, los ejercicios de fuerza, de movilidad o de equilibrio también ayudan. Te aseguro que mientras estás levantando 70 o 100 kilos en peso muerto no pensarás en tus problemas. Cuando hagas 100 sentadillas y luego 100 flexiones, ya sea todas seguidas o alternando 10 y 10, te encontrarás mejor después que antes. (Puede ser que te acuerdes de mí al cabo de un par de días si te duele el cuerpo).

Solo hay dos momentos en la vida en los que no se puede hacer nada con lo que te estás enfrentando: uno es ayer y el otro es mañana. (Dalai Lama *dixit*).

Hoy puedes vivir con plenitud, movimiento y enfrentar los desafíos que tengas por delante.

La cooperación: busca tu tribu

La tercera necesidad esencial de nuestra especie es la cooperación. Si tienes un desafío importante, o problemas, serán mucho más llevaderos con una tribu a tu alrededor.

Sin embargo, hoy en día existe una verdadera epidemia de soledad, aunque somos animales sociales y necesitamos a otros seres humanos.

Las redes sociales, los *likes* y el hecho de tener supuestos amigos que nunca hemos conocido en persona y a los que nunca hemos dado un abrazo no es tener una tribu. Es verdad que puede ser que conozcas personas por internet, y que luego lleguen a formar parte de tu tribu, pero necesitamos contacto físico real y tener familia y amigos de verdad.

A veces, preferiremos estar solos y esa soledad elegida puede ser una oportunidad fantástica para la creatividad y la introspección. Sin embargo, la soledad no deseada nos puede destrozar a nivel emocional y, también, fisiológico. Incluso tiene efectos negativos para la microbiota, las enfermedades cardiovasculares y, desde luego, la salud mental. También es un factor causal para el deterioro cognitivo.

En España, hasta el 20 por ciento de los adultos se sienten solos. Cada vez más personas viven solas, por ejemplo, en el año 2024 el 28 por ciento de los hogares españoles eran de personas que viven solas. Vivir solo no significa sentirse solo, pero hay gente que quizás nunca tiene contacto cercano con otros.

Necesitas una tribu. En las zonas azules, precisamente el contacto social y las relaciones humanas significativas son aspectos fundamentales para la longevidad saludable.

En el libro *Una buena vida*, de Marc Schulz y Robert Waldinger, se detallan los resultados del mayor estudio mundial, y el más prolongado, sobre la felicidad. Este estudio de Harvard durante más de ochenta años ha buscado dar respuesta a la pregunta: ¿qué nos hace felices?

El libro es fantástico y nos explica cómo el secreto de una vida satisfactoria son las relaciones que tenemos con las personas de nuestro entorno. Así, contiene fragmentos como el siguiente:

Una vida rica, una buena vida, se forja precisamente con las cosas que la hacen difícil.[11]

En esta vida, en la Gran Aventura de la Vida (longeva o no), nos encontramos puntos de inflexión que cambian nuestro destino. En general, son giros inesperados, donde la circunstancias y la casualidad (¿o es causalidad y sincronía?) van a determinar nuestra trayectoria.

Muchas veces, no son nuestras propias decisiones las que determinan el sentido de nuestra vida, sino el caos y las buenas relaciones son los que hacen que vivamos una vida plena.

Las relaciones significativas no son solo las que tenemos con la familia o los amigos, sino también con los compañeros de trabajo. Además, son muy importantes las relaciones esporádicas que tenemos con personas que nos encontramos en nuestro día a día, como un repartidor, un dependiente o incluso gente que nos cruzamos por la calle. Los valores prosociales son las creencias, las actitudes y los comportamientos que promueven el bienestar de otros, con un énfasis en la cooperación, la ayuda y el altruismo, y tienen efectos positivos en la salud y la longevidad de quien los posee y pone en práctica.

En el evento Antifrágil (que ahora explicaré), José Carlos Ramos nos dio una charla sobre la comunicación. Hablaba sobre el hecho de que preguntar siempre por el nombre de las personas con las que interactúas tiene efectos muy positivos para ti y para ellas.

Yo siempre he procurado tratar muy bien y con mucha educación a todas las personas con las que me encuentro. A veces, por las prisas, no me ponía a charlar con ellas; por ejemplo, con los taxistas, porque a menudo necesito aprovechar los trayectos en taxi para contestar mensajes o realizar llamadas.

Desde que escuché a José Carlos, procuro averiguar el nombre de todas las personas con las que tengo interacciones, aunque sean breves. Preguntarle el nombre al mesero que te sirve en un restaurante, al taxista o al dependiente de una tienda, o pregun-

[11] Waldinger, Robert; y Schulz, Marc, *Una buena vida*, Editorial Planeta, Barcelona, 2023.

tarle cómo está, mirándolo a los ojos con curiosidad sincera, puede ser una interacción significativa para ti y también para esa persona.

Te aseguro que los resultados en bienestar psicológico son impresionantes. Además, se produce un efecto contagio, porque, si esa persona gracias a ti pasa un mejor día, quizás luego vuelve a casa y tiene mejores relaciones también con las personas de su entorno o con otros clientes a los que atienda en esa jornada laboral.

Precisamente en el estudio de Harvard se comenta cómo estas relaciones breves también deberían realizarse de una forma significativa. De lo que te estoy hablando es de amor, de tratar así a todas las personas. Incluso aunque tengas problemas con alguien, puedes seguir con una actitud amorosa, ya que puede ser que un mal acto o una mala palabra tenga un significado que no juzgaríamos si supiéramos lo que hay detrás: no estamos en los zapatos de nadie. Ya sé que estar siempre de buenas puede ser muy difícil. Todos podemos pasar una mala noche o tener un día donde todo se tuerce.

Dicen en inglés *Fake It Till You Make It*, que podemos convertir en 'Sonríe, aunque no quieras, hasta que la sonrisa se vuelva real'. No te estoy diciendo que sonrías si se te acaba de morir alguien cercano o si te pasó algo verdaderamente grave, pero esos días que estás cruzado, que no sabes qué te pasa..., intenta sonreír, aunque no tengas ganas. Mira un árbol o un pájaro y, como dice Eckhart Tolle, piensa: «Ahora mismo, ¿tengo algún problema?». En ese segundo exacto en el que estás respirando, estás vivo y tu corazón late. Así que, ¿tienes algún problema? Céntrate en la respiración y en el momento.

Y recuerda que casi todos los problemas dentro de diez meses o diez años habrán dejado de serlo. Ahora bien, si necesitas ayuda para la solución del problema de hoy, recurre a tu tribu.

Todo esto es importante porque se ha comprobado que el optimismo es uno de los factores que nos ayudan a vivir más tiempo de manera más saludable. Además, es especialmente protector frente a los problemas cardiovasculares, mejora la salud física y la mental y contribuye a que adoptemos comportamientos saludables. También la felicidad y la autocompasión se correlacionan con el bienestar y con la salud.

Tanto temer lo peor como esperar lo mejor implica imaginar cosas. Puestos a imaginar, ¿por qué no esperas siempre lo mejor? Te puedes preparar para lo peor, pero sin necesidad de sufrir por el miedo. El optimismo es esa actitud que nos hace esperar un futuro favorable o positivo incluso aunque surjan obstáculos o dificultades.

Hay quienes critican el querer ser optimista. Obviamente, existe un extremo de optimismo no realista donde se pueden subestimar problemas o ignorar señales de alerta. Por ejemplo, si ves que va a haber una inundación, decir que tu casa no se va a ver afectada o que no te va a pasar nada si sales a la calle sería una muestra de optimismo no realista.

En estas situaciones, me acuerdo de mi amigo Miguel Camarena. Cuando tiene dificultades en la vida o también cuando le pasan cosas buenas dice: «¿Qué me viene a enseñar este maestro?».

Podemos considerar que cada fracaso y cada dificultad de la vida en realidad es un desafío y una oportunidad de aprender: unas veces se gana y otras veces se aprende.

Las prácticas sagradas

Según Sterling, las prácticas sagradas son comportamientos energéticamente muy costosos, pero fundamentales para que podamos vivir en comunidad y que necesitan sus propios circuitos neurales. Son prácticas relacionadas con el sexo, la música y el baile, el arte, el humor, las narraciones, las ceremonias rituales en momentos trascendentales de la vida...

Para el profesor Sterling, estas prácticas permiten expresar lo que las palabras por sí solas no pueden, alivian tensiones y permiten la cooperación. Como son circuitos y conductas que cuestan mucha energía, si han persistido, es que son esenciales para la supervivencia de la especie, al generar cohesión social.

En la actualidad, vivimos en una época de grandes cambios y las prácticas sagradas se han transformado, de modo que ahora en nuestra sociedad no se entienden sin la participación de la tecnología. No obstante, esto supone un cambio de nuestra identidad cultural y social. Así, seguimos buscando estas prácticas y las encontramos en las redes sociales y en mundos virtuales, pero ¿son lo mismo para nuestro cerebro y nuestro bienestar?, ¿necesitamos ensayos clínicos para demostrar que la espiritualidad o la religión son importantes para nuestro bienestar?

Estas cuestiones se relacionan directamente con lo que vamos a ver a continuación.

El Evento Antifrágil

Durante el proceso de escritura de este libro, viví una de las experiencias más intensas, preciosas y transformadoras de mi vida: el Evento Antifrágil.

Para mí, es la materialización de la esencia del ser humano.

Veinte desconocidos y diez supervisores/guías en un entorno natural bellísimo.

Expuestos a desafíos físicos y mentales.

Viviendo en tribu.

Despojados de nuestras máscaras de realidad 3D, esos salvapantallas que llevamos encima para transitar por una realidad ante la que a veces es demasiado doloroso ser tú mismo.

Frío, calor, hambre, sed, movimiento, cooperación, competencia y desafíos.

Naturaleza.

Y, sobre todo, tribu, mucha tribu.

Este evento lo organiza mi entrenador personal Víctor Téllez. Si lo ves desde fuera en redes sociales, te parecerá algo raro, sectario incluso.

Cuando lo vives desde dentro..., vives, sientes, te transformas.

Te deseo que puedas vivir tu vida y sentir esa intensidad, quizás no continuamente, pero sí muy a menudo. Una vida con movimiento, prácticas sagradas, cooperación y desafíos.

Y algo más, que veremos a continuación.

No te cuento más por si un día decides ir. Sería anticiparte la experiencia y quitarle parte de su magia.

19.2. Entre el propósito y el sentido

El propósito vital es el otro componente primordial para que nuestra Gran Aventura sea algo más que el paso fugaz de un ente biológico en el planeta Tierra.

¿Cómo podemos saber cuál es nuestro propósito vital y el sentido de la vida? Vamos a buscar respuestas.

Se distingue, por un lado, *propósito vital* y, por el otro, *el sentido de la vida*, aunque a menudo se utiliza el primero como sinónimo del segundo.

El propósito vital sería el cómo y el para qué vivimos. Se trata de un constructo psicológico subjetivo y varía mucho entre las personas. Suele relacionarse con cuestiones como cuidar a la familia o desarrollar un proyecto profesional.

En cambio, el sentido de la vida sería un concepto más amplio, abstracto y filosófico. Es una búsqueda existencial que explora la razón última de nuestra existencia humana y de nuestra vida, en el universo. Es el *¿por qué estamos aquí?* Se relaciona, sobre todo, con la espiritualidad, la filosofía y el sentirte conectado a algo más grande que tú mismo. Llámalo Dios, Ser, el Uno, Universo, la Fuente. Es algo trascendental.

Y, cómo no, hay cuestionarios para medir ambas cosas.

Podríamos decir que el propósito de la vida es vivir una vida con propósito y que el sentido de la vida es vivir una vida con sentido.

Decía Nietzsche que «quien tiene un por qué, encuentra el cómo», al igual que Viktor Frankl en *El hombre en busca de sentido* nos muestra que con propósito y sentido se puede enfrentar hasta el sufrimiento más extremo.

Tener un propósito vital activa nuestro sistema de recompensa y nos motiva a adoptar estilos de vida más saludables. Además, mejora la conectividad de la corteza prefrontal y nos permite tomar mejores decisiones. Por eso, se considera uno de los determinantes de la salud y la longevidad de las personas que viven en las zonas azules.

El propósito vital y el sentido de la vida se estudian en psicología, sociología y neurociencias, pero también en investigaciones sobre el cáncer, enfermedades neurodegenerativas, salud mental y otros problemas de salud, porque el camino por la vida no tiene sentido sin un propósito y un sentido.

Somos sistemas complejos, seres maravillosos, capaces de creaciones fantásticas, del amor más puro y de dar lo mejor de nosotros. Sin embargo, es verdad que también podemos hacer cosas terribles, pero centrémonos en lo mejor.

Una vida con sentido y con propósito que valga la pena vivir hasta los ochenta, los cien, los ciento veinte, los ciento sesenta... es una vida llena de...

Abrazos y besos. Sexo consciente.

Risas y bromas.

Baile y música.

Aficiones y ocio.

Entrenamiento y diversión.

Libros. Muchos libros.

Café. Con amigos. Solo. De viaje. En casa.

Paseos por bosques. Hundir tus pies en la arena con las olas del mar.

Actitud y *sisu*. Lágrimas. Crecimiento frente a la adversidad.

Dejar huella. Criar hijos y nietos, sobrinos y ahijados. Enseñarles el mundo y sus maravillas.

La gratitud, por todo lo bueno que tenemos, así como compartir con generosidad y abundancia nuestros dones con las personas que nos rodean.

Todo esto y mucho más también es importante para la longevidad.

Esta perspectiva es la que explora la doctora Gladys McGarey en su libro *Los seis secretos de la longevidad*. Para ella, a sus cien años, estos son:

- El sentido de la vida.
- El movimiento (literal, pero, sobre todo, metafórico).
- El amor.
- La tribu y la conexión.
- Seguir siempre aprendiendo, incluso (y sobre todo) de lo más duro.
- Utilizar tu energía al máximo.

Estoy totalmente de acuerdo con ella.

Ahora, te invito a escribir tu propia lista de lo que hace que tu vida tenga sentido y propósito. ¡Hazlo ya!

1. _____
2. _____
3. _____
4. _____
5. _____
6. _____
7. _____
8. _____
9. _____
10. _____
11. _____

PUNTOS CLAVE

✓ El movimiento, los desafíos, la cooperación y las prácticas sagradas son necesidades esenciales de la especie humana y el antídoto contra la desesperación colectiva (como declara el profesor Peter Sterling).

✓ En la época de la gran revolución tecnocientífica, buscar un propósito y un sentido para la vida se hace más urgente para seguir siendo humanos.

La encrucijada XIII

La decisión que vas a tomar ahora es la más importante de la Gran Aventura de tu Vida. ¿Qué eliges?

☞ OPCIÓN 1:

- Vivir una vida con sentido y propósito, desde el amor, con curiosidad infinita, gratitud y *sisu*, como un eterno aprendiz de todo.

☞ OPCIÓN 2:

- ¿Cuál era la dosis de magnesio para disminuir el estrés?

TERCERA PARTE

EL FUTURO: LO QUE SOMOS Y SEREMOS

20

Tratamientos del futuro

20.1. LA BÚSQUEDA DEL ELIXIR DE LA ETERNA JUVENTUD

La mayor parte de los esfuerzos en la búsqueda del elixir de la juventud se centra en moléculas, terapias génicas o medicina regenerativa para llegar al objetivo de engañar a la muerte y, a la vez, ganar vida a los años.

El trans y el poshumanismo serían otra perspectiva: podríamos ir sustituyendo aquellas partes de nosotros que ya no funcionen bien por el envejecimiento. Por ejemplo, se podrían cambiar las neuronas individuales o los grupos de neuronas por chips y hacer lo mismo con cada una de nuestras partes biológicas que fueran cayendo, víctimas del paso del tiempo.

Esto recuerda a la historia del barco de Teseo: durante sus viajes, la madera del barco se iba pudriendo o rompiendo y había que reemplazarla. Se dice que cuando Teseo volvió a su casa, el barco ya no tenía ni una sola pieza original. Entonces, si a ese barco le han cambiado todas sus partes, ¿sigue siendo el mismo barco?

De la misma manera, si a nosotros nos fueran sustituyendo cada una de nuestras células o, por ejemplo, nuestras neuronas, por unas nuevas o incluso por chips, ¿seguiríamos siendo nosotros mismos? El filósofo Thomas Hobbes planteaba guardar las piezas viejas y construir con ellas un nuevo barco. Entonces, ¿cuál sería el barco *de verdad*?

Podríamos discutir sobre qué es el *yo* y qué es la conciencia, pero no quiero ahora ir por esos derroteros, sino centrarme en lo que nos promete el futuro. Te adelanto que es muy probable que no se encuentre un único método para conseguir este objetivo, si es que alguna vez se llega a alcanzar.

La mayoría de la gente quiere una solución fácil y sencilla, es decir, tomar una pastilla o inyectarse cualquier cosa que no suponga esfuerzo, aunque implique un gasto de dinero. Sin embargo, las medidas básicas del estilo de vida seguirán teniendo que mantenerse. O, al menos, hasta que lleguen todas esas terapias futuras. Y, probablemente, después también.

En este sentido, se han propuesto diferentes tipos de estrategias: técnicas de medicina regenerativa en un sentido muy amplio, fármacos, terapia génica y otros tratamientos como aféresis u oxígeno hiperbárico. Algunas de ellas ya se están realizando, como el oxígeno hiperbárico en otras indicaciones, y también en algunas clínicas de longevitismo.

20.2. Terapias génicas: ¿el futuro de la longevidad?

Las terapias génicas buscan bloquear genes que provocan fenómenos de envejecimiento o activar otros relacionados con la reparación y la regeneración celular y tisular. En la edición génica, se pueden utilizar tecnologías como CRISPR-Cas9 para realizar cambios en genes concretos.

Sin embargo, todavía no hay prácticamente estudios en humanos y muchas veces no sabemos realmente qué podría pasar a largo plazo con estas intervenciones. Estas terapias todavía no están disponibles en humanos y puede faltar bastante para ello. Por otro lado, como ya vimos, el envejecimiento es un proceso muy complejo donde actúan múltiples factores, de los cuales solo algunos son genéticos.

Existe una terapia génica en la que se introduce en el cuerpo el gen de la folistatina, una proteína que inhibe la acción de otra que limita el crecimiento muscular. El resultado final es que aumenta mucho el desarrollo muscular. Si buscas en internet imágenes con las palabras «vacas mutantes miostatina», encontrarás a Schwarzenegger en modo vaca, con una cantidad de músculo exagerada. Originalmente, esta estrategia se diseñó para tratar la distrofia muscular, una enfermedad en la que hay problemas de desarrollo muscular.

Así, esta folistatina se inyecta en forma de plásmido, un fragmento de ADN circular, en la grasa subcutánea, desde donde luego se libera la proteína. Actualmente, existe una empresa que ya está llevando a cabo ensayos clínicos en enfermedades como la sarcopenia, la esclerosis lateral amiotrófica o la distrofia muscular facioescapulohumeral.

También hay personas que se han administrado esta terapia génica experimental a un precio de 25 000 dólares. ¿Cómo lo hicieron? Acudiendo a lugares donde la regulación no lo impide. En el momento en que escribo estas líneas, hay tantas peticiones que han tenido que cerrar el consultorio. Te puedes apuntar a una lista de espera porque parece que pronto tendrán otra clínica.

La inyección de estos plásmidos de folistatina aumenta la masa muscular y disminuye la grasa corporal. De momento, parece muy segura en los estudios, pero lógicamente no sabemos qué puede pasar a largo plazo. La folistatina se llama así porque podría inhibir la producción de FSH (hormona foliculoestimulante). No obstante, la forma que se usa en la terapia génica es un tipo que parece que no influye en la fertilidad, al menos, a corto plazo. Queda por ver la seguridad de esta terapia a largo plazo. Curiosamente, en el envejecimiento y las enfermedades cardiovasculares, la folistatina corporal se incrementa, pero quizás sea como un intento del cuerpo de responder de forma beneficiosa para solventar un estado patológico.

Terapias génicas con telomerasa y otras vías

Las otras terapias que más se están investigando se relacionan con la telomerasa, que se ha ensayado en animales, y utiliza el citomegalovirus como vector, de forma inhalada o intraperitoneal. De momento, los resultados son prometedores en animales, pero puede pasar bastante tiempo antes de que se puedan utilizar en humanos.

Otras terapias génicas que se están estudiando, de momento en animales, implican:

- Genes como p16INK4a y p53 para eliminar células senescentes.
- Genes que aumenten la expresión de enzimas como NAMPT, importante para producir NAD+.
- Genes relacionados con IGF-1 y mTOR, para intentar imitar los efectos de la restricción calórica sin pasar por las molestias de comer menos.
- Genes importantes en la función mitocondrial, como PGC-1α, para fabricar nuevas mitocondrias. ¿Y si con una inyección fabricáramos mitocondrias? Es el sueño de cualquier persona sedentaria.
- Terapias para suprimir la producción de citoquinas proinflamatorias. Suena bien, pero necesitamos la inflamación para sobrevivir, así que veremos qué pasa con esta estrategia.
- Terapias génicas para corregir mutaciones que predisponen a enfermedades como el alzhéimer.
- Incrementar la expresión de genes importantes para regenerar tejidos (VEGF, HGF) y proteínas de la matriz extracelular.
- Aumentar la expresión de genes como FOXO y las sirtuinas para protegernos del estrés oxidativo y la inflamación.
- Klotho: codifica una proteína antienvejecimiento que regula el metabolismo y protege frente al estrés oxidativo. La misma empresa que tiene su agenda cerrada para la folistatina también está desarrollando terapia génica con klotho.

Las investigaciones en terapias antienvejecimiento están explorando también formas de corregir o mejorar los patrones de *splicing*. Por ejemplo:

- Compuestos que modulan el *splicing*: sustancias que estabilizan las proteínas necesarias para un corte y empalme adecuado del ARNm.
- ARN antisentido: moléculas diseñadas para corregir errores específicos en el proceso. Estas terapias aún están en fases experimentales, pero representan un camino prometedor para tratar enfermedades y ralentizar el envejecimiento.

Las promesas del genoma y la realidad actual

Recuerdo cuando era una niña y se inició el Proyecto Genoma Humano. Era la gran promesa para curar todas las enfermedades. Desde entonces, han pasado muchos años y dicha promesa no se ha cumplido, al menos, de momento. Sin embargo, ahora estamos en un punto en el que la ciencia y la tecnología avanzan a un ritmo trepidante.

Es verdad que se debe investigar mucho para evitar efectos indeseables antes de experimentar con terapias génicas en humanos. También habría que evaluar la ética de investigar el rejuvenecimiento cuando hay enfermedades genéticas graves sin tratar. Aun así, es muy probable que realmente lleguemos a poder manipular nuestro genoma de forma segura en algunos años o décadas.

Esto no significa que debamos pedir un préstamo en el banco para someternos a la primera terapia experimental que encontremos en internet, pero esperemos que estas investigaciones reviertan en beneficio de muchas personas que hoy sufren enfermedades graves sin solución. Y, si como resultado colateral también se consigue el rejuvenecimiento, yo al menos no estoy en contra.

Será emocionante ver qué sucede en los próximos años y décadas, pero, para llegar al futuro en buena forma y beneficiarnos de los avances de la tecnociencia, recuerda: ¡cuídate!

20.3. Péptidos

Los péptidos son cadenas de aminoácidos que no llegan a ser proteínas. En el cuerpo, se fabrican miles de ellos, como:

- Hormonas, como la insulina, la del crecimiento o la oxitocina.
- Relacionados con el sistema inmunitario, como péptidos antimicrobianos o sustancias reguladoras.
- Neuropéptidos, como las endorfinas o la sustancia P.
- Estructurales y reguladores, derivados de proteínas, como los que provienen de la degradación del colágeno.

Otro ejemplo: cuando tomamos lactoferrina como suplemento, al digerirse, esta genera diferentes tipos de péptidos con efectos positivos para la salud intestinal y la microbiota.

No se sabe realmente cuántos péptidos tenemos en el cuerpo; se piensa que podrían llegar a ser decenas de miles. Esto es así porque, de cada proteína, según cómo se descomponga, pueden surgir muchos péptidos diferentes.

Actualmente, un péptido muy famoso es el GLP-1 (péptido similar al glucagón tipo 1), porque hay fármacos que se están utilizando para simular su efecto en el tratamiento de la diabetes y la obesidad.

Se están investigando muchos tipos de péptidos, tanto de origen natural como sintetizados en laboratorio. Se pueden administrar por vía subcutánea, intravenosa, oral (los menos) o aplicación tópica. Algunos de estos péptidos son:

- Epitalón: parece que podría activar la telomerasa y, de esta manera, alargar los telómeros.
- Péptidos de cobre (GHK-Cu): son especialmente interesantes para la salud de la piel, porque pueden estimular la producción de colágeno y ayudar a la reparación de tejidos.
- Matrixyl o palmitoil pentapéptido-4: un ejemplo de péptido que ya se utiliza en cosmética, porque estimula la producción de colágeno y contribuye a reducir las arrugas.
- Semaglutida: un análogo del GLP-1 que ya se utiliza como fármaco en diabetes y obesidad.
- BPC-157 (*Body Protection Compound*): deriva de una proteína protectora gástrica humana, con propiedades regenerativas y antiinflamatorias. Se administra por inyección subcutánea o intramuscular. Aunque todavía no se ha aprobado de forma oficial para su uso en humanos, hay personas que ya lo están utilizando. Este péptido en particular parece que tolera la digestión enzimática y el jugo gástrico, por lo que se ha propuesto su uso por vía oral. De momento, hay un estudio piloto en pacientes con cistitis intersticial. Sin embargo, todavía no hay grandes investigaciones, aunque muchos deportistas lo han usado de forma no regulada y la Agencia Mundial Antidopaje lo ha prohibido de momento.

- Las timosinas son péptidos de administración subcutánea que también resultan interesantes para regenerar, por ejemplo, lesiones musculares, células cardiacas y tejidos conectivos, así como para el tratamiento de infecciones virales crónicas o enfermedades autoinmunes. Se administran por vía subcutánea.

Es probable que en el futuro aparezcan muchos más péptidos que podamos utilizar de forma dirigida para diferentes aspectos del envejecimiento. Aún es pronto para recomendar el uso de cualquiera de ellos, sobre todo, si se venden por internet y no tenemos datos de seguridad.

20.4. Medicina regenerativa y nanomedicina

Células madre

La idea de utilizar células madre para mejorar, regenerar y reparar tejidos es muy atractiva, porque permitiría reponer nuestras células envejecidas. Pueden proceder por ejemplo del cordón umbilical o el tejido adiposo. ¡A ver si la fuente de la eterna juventud la tenemos en nuestra propia grasa!

De momento, mientras escribo esto, en la Unión Europea ya hay un producto que se utiliza para las fístulas perianales en adultos con la enfermedad de Crohn y otro para deficiencias corneales por quemaduras. En otros países, hay más productos con células madre.

Además, ya se están realizando ensayos clínicos con células madre para disminuir o revertir la fragilidad física que aparece con el envejecimiento, o bien para restaurar una piel joven y lozana. Por ejemplo, en un estudio con células madre, se consiguió aumentar la distancia de caminar a los seis minutos. También se ha comprobado que pueden disminuir los niveles de marcadores inflamatorios, como algunas citoquinas.

Las preparaciones con células madre también son interesantes por sus propiedades antiarrugas. Es muy probable que, en los próximos años, las terapias con células madre estén cada vez más disponibles y progresivamente sean más baratas, sobre todo, si se pueden utilizar células propias, con lo cual no habría problemas de compatibilidad.

También parece ser que las células madre pueden ser muy prometedoras para contrarrestar la inflamación crónica. Hay muchos ensayos en marcha y, en general, los resultados son sugestivos, pero quizás tampoco, por sí solos, sean el elixir de la eterna juventud.

Exosomas y otros derivados celulares

Aunque las investigaciones en marcha con exosomas no buscan específicamente contrarrestar el envejecimiento, sí se está ensayando para el rejuvenecimiento facial. Estos estudios son más fáciles de realizar como ensayos clínicos, porque el fotoenvejecimiento cutáneo ya se ha reconocido como una enfermedad en la Clasificación Internacional de Enfermedades (CIE-11) de la OMS.

En el futuro, probablemente se utilicen como una vía de tratamiento de los mecanismos del envejecimiento.

Plasma rico en factores de crecimiento y plaquetas

Dentro de la medicina regenerativa, tanto el plasma rico en factores de crecimiento como en plaquetas se utiliza en tratamientos estéticos. En estos, por ejemplo, puede mejorar el aspecto de la piel, disminuir las arrugas e impulsar la reparación cutánea. También se utiliza en regeneración articular y tisular, la cual es una estrategia con muchísima investigación en marcha y, en los próximos años, probablemente veamos cómo estas terapias se aplican cada vez más.

Nanomedicina

Consiste en el uso de la nanotecnología para reparar tejidos u órganos dañados o incluso reemplazar con células artificiales las propias. Ray Kurzweil prevé que llegará un día en el que podríamos ser un ente constituido en un 99.9 por ciento de células ensambladas por nanotecnología.

De momento, inicialmente estas estrategias se podrían usar para eliminar células senescentes, liberar compuestos de manera dirigida en un órgano o tejido concreto o realizar terapia génica de precisión allá donde haga falta. Quizás se podría, también, restaurar mitocondrias dañadas o reparar telómeros.

¿Cuándo será posible todo esto? Es la gran pregunta y, de momento, no tiene respuesta.

20.5. Otras terapias

Veamos algunas otras terapias que ya existen para otras indicaciones y que además se están proponiendo para utilizarlas en la medicina de la longevidad.

Plasmaféresis

La plasmaféresis es un procedimiento en el que la sangre se trata para extraer componentes que pudieran estar contribuyendo al envejecimiento, como, por ejemplo, citoquinas proinflamatorias, tóxicos, metales pesados, moléculas relacionadas con el SASP y toda una serie de factores que puedan asociarse al envejecimiento, incluso células enteras. Sin embargo, aunque los estudios en curso sean prometedores, todavía falta mucha investigación.

Ozonoterapia

La terapia con ozono, ya sea por inyección directa o mediante autohemoterapia (donde se mezcla el ozono con la sangre y luego se vuelve a introducir en el cuerpo), se ha propuesto como una posible herramienta antienvejecimiento. Podría mejorar la oxigenación tisular, regular de forma antiinflamatoria la respuesta del sistema inmunitario y protegernos del estrés oxidativo. No obstante, todavía faltan muchos estudios para considerar el ozono como la panacea del rejuvenecimiento.

Oxígeno hiperbárico

Otra estrategia es la terapia de oxígeno hiperbárico: en una cámara especial, se respira oxígeno puro a presiones superiores a las normales. Algunas investigaciones han demostrado que puede reducir la inflamación, mejorar la función celular y favorecer la reparación de tejidos. Por ejemplo, se ha utilizado en la práctica clínica en personas con COVID persistente, que comparte ciertos rasgos con el envejecimiento.

Además, parece que podría ser interesante para la función cognitiva y para reducir algunos marcadores de envejecimiento. En un estudio se comprobó incluso que llegaba a incrementar la longitud de los telómeros y disminuir las células senescentes.

Sin embargo, para que sea eficaz, hay que realizar muchas sesiones y tampoco es una terapia exenta al cien por ciento de riesgos.

RESUMEN

✓ La gran inversión en la tecnociencia de la longevidad ofrece promesas de tratamientos futuros, o ya presentes, como:
- Terapias génicas.
- Péptidos específicos.
- Medicina regenerativa: con terapias con células madre, exosomas, plasma rico en factores de crecimiento...
- Nanomedicina.
- Nuevas aplicaciones de terapias ya existentes, como plasmaféresis u oxígeno hiperbárico.

✓ Aunque los estudios son prometedores, queda un largo camino por recorrer hasta llegar a una meta sobre la que no hay consenso. Sea cual sea, recuerda que los cuidados del estilo de vida son la clave de tu longevidad futura.

21

Entre lo poshumano y lo divino

21.1. Consecuencias de la longevidad

Implicaciones socioeconómicas de una vida extendida

En la primera parte del libro, comentamos que hay quien quiere tratar el envejecimiento como una enfermedad, porque lo consideran la causa de otras que no podemos curar. La industria del envejecimiento y la longevidad ya tiene un peso económico inmenso. Y quizás precisamente por esto interesa mucho: habrá gigantescas ganancias económicas si se encuentran soluciones para el envejecimiento. Entonces, ¿será la industria farmacéutica y biotecnológica la que solucione el envejecimiento? Sin duda será necesaria, pero es poco probable que sustituya al estilo de vida. Una pastilla o una inyección no pueden, por ejemplo, suplir los múltiples efectos beneficiosos de la actividad física y el ejercicio.

Por otro lado, los longevitistas extremos aseguran que viviremos mucho tiempo, pero permaneciendo jóvenes para siempre. Esto implicaría menores gastos sanitarios, a pesar de los asociados a las terapias de rejuvenecimiento, porque los gastos derivados de la atención sanitaria a personas con mala salud son mucho mayores que cualquier medida preventiva que podamos llevar a cabo, sobre todo, si las terapias futuras frente al envejecimiento se democratizan y se realizan a bajo costo.

Sin embargo, hay que tener en cuenta que si, por ejemplo, llegamos a vivir hasta los ciento veinte años, es inviable mantener la edad de jubilación tal como está ahora. En Europa, la mayoría de los países establecen la jubilación en algún momento de la década de los sesenta años. Con la esperanza de vida de los países europeos, una persona cobra entre unos quince y veinte años de pensión. Hoy, esto ya resulta muy difícil de afrontar para muchos sistemas de pensiones, aunque haya diferencias según su gestión.

En España, por ejemplo, en el año 2050 se calcula que habrá 15.6 millones de pensionistas si la esperanza de vida se mantiene como está. Si viviéramos ciento veinte años, esa cifra aumentaría mucho e, inevitablemente, tendríamos que extender nuestra vida laboral. Tal vez nos deberíamos plantear una jubilación a los cien o ciento cinco años. Esto tal vez está genial si te gusta tu trabajo y es tu verdadera pasión y vocación y si te encuentras bien para realizarlo. Pero ¿realmente a qué porcentaje de la población le gusta tanto su trabajo como para dedicarse a ello hasta los ciento cinco años?

Vamos a ver algunos datos:

- Según una encuesta en España:[12]
  - El 64 por ciento de los trabajadores estaban satisfechos o muy satisfechos con su trabajo, aunque solo el 34 por ciento lo estaba con su sueldo.
  - Más de una cuarta parte de los trabajadores están poco satisfechos con su trabajo.
  - Solo el 13.5 por ciento de las personas trabajadoras sentían estar cumpliendo con su vocación.
- En otros estudios encontramos datos como los siguientes:[13]
  - Siete de cada diez trabajadores en España están satisfechos con su trabajo.
  - Solo el 23 por ciento de los empleados a nivel mundial está verdaderamente comprometido con su trabajo.
  - Solo el 13 por ciento de los trabajadores siente que ha nacido para su profesión y la ejercen con sentido.

[12] Nuevas tendencias laborales en España, Amazon e IPSOS, 2023.
[13] Barómetro Global del Talento, ManpowerGroup, 2024; Informe sobre la fuerza laboral mundial de Gallup, 2023; Estudio Protocolo Zisne, Intelema, 2019.

Seguidamente, si nos fijamos en las cifras de estrés y *burnout*, los datos son escalofriantes.[14] En otra encuesta mundial, el 44 por ciento de los empleados siente que tiene mucho estrés en su trabajo. En España, hasta el 70 por ciento de los trabajadores han experimentado *burnout* alguna vez y hasta el 96 por ciento ha tenido síntomas que podrían relacionarse con este síndrome. La Organización Mundial de la Salud estima que el *burnout* afecta a un 15 por ciento de los trabajadores, aunque la dificultad está en identificarlo de forma adecuada. En otras estimaciones, entre el 30 y el 40 por ciento de las personas lo padecen. En entornos de trabajos vocacionales, como el sanitario, el *burnout* es extraordinariamente frecuente.

Si ya tenemos un problema de equilibrio entre la vida laboral, familiar y personal y, en España, casi la mitad de la población tiene dificultades para llegar a fin de mes, ¿de verdad la perspectiva de vivir hasta los ciento veinte años y de trabajar hasta los ciento cinco resulta deseable? ¿Querrías dedicarte a lo que haces hoy hasta que cumplas los ciento cinco? Si es que no, quizás deberías intentar cambiar de profesión.

Por otro lado, es posible que el día de mañana el trabajo que haces hoy deje de existir. Cuando tengamos ochenta años, quizás debamos reciclarnos para dedicarnos a profesiones que ahora no somos capaces ni de imaginar.

Las diferencias sociales en la longevidad extrema

¿Qué pasaría con las personas que tienen una vida extraordinariamente dura y llena de sufrimiento? Los máximos proponentes de la longevidad extrema consideran que las técnicas de rejuvenecimiento se democratizarán, al igual que ha sucedido con los coches, los viajes en avión y los celulares.

Sin embargo, no todo el mundo tiene un celular de alta gama nuevo cada año, ni conduce un coche con los últimos avances en seguridad, sino que muchos siguen con el mismo de hace quince o veinte años. Hay personas que vuelan en *business* y otras que ara-

---

[14] Informe Gallup de 2023; Global Workforce of the Future, Adecco, 2023.

ñan las ofertas de las compañías de bajo costo, poniéndose capas de ropa encima para no pagar una maleta extra.

Por lo tanto, habrá quienes tengan mayores recursos económicos y que podrán dedicarse a llevar un estilo de vida que les conduzca a esa longevidad deseada, pero habrá otros cuyo mayor interés es mejorar su presente, más que extender uno de penurias hasta el infinito y más allá. Entonces, ¿no podría ser que, si buscamos la longevidad extrema democratizada, en realidad estemos creando personas de ciento veinte años manteniendo las diferencias socioeconómicas o culturales?

Es verdad que puedes comenzar a invertir y a ahorrar desde joven y así llegar a los ochenta o cien años con un excelente capital e ingresos pasivos que te permitan vivir bien. No obstante, para esto, hace falta educación financiera y recursos. Quizás, si no llegas a fin de mes, sea difícil ahorrar.

Recuerdo cuando era médica residente y vivía en el centro de Madrid. Había meses en los que pasaba una semana con diez euros y comía arroz o pasta con jitomate frito y una lata de atún. Por supuesto, podría haber sacado dinero a crédito con la tarjeta, pero no quería empezar el mes siguiente debiendo dinero al banco. No es que me sobrara este siendo estudiante, a pesar de que empecé a trabajar (haciendo traducciones) a una edad que hoy sería ilegal.

Actualmente, en España, es muy difícil conseguir pequeños trabajos compatibles con los estudios y con las becas. Incluso cuando se empieza a trabajar, puede ser muy complicado tener ingresos que te permitan asegurar una buena calidad de vida y a la vez ahorrar e invertir. ¿Cuánta gente de cuarenta años se ve obligada a compartir departamento y ve imposible formar una familia porque no les llega el dinero? Entonces, ¿en qué momento empiezas a generar el patrimonio que te permitirá llega a los cien con unos fondos suficientes para mantener tu estilo de vida?

La promesa de la tecnología como solución (a todo)

Frente a estas cuestiones, los proponentes de la longevidad extrema nos ofrecen la solución tecnológica. Afirman que las máquinas o los robots trabajarán para nosotros, de modo que podremos dedicarnos a actividades más humanas, como la creatividad, el humor, las relaciones sociales y el entretenimiento. Sin embargo, ¿estamos seguros de que será así?

Es posible que se persiga que todos nos dediquemos principalmente a ser consumidores de entretenimiento, moda rápida, carne artificial, ciudades de quince minutos y mundos virtuales infinitos.

Sobre todo, quizás nos empujen a consumir más tiempo en redes sociales, juegos online y pornografía, convirtiéndonos en drogadictos modernos. El famoso fenómeno de los *hikikomori* en Japón implica que más de medio millón de personas estén recluidas en sus casas, sin contacto con otra gente. Pueden hacerlo todo desde su hogar, sin necesidad de salir nunca: pedir comida a domicilio, trabajar online (si sus padres no los mantienen) y pasar horas refugiados en un mundo virtual de redes sociales y videojuegos.

El tiempo medio de consumo mundial de redes sociales es de unas dos horas y media al día y esta cifra va en aumento. Los jóvenes, además, dedican alrededor de dos horas diarias a los videojuegos. Hay personas que dedican la mayor parte de su tiempo despierto a actividades online.

En cuanto al contenido pornográfico, es difícil conocer datos exactos a nivel poblacional, pero hay adictos a la pornografía que consumen hasta ocho o diez horas diarias de este tipo de contenido. Hay estudios que muestran que a los doce años la mayoría de los individuos en sociedades industrializadas ya ha tenido alguna exposición al porno online.

En 2017, en el Centro Sackler para la Ciencia de la Conciencia, de la Universidad de Sussex, se desarrolló una *máquina de las alucinaciones* con una inmersión de realismo extraordinario. Se inducían estados alterados de conciencia sin sustancias psicodélicas y se comprobó que funcionaba igual que una droga alucinógena. Las personas que participaron en el estudio no pudieron distinguir la realidad de la ficción. Asimismo, ya existen programas donde, con el uso de sonido y visión, se pueden tener sensaciones muy parecidas al consumo de drogas alucinógenas.

Habrá muchas máquinas virtuales que tendrán teléfonos. Podrás hablar y escuchar en estas máquinas, hablar con la gente e ir a otra habitación y beber y drogarte y coger, pero en verdad creo que serán esas máquinas virtuales las que te drogarán. La tecnología será así de buena. Y entonces habrá drogadictos virtuales que encontrarán su muerte en el sillón.[15]

Curiosamente, hay quien dice que esta es una cita apócrifa, pero es totalmente cierta: Michael Azerrad la incluye en su libro *Come as You Are: La historia de Nirvana*. Hoy, esta predicción está escalofriantemente cerca de hacerse realidad.

En *Un mundo feliz* de Aldous Huxley se describía el soma, la droga de la ignorancia feliz. En la antigua India, se llamaba *soma* a una sustancia psicodélica que se consideraba un dios por sí misma y que se bebía en los sacrificios a los dioses del fuego y la luna. Se extraía de una planta de la montaña, pero no se sabe con certeza qué era realmente. Se especula con opio, cáñamo, *Peganum harmala* u hongos psicodélicos. El soma es lo que beben los dioses y lo que los hace dioses.

El soma moderno: esclavos de la tecnología

Sin embargo, nuestro soma, nuestra droga de hoy, no nos hace divinos, incluso nos aleja de la divinidad. Es más similar al soma de Aldous Huxley y nos mantiene conectados a una *Matrix* que se parece al mundo orwelliano de *1984*. La tecnología que prometía liberarnos puede convertirse en la jaula dorada donde el entretenimiento infinito sustituye a la vida real. Nunca viajarás a Canarias, ni a Laponia o a Bali, pero podrás vivirlo de manera virtual sin mover un músculo.

Y yo me pregunto: ¿será porque en nuestro mundo es mucho más fácil tener consumidores ya fidelizados a un montón de servicios de pago recurrente que generar nuevos clientes, que además deben ser educados para el consumo?

Como se afirma con una frase en la web del Foro Económico Mundial, a propósito de la Agenda 2030, nada será tuyo: ni coche, ni casa, ni libros, ni música. Está bien, la frase original va más allá y dice:

---

[15] Kurt Cobain, en una entrevista con Michael Azerrad.

Bienvenido a 2030: No poseo nada, no tengo privacidad y la vida nunca ha sido mejor.[16]

Tampoco podrás tener un huerto ni animales, cuya posesión se hace cada vez más complicada. En este mundo, ni siquiera tus datos son tuyos; el sistema lo sabe todo sobre ti, para ofrecerte publicidad personalizada.

De hecho, esto quizás ya lo hayas comprobado; a mí me ha pasado varias veces. En mi casa, apenas se ve la televisión, aunque tenemos una, como en la mayoría de los hogares, un altar moderno, a pesar de que el consumo de los canales tradicionales disminuye, salvo en las generaciones mayores, y el resto se limita a series y películas en *streaming*. Nuestro televisor tenía ya unos catorce años y, aunque funcionaba y le dábamos poco uso, se decidió cambiarlo. Hablamos sobre ello en persona, en el mundo real, sin hacer ninguna búsqueda en internet, pero de repente empezaron a aparecerme anuncios en mi perfil de Facebook sobre la marca y el modelo de televisión que habíamos comentado. Alguien o algo sabe sobre ti más que tú mismo.

¿Quién decidirá tu vida?

¿Qué sucederá el día que podamos estar conectados directamente a la nube, la IA..., al universo virtual, en definitiva? Teóricamente, ya se puede hacer; Neuralink ya se ha utilizado en dos pacientes. Es un dispositivo desarrollado por una empresa de Elon Musk y permite conectar el cerebro directamente a una computadora. En 2024 ya se ha probado en dos personas y la segunda jugó videojuegos solamente con sus pensamientos.

El objetivo es maravilloso: ayudar a pacientes con tetraplejía o restaurar la visión en personas ciegas. Por supuesto, esto implica que la información viaje en ambos sentidos: del cerebro a la computadora, y viceversa.

Ahora piensa en el algoritmo de Instagram o X (antes, Twitter), que te muestra lo que sabe que más te interesa, ya sea con

---

[16] Ida Auken para el Foro Económico Mundial (WEF).

likes o interacciones y, sobre todo, dedicando más tiempo a la red social.

De la misma manera, tal vez llegue un momento en el que un algoritmo extremadamente complejo sepa, antes que tú, lo que quieres y te lo diga: qué debes estudiar, tu destino vacacional o la pareja que te conviene. O quizás incluso lo decida por ti y te implante ese deseo que tú creerás que es tuyo. Además, tendrás la explicación lógica y perfecta para ese deseo, producida por una IA de una capacidad que hoy no podemos ni imaginar, que hará que ni te plantees la procedencia de tus deseos y decisiones. Por este motivo, se está hablando de la necesidad de los neuroderechos.

La inteligencia artificial, que es una herramienta fantástica, ya provoca dificultades para saber si una imagen o un video es de verdad humano. ¿Cómo sabremos, pues, si nuestros pensamientos son nuestros si estamos conectados a la IA con un dispositivo?

21.2. Ser/es humano/s

¿Qué es el ser humano?

Antes de avanzar al transhumanismo, poshumanismo y la singularidad, deberíamos preguntarnos qué es un ser humano. Podemos contestar a esta pregunta desde diferentes puntos de vista.

Como ente biológico, el ser humano es un animal más, pero un poco raro, porque modifica su entorno para sobrevivir. Es extremadamente exitoso como especie, aunque para ello tenga que utilizar todos los recursos del planeta y esclavizar a otras especies de seres vivos.

Quizás lo que nos hace más extraordinarios es que nos preguntamos sobre nosotros mismos: qué somos y cuál es el sentido de nuestra existencia.

Desde un punto de vista biológico, igualmente podríamos contemplarnos como una nave espacial portadora de microbiomas. Nuestra existencia tendría sentido como el hogar de miles de millones de microorganismos. También se podría decir que somos materia organizada en forma de sistemas complejos, polvo de estrellas organizado con funciones de relación y replicación.

Desde una perspectiva religiosa, según la religión o el sistema de creencias que examinemos, el concepto de ser humano varía. Vamos a repasar de manera breve y simple algunos de estos sistemas.[17] En el cristianismo, el ser humano se creó a imagen y semejanza de Dios, y su propósito es amarlo y vivir en comunión con él. Igualmente, en el judaísmo es creado a imagen de Dios y debe cumplir los mandamientos divinos. En el islam, es una creación de Alá y nuestra misión sería adorarlo y obedecerle.

En el hinduismo, se considera que el humano tiene un alma eterna, que forma parte de una realidad suprema y universal, y nuestro objetivo sería alcanzar la liberación del ciclo de renacimiento y muerte gracias al autoconocimiento y la unión con esa realidad, el Brahman.

En el budismo, en cambio, el ser humano no posee un alma permanente, sino que la identidad sería una serie de fenómenos temporales que conforman el yo, con la finalidad de alcanzar la iluminación para liberarse del sufrimiento y el ciclo de renacimiento.

El taoísmo se asemeja a los dos últimos en considerarnos parte de la naturaleza y del tao, la fuerza universal que rige el universo. El propósito sería vivir en equilibrio con el tao y alcanzar la armonía y la longevidad desde la paz interior y la sabiduría natural.

En el chamanismo universal, se concibe al ser humano como un ser espiritual y físico, cuyos aspectos están en constante relación entre ellos y también con la naturaleza, el cosmos y los reinos espirituales. El cuerpo sería solo una manifestación temporal, un hogar para el espíritu o el alma, que tendría una naturaleza eterna. Cada ser humano es parte de una red interconectada que incluiría a todos los elementos de la naturaleza: todo el universo está vivo y tiene un espíritu. Además, se considera que cada individuo tiene un propósito que puede descubrir por la conexión espiritual y el autoconocimiento, para el bienestar de la comunidad y la preservación de la naturaleza. Así, se pone un gran énfasis en la necesidad de estar en equilibrio con el mundo interior y el exterior (y

---

[17] Lógicamente, cada religión o sistema de creencias tiene muchos matices, en los que no voy a entrar.

los mundos espirituales), y la salud física y mental dependería de este equilibrio.

Si nos sentimos más cómodos con el materialismo y la biología sin contenido espiritual, podríamos incluso obviar la cuestión de si tenemos un propósito más allá de reproducirnos y perpetuar la especie. Aunque, y te lo pregunto a ti que me lees, ¿qué sentido tiene perpetuar la especie si esto no tiene mayor trascendencia que ser polvo de estrellas organizado reflexionando sobre nosotros mismos?

En su libro, *Un punto azul pálido: Una visión del futuro humano en el espacio*, Carl Sagan escribe, a propósito de una fotografía de la Tierra tomada desde 6 000 millones de kilómetros de distancia por la sonda Voyager 1 en febrero de 1990, donde el planeta apenas se ve como un puntito en la imagen:

> Mira ese punto. Eso es aquí. Eso es nuestro hogar. Eso somos nosotros. En él, todos los que amas, todos los que conoces, todos de los que alguna vez escuchaste, cada ser humano que ha existido, vivió su vida. La suma de todas nuestras alegrías y sufrimientos, miles de religiones seguras de sí mismas, ideologías y doctrinas económicas, cada cazador y recolector, cada héroe y cobarde, cada creador y destructor de civilizaciones, cada rey y campesino, cada joven pareja enamorada, cada madre y padre, niño esperanzado, inventor y explorador, cada maestro de la moral, cada político corrupto, cada *superestrella*, cada *líder supremo*, cada santo y pecador en la historia de nuestra especie, vivió ahí, en una mota de polvo suspendida en un rayo de sol.
>
> La Tierra es un escenario muy pequeño en la vasta arena cósmica. Piensa en los ríos de sangre vertida por todos esos generales y emperadores, para que, en su gloria y triunfo, pudieran convertirse en amos momentáneos de una fracción de un punto. Piensa en las interminables crueldades cometidas por los habitantes de una esquina del punto sobre los apenas distinguibles habitantes de alguna otra esquina. Cuán frecuentes sus malentendidos, cuán ávidos están de matarse los unos a los otros, cómo de fervientes son sus odios. Nuestras posturas, nuestra importancia imaginaria, la ilusión de que ocupamos una posición privilegiada en el Universo... es desafiada por este punto de luz pálida.

Nuestro planeta es una solitaria mancha en la gran y envolvente penumbra cósmica. En nuestra oscuridad —en toda esta vastedad—, no hay ni un indicio de que vaya a llegar ayuda desde algún otro lugar para salvarnos de nosotros mismos. La Tierra es el único mundo conocido hasta ahora que alberga vida. No hay ningún otro lugar, al menos en el futuro próximo, al cual nuestra especie pudiera migrar. Visitar, sí. Asentarnos, aún no. Nos guste o no, por el momento la Tierra es donde tenemos que quedarnos. Se ha dicho que la astronomía es una formadora de humildad y carácter. Quizás no hay mejor demostración de la soberbia humana que esta imagen distante de nuestro minúsculo mundo. Para mí, subraya nuestra responsabilidad de tratarnos más amablemente los unos a los otros y de preservar y apreciar el pálido punto azul, el único hogar que hemos conocido.[18]

Del transhumanismo al poshumanismo

Así que quizás no seamos nada. O quizás lo seamos todo, seamos nosotros mismos la divinidad, pero una que ha olvidado su origen divino, porque ahora estamos en plena carrera por crear otro dios: la tecnología.

Según nos dicen, llegará un día en que la IA será más inteligente que nosotros mismos y, además, tendrá capacidad para crear otra IA incluso mejor que la creada por nosotros. Y, entonces, ¿estaremos al servicio de esa tecnología y terminaremos de perder todo rastro de la divinidad que contengamos?

Llegamos así al transhumanismo y al poshumanismo. El primero utiliza la tecnología para mejorar a la especie humana, tanto desde el punto de vista físico como mental y emocional, para así superar cualquier limitación que tengamos como entes biológicos. Este abordaje sería fundamental para resolver tanto el envejecimiento como cualquier enfermedad y, en última instancia, conseguir la *muerte de la muerte*. De hecho, la extensión de la vida es uno de los objetivos de este movimiento.

El transhumanismo no es un movimiento nuevo: su sustrato tiene casi cien años, en científicos como el genetista John Halda-

---

[18] Sagan, Carl, *Un punto azul pálido*, Editorial Planeta, Barcelona, 2006.

ne o el biólogo Julian Huxley, hermano de Aldous. Huxley estableció en 1957 la definición de transhumanismo en una suerte de sistema filosófico-religioso:

> El hombre permaneciendo hombre, pero trascendiendo a sí mismo al realizar nuevas posibilidades de y para su naturaleza humana.

Desde entonces, este concepto se ha desarrollado por múltiples científicos y pensadores. Ahora, hay proliferación de definiciones, o asociaciones, como la World Transhumanist Association, actualmente Humanity+. Incluso existe una revista dedicada íntegramente al transhumanismo.

La definición de transhumanismo de Humanity+ se basa en la definición de Max More de 1990:

> Es el movimiento intelectual y cultural que afirma la posibilidad y el deseo de mejorar fundamentalmente la condición humana mediante la razón aplicada, especialmente desarrollando y haciendo ampliamente disponibles tecnologías que eliminen el envejecimiento y mejoren en gran medida las capacidades intelectuales, físicas y psicológicas humanas.
>
> Consiste en el estudio de las implicaciones, promesas y posibles peligros de las tecnologías que nos permitirán superar las limitaciones humanas fundamentales, así como el estudio relacionado de las cuestiones éticas involucradas en el desarrollo y uso de dichas tecnologías.[19]

Para entender la filosofía transhumanista, te comparto aquí la Declaración Transhumanista de 1999 (disponible en la web <transhumanismo.org>):

> 1. En el futuro, la humanidad cambiará de forma radical por causa de la tecnología. Prevemos la viabilidad de rediseñar la condición humana, incluyendo parámetros tales como lo inevitable del envejecimiento, las limitaciones de los intelectos humanos y artificiales, la

---

[19] «Transhumanist FAQ», Humanity+, <https://www.humanityplus.org/transhumanist-faq>.

psicología indeseable, el sufrimiento y nuestro confinamiento al planeta Tierra.

2. La investigación sistemática debe enfocarse en entender esos desarrollos venideros y sus consecuencias a largo plazo.

3. Los transhumanistas creemos que siendo generalmente receptivos y aceptando las nuevas tecnologías, tendremos una mayor probabilidad de utilizarlas para nuestro provecho que si intentamos condenarlas o prohibirlas.

4. Los transhumanistas defienden el derecho moral de aquellos que deseen utilizar la tecnología para ampliar sus capacidades mentales y físicas y para mejorar su control sobre sus propias vidas. Buscamos crecimiento personal más allá de nuestras actuales limitaciones biológicas.

5. De cara al futuro, es obligatorio tener en cuenta la posibilidad de un progreso tecnológico dramático. Sería trágico si no se materializaran los potenciales beneficios a causa de una tecnofobia injustificada y prohibiciones innecesarias. Por otra parte, también sería trágico que se extinguiera la vida inteligente a causa de algún desastre o guerra ocasionados por las tecnologías avanzadas.

6. Necesitamos crear foros donde la gente pueda debatir racionalmente qué debe hacerse, y un orden social en el que las decisiones serias puedan llevarse a cabo.

7. El transhumanismo defiende el bienestar de toda conciencia (sea en intelectos artificiales, humanos, animales no humanos o posibles especies extraterrestres) y abarca muchos principios del humanismo laico moderno. El transhumanismo no apoya a ningún grupo o plataforma política determinada.

En definitiva, el transhumanismo está estrechamente relacionado con la búsqueda de la longevidad extrema y saludable, y los proponentes de uno y otra suelen ser los mismos.

El siguiente paso sería el poshumanismo: un poshumano es un descendiente humano que ha sido aumentado hasta tal punto que ha dejado de ser humano. El poshumanismo explora cómo seríamos una vez que ya nos hubiéramos superado o transformado hasta dejar de ser lo que somos ahora. En el poshumanismo, se propone fusionar o integrar nuestras mentes con redes de inteligencia artificial, aunque también hay quien sugiere dejar de separar lo humano de lo no humano y coexistir de una forma más ética y pacífica con la naturaleza y otras formas de vida.

Incluso, se habla de identidades fluidas en las que estas no dependan de lo biológico, sino que podrían ir cambiando según nuestra fusión con la tecnología.

En resumen, con el transhumanismo se busca una mejora del ser humano actual, pero seguir siendo humanos (sea lo que sea esto). El poshumanismo contempla un futuro en el que ya no seremos humanos, sino algo distinto.

Por eso, hay quien propone que quizás nuestra longevidad extrema y el fin de la mortalidad procedan de la conversión de nuestra conciencia en datos que se puedan verter en un soporte tecnológico.

Entonces, surge la pregunta inevitable: ¿qué es la conciencia y qué hace que yo sea yo? Si una máquina es capaz de replicarme y crear un gemelo digital hasta el punto de que cualquiera que se relacione con esa máquina sea incapaz de distinguirla de mí, ¿seré yo esa máquina o no? Para mí, lo que soy ahora, no, pero... quizás para todos los demás sí. ¿Acaso tenemos un alma o espíritu que no es posible replicar?

Si aceptamos la existencia del alma y de una conciencia no local, que no necesita un sustrato biológico, ¿por qué no podría habitar esa alma en un dispositivo de almacenamiento que guarde mi conciencia y la expanda en una red neuronal artificial?

Hoy no existe una teoría unificada de la conciencia y del yo que nos permita decir *qué es* o *qué soy yo*. Hay varias teorías diferentes sobre la conciencia y, entre sus proponentes, no se puede decir que estén muy de acuerdo. Ya se ha planteado incluso que cualquier sistema capaz de integrar información podría tener algún grado de conciencia, sea un ente biológico o no. De esta manera, un fotón, una silla, una piedra, un árbol, el universo entero, tendría conciencia.

Como dice Anil Seth: «Tú alucinas tu realidad consciente, y el mundo no existe si no hay un observador, tú, para percibirlo y alucinarlo».

Imaginemos ahora que llegamos a los doscientos años, a los mil o incluso a los veinte mil años en una amortalidad indefinida. ¿Qué sucedería con tu *yo*?

Tu *yo* se conforma por toda la experiencia vivida hasta ese momento, por lo que estás viviendo en tu presente y por lo que te imaginas para el futuro. Cuando tengas quinientos años, ¿te acordarás de cuando tenías dieciocho o cien? ¿Y qué pasará con las relaciones sociales? ¿Tendrá sentido la búsqueda de la monogamia de mil años?

Y si resulta que no todo el mundo puede o quiere entrar en el horizonte de la longevidad extrema, pero tú sigues siendo eternamente joven, ¿te quedarás sin amigos y sin familia? ¿Con quién te relacionarás? ¿Qué cambios sociales, culturales, filosóficos e identitarios nos esperan como especie si hay unos que mueren y otros que viven dos, cinco o diez veces más que el resto?

Además, si deja de existir la muerte, ¿qué sentido tendrá la vida?

Esta pregunta es fácil de responder si decimos que el sentido de la vida es una vida con sentido, una vida sentida. El sentido de la vida puede ser vivir sin más.

Se dice que nuestros bisnietos, o quizás nuestros nietos, con las paternidades cada vez más tardías, ya no se acordarán de nosotros. ¿Por eso queremos vivir para siempre? ¿Porque si no, no habrá nadie que nos recuerde?

Yo no tengo respuestas a todas estas cuestiones. Los propios trans y poshumanistas se plantean muchas de ellas y, aunque ofrecen algunas respuestas, no las tienen todas y la mayoría son especulativas e incluso ingenuas.

A la pregunta de **«¿En qué tipo de sociedad vivirían los poshumanos?»**, la respuesta corta es (según las FAQ de la web \<transhumanismo.org\>):

En este momento no disponemos de la información suficiente para dar una respuesta completa a esta cuestión [...] Los transhumanistas pueden especular sobre cómo puede interactuar un pos-humano con humanos —dado el caso de que, después de todo, un pos-humano quisiera interactuar con humanos— pero es difícil imaginar cómo conducirían sus vidas una sociedad de pos-humanos. En este punto, cualquier construcción de una sociedad pos-humana estaría basada en experiencias y deseos actuales de humanos o transhumanos, intereses que pueden no tener relevancia alguna para los pos-humanos.

Es muy probable que los pos-humanos inventaran formas de vida social totalmente nuevas. A medida que las semillas de una sociedad pos-humana se desarrollen, algunos de nosotros esperamos tener la oportunidad de observar sus interacciones con humanos, transhumanos y otros pos-humanos, observaciones de las que poder formular una idea de qué tipo de sociedad pos-humana se desarrollaría.

Podría pasar que, en una futura sociedad poshumana, los poshumanos «sigan respetando y tolerando a los humanos viviendo como semidioses benévolos». O tal vez decidirían que los humanos somos una forma «ineficaz de utilizar materia y energía que podría tener mejores usos».

Todo esto parece ciencia ficción. Estuve hace más de veinte años en un curso de una universidad de verano donde se hablaba de redes neuronales e inteligencia artificial. Por aquel entonces yo creía que nunca podría existir una computadora que pudiera simular a un ser humano. Sigo pensando que el ser humano y otros seres vivos tenemos algo especial. Emociones, sentimientos, trascendencia, consciencia. Amor.

Pero, con el concepto de singularidad, quizás se podría decir que todo eso son creencias románticas en que somos algo *especial*, cuando no es así. Que cualquier cosa que podamos crear va a ser más especial que nosotros mismos. La singularidad es el punto en el que el desarrollo tecnológico se vuelve tan rápido que la curva de su progreso se torna casi vertical y, en meses, días o incluso horas, el mundo se puede transformar de modo que sea irreconocible. Se dice que en ese momento se hace imposible saber lo que pasará a partir de entonces. Puede que incluso las leyes de la física cambien: aún no tenemos una teoría aceptada de la gravedad cuántica o de la conciencia.

Ray Kurzweil, del que ya he hablado anteriormente, explora esta cuestión a profundidad. Afirma que llegará un día en el que la IA superará al humano en todas sus capacidades y, además, se podrá automejorar, creando sistemas mejores que la IA producida por nosotros. Y, entonces, habrá una aceleración exponencial del progreso humano en todos los niveles y nuestra inteligencia humana podrá abandonar el soporte orgánico para fusionarse con el universo, tornándolo autoconsciente.

¿Qué pasará después? A mí me da mucha curiosidad. También vértigo. No sabemos cómo será la sociedad en la que vivirán nuestros hijos y nietos, pero sí podemos hacer todo lo posible por estar ahí y verlo... y recordar lo que es ser humano.

A fin de cuentas, quizás no somos humanos buscando trascender, sino divinidades olvidadas explorando nuestra mortalidad.

21.3. Cuerpo, alma y espíritu

> No somos humanos en un viaje espiritual; somos seres espirituales viviendo una experiencia humana.
>
> Pierre Teilhard de Chardin

El tiempo limitado de la experiencia humana

¿Cuánto dura esta experiencia humana terrenal de la que nos habla Teilhard de Chardin? En las sociedades industrializadas (ya sabes, las sociedades WEIRD de las que te hablaba al principio), unos ochenta años en promedio. Pero hay mucha gente que se va antes de tiempo.

Escribo estas palabras cuando acabo de recibir la noticia del fallecimiento de un amigo en un accidente de parapente. Murió practicando una de las actividades con las que más vivo se sentía. ¡Qué paradoja! Tenía tan solo treinta y nueve años y era un tipo genial, lleno de entusiasmo, que ayudó a muchas personas a vivir con menos dolor.

Podemos pensar o creer que ya no queda de él más que el recuerdo y la pena de sus amigos y familiares. O que ahora su alma está en otro plano revisando esta vida. ¿Tú cómo lo ves?

Lo que pase después de la muerte, tras el *Game Over* final, ya nos llegará (o no, si nos hacemos poshumanos amortales) y lo averiguaremos.

Independientemente del tiempo que vivamos, corremos el riesgo de llegar cerca del final de la Gran Aventura y decir: «¿Ya está? ¿Esto es todo? Ha pasado muy deprisa». Y, entonces, llegan los arrepentimientos: «Ojalá hubiera disfrutado más», «Ojalá hubiera trabajado menos», «Ojalá me hubiera atrevido».

«Ojalá pudiera reiniciar el juego».

El arrepentimiento y la acción

Decía Maquiavelo que «es mejor actuar y arrepentirse que no actuar y arrepentirse». Quizás te suene la famosa historia de la enfermera Bronnie Ware, que pasó mucho tiempo acompañando a personas en cuidados paliativos, a los que les quedaban menos de doce semanas de vida. Empezó a escribir un blog con lo que le contaban sus pacientes y tuvo tanto éxito que finalmente publicó el libro *Los cinco mandamientos para tener una vida plena: de qué no deberías arrepentirte nunca.*

Imagínate en la situación. Da igual la edad que tengas: te han dicho que te quedan doce semanas y, claro, echas la vista atrás. ¿Qué es lo que ves? ¿Tu vida ha sido como la que habías soñado de pequeño? ¿Fuiste buena persona? ¿Diste amor, recibiste amor? ¿Colmaste tu vida de actos de generosidad y altruismo hacia otras personas? ¿Te dejaste de hablar con un amigo por algo supuestamente imperdonable, de lo que ya ni te acuerdas? ¿Qué decisiones tomaste?

Te invito a hacer este ejercicio hoy mismo: si te dijeran que este mes es el último de tu experiencia terrenal, ¿cómo verías tu vida?

Como espero que no sea tu caso, ¡no es tarde! Aún estás a tiempo de aprovechar los años, las décadas que te quedan, para vivir una vida con sentido y tomar buenas decisiones para que sea, de verdad, una Gran Aventura.

Volviendo a Bronnie y a los cinco arrepentimientos, ¿cuáles eran?

1. No haber sido fiel a uno mismo, es decir, dejarnos influenciar demasiado por los demás, por las presiones, por el qué dirán.
2. Haber trabajado demasiado. Cuando uno mira atrás, no pensará: «Ojalá hubiera trabajado más». En cambio, es

muy probable que se lamente de no haber estado más con sus hijos, padres, amigos o hermanos.

3. No haber expresado sus emociones y haber reprimido sus sentimientos.

4. Haber dejado de lado a sus amigos. Ya sabes, es una vida llena de mensajes como «a ver si salimos un día» y ese día nunca se materializa.

5. No haber sido más feliz. A menudo, se busca la felicidad fuera, como si alguien nos la debiera, como si necesitáramos a otros para brindarnos una felicidad que depende de nosotros mismos y de nuestras relaciones con los demás.

¿Vivimos desde el amor o desde el miedo?

Como parece que ochenta años no es suficiente para todo lo que queremos exprimir de la vida, un deseo natural es querer vivir más tiempo. Pero ¿cuánto es suficiente? ¿Cambiarías algo en tu forma de vivir si tuvieras más tiempo? ¿Tomarías otras decisiones, diferentes de las que tomas hoy?

El objetivo de los gurús de la longevidad es vivir ciento veinte, ciento sesenta, doscientos... ¡Veinte mil años! Ante esta perspectiva, a mí me surge preguntar: ¿de dónde viene ese objetivo?, ¿del amor o del miedo?

En parte, posiblemente sea miedo a *perder* lo que uno tenga en su vida terrenal; temor a que, desde un punto de vista materialista y cientificista, después no haya nada en el *más allá de la muerte*. Frente a ello, el doctor Manuel Sans Segarra, autor del libro *La supraconciencia existe*, habla de la *vida después de la vida*.

El miedo a dejar de existir tiene mucho que ver con el ego: miedo a no tener, a no poseer, a no sentir, a no consumir, a dejar de ser *yo*. Pero ¿tendría sentido buscar la longevidad extrema, esos veinte mil años, desde el amor? Si preguntas a una persona que vive su vida con amor y consciencia, con el sentido del Ser y de que todos somos Uno, te dirá que no hay necesidad de prolongar una experiencia terrenal de manera indefinida.

Las personas que creen en la reencarnación y en la existencia de un alma que transita entre experiencias vitales consideran que antes de venir a esta experiencia terrenal, su alma ya decidió qué iba a aprender en esta vida y cuándo se irá. Desde esta perspectiva, la muerte es solo un paso de una vida a esa supraconciencia o conciencia no local, a la vida más allá de la vida.

Aun así, los métodos y las técnicas para buscar la longevidad biológica sí tienen sentido desde esta perspectiva del amor. Pero no tanto por extender los años de experiencia terrenal como para cuidar de nuestro cuerpo, que a fin de cuentas es nuestra alma manifestada en materia. Maltratar nuestro sustrato biológico, que es un milagro en sí mismo, que replica el universo entero en cada célula y que dicen que contiene información divina en su ADN, no ayuda a que nuestra alma lleve a cabo sus aprendizajes.

Así que sí, por supuesto que tiene sentido cuidar a nuestro cuerpo material, independientemente de tu pensamiento o tu creencia sobre el después de la vida, para que los cuerpos energético, emocional y espiritual tengan una morada óptima para una experiencia terrenal sin limitaciones biológicas por fallos evitables. Desde este punto de vista, para no vivir pendientes del cuerpo, debemos tratarlo con coherencia para que podamos centrarnos en los cuidados del alma.

Observo cómo muchas personas se quedan enganchadas en su cuerpo, en su cuidado y, sobre todo, en su aspecto. Más allá de querer ser jóvenes, quieren parecer jóvenes y bellos. ¿Desde dónde? Algunos, o muchos, quizás desde el miedo a la vejez, a la decrepitud, porque se asocia el hecho de cumplir años con dolor, discapacidad o falta de admiración por otros.

Actualmente, hemos llegado a un punto en el que chicas de veinte años se infiltran con toxina botulínica y rellenos y acaban teniendo la misma cara que mujeres de cuarenta o cincuenta, también con bótox y rellenos. ¿Por qué lo hacen? ¿Se cuidan por dentro para alcanzar una longevidad saludable? A menudo no.

Frente al parecer joven, podemos recurrir al ser saludable. La Medicina del Estilo de Vida es una herramienta fantástica para lograr un cuerpo lo más sano y funcional posible durante el máximo tiempo posible.

Hago hincapié en el término *funcional*: esto quiere decir que, cuando tengas ochenta, noventa o cien años, podrás seguir haciendo dominadas, flexiones o colgarte de las anillas. Podrás seguir corriendo. Y, por supuesto, podrás seguir leyendo libros, escuchando pódcast y aprendiendo cada día algo nuevo.

¿Cuáles son las posibles vías que podemos utilizar para afrontar nuestra mortalidad y el paso de los años?

- La tecnociencia, que en su grado extremo se manifiesta en transhumanismo y poshumanismo.
- La aceptación consciente con autocuidado óptimo.
- La trascendencia y la supraconciencia.
- Las (grandes) obras para dejar un legado para que nos recuerden.
- La ignorancia (in)feliz: pasar de todo e ir con la masa, tratando de manera reactiva los problemas de salud conforme aparecen, a menudo con nulo éxito.

La combinación de la vía de la ciencia y la tecnología, junto con la aceptación consciente con autocuidado óptimo, desde el amor y no desde el miedo, es una manera fantástica de vivir una vida con propósito y sentido, independientemente de que uno crea o no en la vida más allá de la muerte.

Sin embargo, ¿qué sucede cuando se unen miedo, tecnociencia y transhumanismo, sin un ápice de aceptación de nuestra mortalidad humana? Encontramos, entonces, al hombre hecho máquina. Renunciamos al Ser y al Uno que somos todos y creamos nosotros nuestro propio dios tecnológico, porque no creemos en nuestra propia divinidad.

Podríamos establecer esta fórmula:

Amor (tecnociencia + aceptación consciente) = trascendencia
Miedo (tecnociencia + negación) = ¿?

Así que las preguntas que nos podríamos hacer son ¿desde dónde vivimos nuestra Gran Aventura? y ¿cómo tomamos nuestras decisiones: con amor y consciencia o con miedo?

En este libro, he hablado fundamentalmente sobre biología, pero he procurado hacerlo desde el amor y la aceptación de que esta experiencia terrenal tendrá un final. Al menos, como ser humano. Si nos unimos a la máquina, seremos otra cosa. Poshumana. El significado espiritual de esa posibilidad es mareante.

En vez de buscar el parecer, yo te propongo ser y sentir la longevidad y la salud. Para ello, debemos actuar en todo momento como queremos ser. Toma las decisiones que te llevarán adonde quieres llegar, capítulo a capítulo, día a día, como hemos ido viendo a lo largo del libro. Si quieres ser un humano longevo y sano:

- ¿Qué comes?
- ¿Cómo te mueves?
- ¿Con quién y cómo te relacionas?
- ¿Cómo respiras?
- ¿Dónde vives?
- ¿A qué dedicas tu tiempo?

El verdadero desafío no es tanto prolongar nuestra existencia, sino darle un sentido. Ya sea que vivamos cincuenta, ochenta, doscientos o veinte mil años, lo esencial no es cuánto, sino cómo.

Ser humanos es recordar que, más allá de la ciencia y la tecnología, somos seres capaces de amar, crear y conectar. Esta es nuestra verdadera esencia. Nuestra verdadera divinidad.

¿Y, tú, cómo decides ser recordado, no por otros, sino por ti, cuando llegue el *Game Over*?

Anexo

Los puntos del juego

Cada día eliges cómo avanzar en la Gran Aventura de tu Vida Longeva. Ahora es momento de descubrir tu puntuación en este camino. En cada etapa, puedes sumar o restar un punto, según lo que decidas. Sin embargo, cada decisión tiene sus consecuencias: recompensas fantásticas como pociones mágicas y lugares maravillosos de salud y bienestar o, por el contrario, parajes inhóspitos que drenan la energía vital.

En esta fase de tu Gran Aventura, aún puedes tomar las mejores decisiones cada día. No dejes que el ayer te condicione ni que los «no puedo» te impidan avanzar hacia el triunfo final.

Capítulo 7. Nivel 1:
TÚ TIENES EL PODER – ENCRUCIJADA I

- +1: Si asumes la responsabilidad de tu bienestar y avanzas con un enfoque progresivo.
  - **Recompensa**: un empoderamiento genuino. Cada paso te aleja de las trampas del sistema y te permite construir los cimientos de un futuro pleno. Te conviertes en el creador de tu propia Aventura, abriendo el camino hacia el Paraíso de la Vida Plena.
  - **Beneficios**: mayor capacidad para prevenir enfermedades y un ciclo de autogestión positiva.

- o **Evitas**: el temido Pozo de la Pasividad, donde la inercia y las trampas del sistema consumen tu potencial.
- −1: Si delegas tu salud a otros, esperando soluciones mágicas.
  - o **Consecuencias**: te sumerges en un círculo de frustración y dejas pasar oportunidades de mejora. Terminas atrapado en el Laberinto de las Soluciones Temporales, donde cada puerta falsa promete atajos que nunca resuelven nada.

Capítulo 8. Alimenta tu longevidad − Encrucijada ii

- +1: Si eliges alimentos reales y ricos en nutrientes, comes en horarios regulares y haces ayuno nocturno de al menos trece horas (o más).
  - o **Recompensa**: optimizarás tu salud celular y tu equilibrio metabólico, nutriendo a tus Mitocondrias Heroicas y tu Microbiota Fabulosa, listas para sostenerte en los momentos más desafiantes de tu Aventura.
  - o **Beneficios**: excelente salud intestinal, cero inflamación y una relación sana con la comida. Descubres la Despensa de la Salud Eterna, donde tu energía y vitalidad se disparan.
  - o **Evitas**: el Vertedero Infecto, un abismo de caos metabólico y agotamiento crónico.
- −1: Si tu dieta se basa en ultraprocesados y usas la comida como premio o castigo.
  - o **Consecuencias**: confusión mitocondrial, inflamación crónica y desequilibrios celulares que aceleran el envejecimiento. Caerás en el Barranco de los Ultraprocesados, donde tu energía desaparecerá por el Vórtice de la Ruina Metabólica.

CAPÍTULO 9. SIN MOVIMIENTO NO HAY REJUVENECIMIENTO
– ENCRUCIJADA III

- +1: Si integras el movimiento funcional, la fuerza y la variedad de ejercicios en tu rutina diaria.
  ○ **Recompensa**: músculos fuertes, mitocondrias felices y una mayor resiliencia física y mental. Obtienes el Escudo del Movimiento Constante, tu protección frente a la decrepitud.
  ○ **Beneficios**: alargas tu *healthspan*, estarás feliz y te sentirás pletórico. Reduces el riesgo de enfermedades crónicas. Encuentras el Camino Dorado de la Sabiduría, donde el movimiento es fuente de vida y longevidad.
  ○ **Evitas**: el Pantano del Sedentarismo, un terreno fangoso donde pierdes puntos de vida por cada día que pasa.
- −1: Si vives en la inacción o confías en que el futuro te brindará una pastilla milagrosa.
  ○ **Consecuencias**: debilitamiento progresivo, mayor riesgo de caídas y pérdida de la función física y de la autonomía. Te quedas varado en la cuesta de la Montaña Horrible de los Sillones Atrapahumanos, esperando un rescate pasivo que nunca llega.

CAPÍTULO 10. EL PODER DE LOS ELEMENTOS –
ENCRUCIJADA IV

- +1: Si más allá de conectarte con la naturaleza y los elementos, te haces una con ella.
  ○ **Recompensa**: energía renovada, regulación del sistema nervioso y una vitalidad potenciada. Llevas el Aura del Enraizamiento, que fortalece tu vínculo con lo esencial.
  ○ **Beneficios**: menos estrés, mejor salud mental y una sensación global de bienestar. Descubres el Lago de la Juventud Refrescante, que te llena de fuerza y energía para cada día.
  ○ **Evitas**: el contagio del Parásito de la Desesperación Colectiva.

- −1: Si no sales de tu cueva y buscas el confort constante.
  - **Consecuencias**: aumento del estrés, desconexión de tu esencia y mayor riesgo de trastornos mentales y metabólicos. Te hundes en la Sima del Urbanita Desconectado.

Capítulo 11. Luz y ritmo – Encrucijada v

- +1: Si cuidas tus ritmos circadianos con luz solar durante el día, evitas las luces azules nocturnas y recuerdas que el descanso es necesario.
  - **Recompensa**: un sueño profundamente reparador, con regeneración celular, y salud celular y sistémica al máximo. Obtienes la Llave del Ritmo Perfecto, que abre las puertas de tu máximo potencial.
  - **Beneficios**: mayor claridad mental, vitalidad sostenida y felicidad radiante. Exploras el Reino del Descanso Luminoso.
  - **Evitas**: el temido Ciclo Infinito del Insomnio Digital.
- −1: Si priorizas pantallas y estimulación nocturna, descuidando tus horas de sueño y evitando el sol a toda costa.
  - **Consecuencias**: desequilibrios hormonales, fatiga crónica y un acelerado deterioro cognitivo. Caerás en el Abyecto y Oscuro Reino del Sueño Perdido.

Capítulo 12. Respira y relájate – Encrucijada vi

- +1: Si cuidas tu respiración y tu nervio vago.
  - **Recompensa**: equilibrio del sistema nervioso, calma y serenidad, con una salud cardiovascular sólida. Obtienes el Frasco del Aliento de la Serenidad, que calma cuerpo y mente.
  - **Beneficios**: optimizas tu metabolismo, reduces el estrés y tendrás un plus de resiliencia. Consigues la entrada al dorado Salón del Baile Vagal.
  - **Evitas**: el Remolino de la Respiración Descontrolada.

- **−1**: Si descuidas tu respiración o te mantienes en lucha y huida constantes.
  - ○ **Consecuencias**: estrés crónico, fatiga constante y mayor riesgo de problemas respiratorios. Quedas atrapado en la Telaraña del Estrés Crónico, de donde es muy difícil escapar.

Capítulo 13. El superorganismo joven – Encrucijada vii

- **+1**: Si nutres tu microbiota con manjares prebióticos, alimentos fermentados y componentes bioactivos.
  - ○ **Recompensa**: una microbiota saludable y resiliente, con una salud intestinal espléndida y la Simbiosis Definitiva.
  - ○ **Beneficios**: un sistema inmunitario fortalecido, bienestar integral y salud global. Hallas el Jardín del Holobionte Cósmico.
  - ○ **Evitas**: el Vertedero de los Bichos Pochos, lleno de bichos malos y metabolitos inflamatorios.
- **−1**: Si ignoras el papel de tu dieta en la salud intestinal y abusas de ultraprocesados.
  - ○ **Consecuencias**: inflamación crónica, poca diversidad bacteriana, problemas digestivos y todo lo demás que puedes esperar del Mordor de la Disbiosis Pustulenta.

Capítulo 14. Evita los tóxicos – Encrucijada viii

- **+1**: Si aprendes a lidiar con los estresores y los tóxicos del mundo moderno.
  - ○ **Recompensa**: un equilibrio mental y físico que te transporta al Santuario de la Calma y la Pureza.
  - ○ **Beneficios**: reducción del cortisol, claridad mental, sistemas corporales eficientes. El Bosque Prístino te acoge en su seno.
  - ○ **Evitas**: la Supertormenta Tóxica, que debilita tu sistema inmunitario, mata neuronas y acelera el envejecimiento.

- **−1**: Si ignoras la importancia de manejar el estrés y de evitar los tóxicos.
  - ○ **Consecuencias**: estrés crónico, agotamiento mental, riesgo elevado de enfermedades inflamatorias y todo tipo de trastornos indefinidos. Mientras tus análisis están bien, te hundes en las Marismas de los Disruptores Endocrinos y los Xenobióticos.

Capítulo 15. Cuida tu cerebro y tus sentidos – Encrucijada ix

- **+1**: Si cuidas tu cerebro con hábitos saludables y una dieta neuroprotectora.
  - ○ **Recompensa**: desbloqueas el Santuario de la Neuroplasticidad, un espacio donde tu cerebro se fortalece y florece.
  - ○ **Beneficios**: mayor agudeza mental, mejor memoria y capacidad de toma de decisiones. Dominas el Arte de la Gestión Cognitiva.
  - ○ **Evitas**: el Abismo de la Niebla Mental, donde reinan la inactividad y las malas decisiones.
- **−1**: Si desprecias la importancia del cuidado cerebral.
  - ○ **Consecuencias**: caída en hábitos nocivos y una desconexión con tu propio potencial. Quedas atrapado en la Ciénaga del Letargo Cerebral.

Capítulo 16. Suplementación – Encrucijada x

- **+1**: Si personalizas tu suplementación según tus necesidades y características individuales, con el apoyo de profesionales actualizados.
  - ○ **Recompensa**: tomas decisiones basadas en evidencia y optimizas tu salud con precisión. Llenas tus alforjas de PPP (Pociones Personalizadas y Precisas).
  - ○ **Beneficios**: prevención de disfunciones, apoyo a la salud de células, órganos y sistemas, y excelentes niveles de energía. Bienvenido a la Pirámide de la Optimización Nutricional.

○ **Evitas:** el Baúl de los Botes Olvidados, donde reinan el caos y la ineficacia.
- −1: Si optas por tendencias sin criterio y llenas tus repisas de suplementos innecesarios.
○ **Consecuencias:** desperdicio de dinero, falta de resultados y abandono de hábitos saludables. Quedas atrapado en el Torbellino de la Suplementación Descontrolada.

Capítulo 17. La cara es el espejo del alma – Encrucijada XI

- +1: Si mantienes una rutina de cuidado integral por dentro y por fuera.
○ **Recompensa:** una piel radiante y un cabello saludable. Logras obtener el Bálsamo Regenerador Eterno.
○ **Beneficios:** mayor seguridad en ti mismo, reducción del estrés oxidativo y protección frente al envejecimiento prematuro. Accedes al Refugio de la Belleza Natural.
○ **Evitas:** el Horror de los Filtros Artificiales, donde se prioriza la apariencia superficial sin cuidado real.
- −1: Si te olvidas de tu autocuidado, o confías en soluciones pasajeras.
○ **Consecuencias:** te sentirás decrépito por dentro y se notará por fuera; sufrirás una falta de confianza en tu aspecto natural. Acabas en el Abrasador Desierto de la Pérdida de Autoestima.

Capítulo 18. En busca de tu edad biológica – Encrucijada XII

- +1: Si haces una evaluación básica de tu estado físico y funcional con pruebas útiles y accesibles.
○ **Recompensa:** decisiones bien fundamentadas y ahorro en exámenes irrelevantes. Logras el Mapa de tus Funciones Corporales.

- ○ **Beneficios**: prevención efectiva, uso responsable de tus recursos y menor ansiedad. Estás en el Refugio de la Evaluación Consciente.
- ○ **Evitas**: el Laberinto de las Pruebas Innecesarias, donde tiempo, dinero y calma se desvanecen.
- **−1**: Si te obsesionas con análisis sin sentido o chequeos sin contexto.
- ○ **Consecuencias**: ansiedad perpetua, pérdida de recursos y exámenes de escasa utilidad. Quedas enganchado en el Acertijo de la Obsesión por los Números.

Capítulo 19. Una vida con sentido − Encrucijada xiii

- **+1**: Si eliges vivir con propósito y sentido, guiado por el Amor.
- ○ **Recompensa**: descubres el Camino Dorado del Propósito, donde la gratitud y la curiosidad te iluminan a ti y a tu tribu.
- ○ **Beneficios**: mayor plenitud, fortaleza emocional y una conexión profunda con el verdadero sentido de la vida. Encuentras el Hogar.
- ○ **Evitas**: el Abismo de la Indiferencia, que se nutre del vacío y la desorientación.
- **−1**: Si solo importa la biología y no tienes un por qué...
- ○ **Consecuencias**: desconexión, insatisfacción crónica y ausencia de un rumbo definido. Te instalas en el Páramo del Sinsentido, mientras el Muro del Aislamiento no te deja salir y el Desierto del Vacío Existencial rodea tu ser.

Conclusión

Cada una de estas Encrucijadas representa un momento de elección consciente que puede impulsarte hacia el rejuvenecimiento o empujarte a un envejecimiento prematuro. Según los puntos que acumules, este es tu resultado final:

De -13 a -1 puntos

Te adentras en los sombríos rincones del Valle del Tiempo Perdido y la Salud Olvidada. Es el instante en el que debes reflexionar y plantearte tus hábitos, para reenfocar tu camino hacia una vida más plena y con significado.

1 punto

Te hallas en el Cruce del Estancamiento, un punto de aparente equilibrio precario en el que aún conservas el poder de retomar las riendas. Cada pequeño paso puede marcar la diferencia.

De 3 a 5 puntos

Estás encaminado a formar parte de la Tribu de la Conexión Humana y la Salud Global. Aunque quede distancia por recorrer, vas en la dirección correcta. Con compromiso y constancia, llegarás a la victoria final.

De 7 a 9 puntos

Te encuentras en el Portal del Equilibrio y la Longevidad. Tu persistencia comienza a dar frutos palpables. Busca ir más allá para lograr la trascendencia.

De 11 a 13 puntos

Te estás pasando la Aventura con una puntuación máxima y podrás jugar mucho más tiempo. Has llegado al Templo del Propósito y la Plenitud. Aquí, la vida se llena de sentido: tu cuerpo, tu mente y tu espíritu están en armonía. Tu ejemplo ilumina el sendero de quienes te rodean, convirtiéndote en el auténtico héroe de esta Gran Aventura.

Llegados a este punto, quizás pienses: «¡Si solo es un Juego, no es para tanto!».

Sí, es verdad, pero es el mayor Juego de todos. El de la vida. Tu Gran Aventura.

Y, ¿sabes qué?

Llegará el día del *Game Over*. En ese momento, ya no podrás cambiar tus decisiones. Por eso, ¿qué decides hoy?

¿Envejeces o rejuveneces?

Lecturas recomendadas

Bates, William H., *Visión perfecta sin gafas*, Ediciones Librería Argentina, Madrid, 2020.

Cordeiro, José Luis; y Wood, David, *La muerte de la muerte*, Ediciones Deusto, Barcelona, 2018.

Fernández, Jana, *Aprende a descansar*, Plataforma Editorial, Barcelona, 2023.

Harner, Michael, *La senda del chamán*, Editorial Kairós, Barcelona, 2016.

Hernández Bascuñana, María, *Vitaminados*, Alienta Editorial, Barcelona, 2022.

Huxley, Aldous, *El arte de ver*, Editorial Renglón, Argentina, 1947.

Izquierdo, José Luis (Mago More), *Superpoderes para el día a día*, Alienta Editorial, Barcelona, 2024.

Kimmerer, Robin Wall, *Una trenza de hierba sagrada: Sabiduría indígena, conocimiento científico y las enseñanzas de las plantas*, Editorial Captain Swing, Madrid, 2021.

Kurzweil, Ray; y Grossman, Terry, *Fantastic Voyage*, Rodale Books, Estados Unidos, 2004.

Kurzweil, Ray, *La singularidad está más cerca*, Deusto, Barcelona, 2025.

Levy, Becca, *Rompe los límites de la edad: Cambia tus creencias sobre el envejecimiento y vive más y mejor*, Ediciones Paidós, Barcelona, 2023.

Liberman, Jacob Israel, *Vida luminosa*, Ediciones El Grano de Mostaza, Madrid, 2018.

Liljeström, Eva, *Un hogar (casi) libre de tóxicos*, Alienta Editorial, Barcelona, 2024.

Lonely Planet Publications, *You Only Live Once*, Lonely Planet, Australia, 2014.

Madrid, Juan Antonio, *Cronobiología: Una guía para descubrir tu reloj biológico*, Plataforma Editorial, Barcelona, 2022.

Maeztu, Javi, *Entre fermentos*, Alienta Editorial, Barcelona, 2023.

Mattson, Mark P., *La revolución del ayuno intermitente*, Alienta Editorial, Barcelona, 2024.

McGarey, Gladys, *Los seis secretos de la longevidad*, Editorial Planeta, Barcelona, 2024.

Nestor, James, *Respira: La nueva ciencia de un arte olvidado*, Editorial Planeta, Barcelona, 2020.

Nylund, Joanna, *Sisu*, Gaia Ediciones, Madrid, 2018.

Ober, Clinton; Sinatra, Stephen T.; y Zucker, Martin, *Earthing: Con los pies descalzos*, Editorial Sirio, Málaga, 2012.

Palmer, Christopher M., *Energía cerebral*, Gaia Ediciones, Móstoles, 2023.

Pelz, Mindy, *Ayunar para sanar*, Editorial Urano, Barcelona, 2024.

Sagan, Carl, *Un punto azul pálido*, Editorial Planeta, Barcelona, 2006.

Sánchez Barceló, Emilio J., *Hicimos la luz y perdimos la noche: Efectos biológicos de la luz*, Editorial Universidad de Cantabria, Santander, 2017.

Sánchez, Rober, *Camina, salta, baila: Muévete más y vive mejor*, Plataforma Editorial, Barcelona, 2019.

Sans Segarra, Manuel; y Cebrián, Juan Carlos, *La supraconciencia existe: Vida después de la vida*, Editorial Planeta, Barcelona, 2024.

Seignalet, Jean, *La alimentación, la tercera medicina*, RBA Integral, Barcelona, 2016.

Sterling, Peter, *¿Qué es la salud?*, Cecropia Press, Panamá, 2022.

Søberg, Susanna, *Baños en aguas frías*, Alienta Editorial, Barcelona, 2022.

Stuart-Smith, Sue, *La mente bien ajardinada: Las ventajas de vivir al ritmo de las plantas*, Editorial Debate, Barcelona, 2021.

Unamuno, Eider, *La boca no se equivoca*, RBA Libros, Barcelona, 2024.

Valenzuela, Antonio, *Activa tus mitocondrias: El secreto para una vida más longeva*, Alienta Editorial, Barcelona, 2023.

—, *Estimula tu nervio vago*, Alienta Editorial, Barcelona, 2024.

Vivar, Pedro; y Tarí, Josué, *PNM: Programación Neuromotriz: Movimiento, fisiología y psicología para mejorar tu bienestar*, Lunwerg Editores, Barcelona, 2023.

Waldinger, Robert; y Schulz, Marc, *Una buena vida*, Editorial Planeta, Barcelona, 2023.

Ware, Bronnie, *Los cinco mandamientos para tener una vida plena*, Debolsillo, Barcelona, 2013.

Williams, Florence, *The Nature Fix*, W.W. Norton & Company, Estados Unidos, 2017.

Wohlleben, Peter, *La vida secreta de los árboles*, Ediciones Obelisco, Barcelona, 2016.

Agradecimientos

La gratitud se asocia a mejor salud mental y física y también a la longevidad. A la microbiota le encanta y a las mitocondrias las hace vibrar. El sistema inmunitario se equilibra, el cerebro disfruta y el corazón se regocija.

Quizás por este motivo esta parte es la que más me gusta del libro: dar las gracias por todo lo bueno que me aporta la gente maravillosa a la que he tenido la suerte de cruzarme en la Gran Aventura de mi Vida me hace feliz.

Quiero por ello agradecer a todas las personas a las que ya he mencionado en alguno de mis libros. ¡Cada vez son más! Si no apareces ahora de nuevo, es solo porque voy a intentar ser un poco más breve. Así que... gracias (son todos los que están, pero no están todos los que son) a:

Mis familias nuclear, de origen y política: sobran las palabras. David, por la paciencia y el apoyo, a pesar de estar mi cabeza en las nubes; y la niña Banhuuu, luz de luces; mamá Ruut, Kris, Terhi (y familia) y los de Suomi *synnyinmaa*; Raquel, Niko, L., David, Eugenia. A todos mis ancestros: me acuerdo especialmente de mis abuelos maternos que tuve la suerte de conocer, y de los paternos, que he sentido cerca. Mi bisabuelo Risto, y Lissu, que se fue en el proceso de planificación de este libro, demasiado pronto.

Raquel, Vito y la Nueva Vida: será un placer y un lujo compartir las próximas décadas a su lado, como lo ha sido en las últimas.

La mejor editora del mundo, Carola Kunkel; el director editorial Roger Domingo por seguir confiando en mí, y todo el equipo de

Alienta Editorial, sobre todo, a María José A., Marta G. B., Marta G., María José B., Júlia, Carla y quien pueda olvidar por despiste. La diseñadora Sylvia Sans y la locutora de audiolibros Lola Sans.

Mago More y a Rosalía por su amistad y apoyo. A los *talenteros* 2022, en especial Cipri Quintas.

Víctor Téllez, *cofundator essentiae et vitae*, y también podría decir, *un p*** crack* y *best PT forever*.

Carmen Salas, *aka* Spicy Krmen, que es amor, sabiduría y paciencia en formato *spicy*.

Asun González, porque contigo todo es fácil y la vida fluye.

Isa, que es luz, poder y belleza, y la *wonder woman* que toda mujer quiere por amiga, y papá Juan, ejemplo de adaptabilidad y fortaleza.

Iris, compañera de camino y mirada luminosa.

Vanesa de Toro, porque te siento del Camino aunque no viniste a Santiago, será el de la Vida.

Almudena Nuño, una joya que encontré donde menos lo hubiera imaginado.

Antonio Valenzuela, amigo y compañero, un poeta de la salud.

África Villarroel por seguir manteniendo el espíritu Slow, 2025 será el año, y todos los que han pasado por el pódcast de Slow Medicine Institute, por contribuir a hacer del mundo un lugar un poquito más *slow*.

Mi tribu Antifrágil completa: Harambee (Naraka, Kibo, Peña, Vita, Sora, Tortuga, Águila, Huracán, La Maki), los llevo en el alma; Mosaico (Chewaca, Marilyn, Pthaiger, Zero, Hera, Espadán, Amazona, Dixi, Wolf, Raava), en la Hoguera de la Noche todos somos del mismo equipo; profes y supervisores (Neo, Reina, Conejo, Cifra, Trinity, Morfeo, Smith, Oráculo, Rhia, Trece, Kaizen), seguimos bajo las mismas estrellas que en aquellos días mágicos. Rosa, que llevó a cuatro desconocidos en su coche por humanidad. *Paz, fuerza y unión*.

Todo el equipo, cada vez más grande, de Nutribiótica y, en particular, Álex y Eli, por lo que compartimos en los viajes (y lo que nos queda). También Lid, Chiara, Yeray, Paula, Patrick, Alicia... y Carolina Neira; Marcello Romeo, el *prof*.

María (y Guille y Agus) por la amistad y el apoyo en el día a día.

Alex @doble_enfoque_prod por la excelente labor.

Pedro Vivar y toda la gente espléndida de su entorno: Edu Segredo, Sara Moro, Darío de Ability, Uri, Mar, Miguel Camarena, Alba García... y tantos supervisores y asistentes a los *camps* de PNM. Siente la fuerza.

Andrés Mínguez, aka *El Último Ronin*, de fuerza y agilidad portentosas, y una calidad humana aún mayor.

Gemma Safont, Tina Montaner, Rocío Garrido, Marta *@mowglimiento*, Andrés *@elbuenandrew*, Jéssica Martín... por una forma común de entender la vida y el movimiento.

Mis compañeros del máster de PNI, con los que viví una *encrucijada* que me trajo por un camino que no habría sabido imaginar. En particular, Toni Carmona, Cris Baena, Vicky Garnacho (y Álvaro Otero), Alberto Blanco, Lorena Cervantes y Pedro Martínez.

Compañeros de profesión con los que comparto más que una forma de ver la salud: Camino Díaz, Bet Masoliver, Marisa García, Susan Judas, Victoria Martínez, José Luis de la Hoz, María H. Bascuñana, Mari Luz Rivas, Lola Pérez, Miriam Al Adib, Laura Martínez Alonso, Rosa Sabaté, Yoar Corres, Claudia Lledó, Marian Rojas, Miguel Lacasa y tantos otros; compañeros y alumnos de Regenera. También un recuerdo especial a compañeros de muchos sitios, sobre todo, Isa López, Isa Fuentes, Raquel Carrillo. Maite, allá donde estés.

Gustavo Diex y todo el equipo de Nirakara, por el enorme honor que supone formar parte del maravilloso curso de *Medicina del Estilo de Vida aplicada a la Salud Mental*. Todos los profesores y alumnos de este proyecto, que contribuyen a hacer del mundo un lugar mejor.

Miscelánea porque sí: Jesús Martín, Carmen Santamaría, Eva Liljeström, Javi Maeztu, Rubén Espinosa, Marc Romera, Ester Martín, María Escartín, Lula Ballarino, Marisa Rodríguez.

Cecilia Almuiña y Teresa Pastor, por nuestras conversaciones y ayuda mutuas. También Fidel Alonso, Laila, Marc, Rosa, Sanela, Margarita, Diego Rodríguez Pozo, por guiarme en asuntos en los que soy RO. Rafa García, Alex Martínez, Patri Alfaro, porque estoy deseando verlos y seguir compartiendo. Natalia Sanchidrián y Nacho Guerreros, desde la precognición. JC Vikingo, por el reencuentro.

Héctor, María Luisa, Miquel, Eva, y todos los compañeros con los que he coincidido en las formaciones del Instituto de Estudios Chamánicos. Un abrazo especial a Yoei, Mabel, Santi, Cristina y Marta G.

Álex, los 4, los 5, y los 4+1; y los que vengan, porque el viaje solo ha empezado.

Mis maestros, empezando por Toini Rönkkönen y todos los que luego me han ido enseñando tantas cosas.

Quienes escriben los libros que hacen posible mis lecturas y mi *tsundoku*.

Todos los periodistas y *podcasters* que me han entrevistado o que me han invitado a su pódcast: desde Álex Fidalgo y Núria Coll hasta Jana Fernández y Tengo un plan, pasando por tantos otros (no puedo hacer una lista de todos). Un agradecimiento especial a Profe Claudio Nieto y un saludo a Adrián Sussudio.

Por último, gracias a todas las personas que me leen o escuchan; a quienes me vienen a ver a una firma o una presentación; a los que me escriben, aunque no pueda contestarles. Les agradezco muchísimo todo el cariño y todo el reconocimiento que recibo y me encantaría poder responder a todas y cada una de las personas que me contactan; a menudo me emocionan y echo lagrimitas por las cosas bonitas que me dicen.

Se me acaban las palabras, así que modificaré un poco las de Carl Sagan: *Dada la inmensidad del tiempo y la inmensidad del universo, es un inmenso placer para mí compartir un planeta y una época con cada uno de ustedes.*

Referencias

1. Conceptos y definiciones

Celdrán, Montserrat, «Glosario sobre edadismo», Fundación La Caixa, 2023.

Levy, B. R.; Ashman, O.; y Slade, M. D., «Age attributions and aging health: contrast between the United States and Japan», *The journals of gerontology. Series B, Psychological sciences and social sciences*, 64, 3 (2009), pp. 335-338.

Troen, B. R., «The biology of aging», *Mount Sinai Journal of Medicine*, 70, 1 (2003), pp. 3-22.

2. La carrera por la longevidad

Belsky, D. W. *et al.*, «DunedinPACE, a DNA methylation biomarker of the pace of aging», *Elife*, 11 (2022).

Kreouzi, M.; Theodorakis, N.; y Constantinou, C., «Lessons Learned from Blue Zones, Lifestyle Medicine Pillars and Beyond: An Update on the Contributions of Behavior and Genetics to Wellbeing and Longevity», *American Journal of Lifestyle Medicine*, 18, 6 (2022), pp. 750-765.

Perls, T.; y Andersen, S., «Estudio de Centenarios de Nueva Inglaterra», Facultad de Medicina Chobanian y Avedisian, Universidad de Boston, <https://www.bumc.bu.edu/centenario/>.

«Rejuvenation Olympics», internet, <https://www.rejuvenationolympics.com/>.

3. La década prodigiosa

Bautmans, I. *et al.*, «WHO working definition of vitality capacity for healthy longevity monitoring», *The Lancet Healthy Longevity*, 3, 11 (2022).

Organización Mundial de la Salud, «Década del Envejecimiento Saludable: actualización sobre avances», 2019, <https://www.who.int/docs/default-source/documents/decade-of-health-ageing/decade-healthy-ageing-update1-es.pdf>.

Urtamo, A.; Jyväkorpi, S. K.; y Strandberg, T. E., «Definitions of successful ageing: a brief review of a multidimensional concept», *Acta Biomedica*, 90, 2 (2019), pp. 359-363.

4. ¿Por qué y cómo envejecemos?

Bobba-Alves, N. *et al.*, «Cellular allostatic load is linked to increased energy expenditure and accelerated biological aging», *Psychoneuroendocrinology*, 155 (2023).

Brenner, C., «Sirtuins are not conserved longevity genes», *Life Metabolism*, 1, 2 (2022), pp. 122-133.

Coperchini, F. *et al.*, «Inflamm-ageing: How cytokines and nutrition shape the trajectory of ageing», *Cytokine & Growth Factor Reviews*, 24 (2024).

Crimmins, E. M., «Social hallmarks of aging: Suggestions for geroscience research», *Ageing Research Reviews*, 63 (2020).

Franceschi, C. *et al.*, «Inflamm-aging. An evolutionary perspective on immunosenescence», *Annals of the New York Academy of Sciences*, 908 (2000), pp. 244-254.

Fulop, T. *et al.*, «The integration of inflammaging in age-related diseases», *Seminars in Immunology*, 40 (2018), pp. 17-35.

Gellert, P.; y Alonso-Perez, E., «Psychosocial and biological pathways to aging: The role(s) of the behavioral and social sciences in geroscience», *Zeitschrift für Gerontologie und Geriatrie*, 57, 5 (2024), pp. 365-370.

Hardie, D. G., «AMPK: A key regulator of energy balance in the single cell and the whole organism», *International Journal of Obesity (Lond)*, 39, 6 (2015), pp. 931-939.

Kurhaluk, N., «Tricarboxylic acid cycle intermediates and individual ageing», *Biomolecules*, 14, 3 (2024), p. 260.

López-Otín, C. *et al.*, «Hallmarks of aging: An expanding universe», *Cell*, 186, 2 (2023), pp. 243-278.

Olivieri, F. *et al.*, «Heart rate variability and autonomic nervous system imbalance: Potential biomarkers and detectable hallmarks of aging and inflammaging», *Ageing Research Reviews*, 101 (2024).

Palmer, J. E. *et al.*, «Autophagy, aging, and age-related neurodegeneration», *Neuron*, 24 (2024).

Romero-García, N. *et al.*, «The double-edged role of extracellular vesicles in the hallmarks of aging», *Biomolecules*, 13, 1 (2023), p. 165.

Saxton, R. A.; y Sabatini, D. M., «mTOR signaling in growth, metabolism, and disease», *Cell*, 168, 6 (2017), pp. 960-976.

Sies, H., «Oxidative stress: Concept and some practical aspects», *Antioxidants (Basel)*, 9, 9 (2020), p. 852.

Wang, M. *et al.*, «Research advances in the function and anti-aging effects of nicotinamide mononucleotide», *Journal of Zhejiang University*, 25, 9 (2024), pp. 723-735.

Yang, L. *et al.*, «Potential therapeutic application and mechanism of gut microbiota-derived extracellular vesicles in polycystic ovary syndrome», *Biomedicine & Pharmacotherapy*, 180 (2024).

Zhuang, Y. *et al.*, «Interplay between the circadian clock and sirtuins», *International Journal of Molecular Sciences*, 25, 21 (2024).

5. De 0 a 100 y más allá

Bruckner, Pascal, *Un instante eterno: Filosofía de la longevidad*, Ediciones Siruela, Madrid, 2021.

Coelho-Junior, H. J. *et al.*, «The influence of ageism on the hallmarks of aging: Where age stigma and biology collide», *Experimental Gerontology*, 196 (2024).

Cohen, Gene D., «Lifetime Arts», *The Creative Aging Resource*, <https://creativeagingresource.lifetimearts.org/contributor/gene-cohen/>.

Izquierdo Martínez, A., «Psicología del desarrollo de la edad adulta: teorías y contextos», *International Journal of Developmental and Educational Psychology*, 1, 2 (2007), pp. 67-86.

Levy, Becca, *Rompe los límites de la edad: Cambia tus creencias sobre el envejecimiento y tu vida mejorará*, Ediciones Paidós, Barcelona, 2023.

Manini, T., «Development of physical disability in older adults», *Current Aging Science*, 4, 3 (2011), pp. 184-191.

Xiong, Y. *et al.*, «Advances in the study of the glymphatic system and aging», *CNS Neuroscience & Therapeutics*, 30, 6 (2024).

6. INTERLUDIO: EN LA ENCRUCIJADA DEL TIEMPO

Gems, D.; Okholm, S.; y Lemoine, M., «Inflated expectations: the strange craze for translational research on aging: Given existing confusion about the basic science of aging, why the high optimism in the private sector about the prospects of developing anti-aging treatments?», *EMBO Reports*, 25, 9 (2024), pp. 3748-3752.

7. NIVEL 1: TÚ TIENES EL PODER

«Defunciones según la causa de muerte. Nota de prensa», Instituto Nacional de Estadística (INE), 2023, <https://www.ine.es/dyngs/Prensa/pEDCM2023.htm#:~:text=La%20tasa%20bruta%20de%20mortalidad,8%2C1%25%20menos>.

«Enfermedades no transmisibles», Organización Mundial de la Salud, 2023, <https://www.who.int/es/news-room/fact-sheets/detail/noncommunicable-diseases>.

«Las 10 principales causas de muerte», Organización Mundial de la Salud, 2023, <https://www.who.int/news-room/fact-sheets/detail/the-top-10-causes-of-death>.

Makary, M. A.; y Daniel, M., «Medical error-the third leading cause of death in the US», *BMJ*, 353 (2016).

8. ALIMENTA TU LONGEVIDAD

Anton, S. D. *et al.*, «Flipping the metabolic switch: understanding and applying the health benefits of fasting», *Obesity (Silver Spring)*, 26, 2 (2018), pp. 254-268.

Bhatti, S. K.; O'Keefe, J. H.; y Lavie, C. J., «Coffee and tea: perks for health and longevity?», *Current Opinion in Clinical Nutrition & Metabolic Care*, 16, 6 (2013), pp. 688-697.

Church, D. D. *et al.*, «The anabolic response to a ground beef patty and soy-based meat alternative: a randomized controlled trial», *The American Journal of Clinical Nutrition*, 120, 5 (2024), pp. 1085-1092.

De Cabo, R.; y Mattson, M. P., «Effects of intermittent fasting on health, aging, and disease», *The New England Journal of Medicine*, 381, 26 (2019), pp. 2541-2551.

Harris, W. S. *et al.*, «Blood n-3 fatty acid levels and total and cause-specific mortality from 17 prospective studies», *Nature Communications*, 12, 1 (2021), p. 2329.

Leitão, C. *et al.*, «The effect of nutrition on aging - A systematic review focusing on aging-related biomarkers», *Nutrients*, 14, 3 (2022), p. 554.

Lopes, C. R.; y Cunha, R. A., «Impact of coffee intake on human aging: Epidemiology and cellular mechanisms», *Ageing Research Reviews*, 102 (2024).

Mensah, E. O.; Danyo, E. K.; y Asase, R. V., «Exploring the effect of different diet types on ageing and age-related diseases», *Nutrition*, 129 (2025).

O'Keefe, J. H. *et al.*, «A pesco-Mediterranean diet with intermittent fasting: JACC review topic of the week», *Journal of the American College of Cardiology*, 76, 12 (2020), pp. 1484-1493.

Surugiu, R. *et al.*, «Molecular mechanisms of healthy aging: the role of caloric restriction, intermittent fasting, Mediterranean diet, and ketogenic diet - A scoping review», *Nutrients*, 16, 17 (2024), p. 2878.

Wang Y. *et al.*, «Grilling the data: application of specification curve analysis to red meat and all-cause mortality», *Journal of Clinical Epidemiology*, 168 (2024).

Zhao, S. *et al.*, «The effect of plant-based protein ingestion on athletic ability in healthy people - A Bayesian meta-analysis with systematic review of randomized controlled trials», *Nutrients*, 16, 16 (2024) p. 2748.

9. SIN MOVIMIENTO NO HAY REJUVENECIMIENTO

Chubanava, S.; y Treebak, J. T., «Regular exercise effectively protects against the aging-associated decline in skeletal muscle NAD content», *Experimental Gerontology*, 173 (2023).

Cowell, R., «Aging and exercise», *Why I Exercise*, <https://www.whyiexercise.com/aging-and-exercise.html>.

«Encuesta de Condiciones de Vida. Módulo de Salud», INE, 2022.

Garatachea, N. *et al.*, «Exercise attenuates the major hallmarks of aging», *Rejuvenation Research*, 18, 1 (2015), pp. 57-89.

Goulding, R. P. *et al.*, «Skeletal muscle mitochondrial fragmentation predicts age-associated decline in physical capacity», *Aging Cell* (2024).

Lefferts, W. K.; Davis, M. M.; y Valentine, R. J., «Exercise as an Aging Mimetic: A New Perspective on the Mechanisms Behind Exercise as Preventive Medicine Against Age-Related Chronic Disease», *Frontiers in Physiology*, 13 (2022).

Schwendinger, F. *et al.*, «Intensity or volume: the role of physical activity in longevity», *European Journal of Preventive Cardiology* (2024).

«WHO guidelines on physical activity and sedentary behaviour», World Health Organization (WHO), 2020, <https://www.who.int/multi-media/details/who-guidelines-on-physical-activity-and-sedentary-behaviour>.

Zhu, Y.; y Song, G., «Molecular origin and biological effects of exercise mimetics», *Journal of Exercise Science & Fitness*, 22, 1 (2024), pp. 73-85.

10. El poder de los elementos

Almahayni, O.; y Hammond, L., «Does the Wim Hof Method have a beneficial impact on physiological and psychological outcomes in healthy and non-healthy participants? A systematic review», *PLoS One*, 19, 3 (2024).

Duedahl, E.; Blichfeldt, B.; y Liburd, J., «How engaging with nature can facilitate active healthy ageing», *Tourism Geographies*, 24, 6-7 (2020), pp. 1082-1102.

Jamieson, I. A., «Grounding (earthing) as related to electromagnetic hygiene: An integrative review», *Biomedical Journal*, 46, 1 (2023), pp. 30-40.

Jimenez, M. P. *et al.*, «Associations between nature exposure and health: A review of the evidence», *International Journal of Environmental Research and Public Health*, 18, 9 (2021).

King, K. E.; McCormick, J. J.; y Kenny, G. P., «Temperature-Dependent Relationship of Autophagy and Apoptotic Signaling During Cold-Water Immersion in Young and Older Males», *Advanced Biology (Weinh)*, 8, 3 (2024).

Koniver, L., «Practical applications of grounding to support health», *Biomedical Journal*, 46, 1 (2023), pp. 41-47.

Laukkanen, J. A.; y Kunutsor, S. K., «The multifaceted benefits of passive heat therapies for extending the healthspan: A comprehensive review with a focus on Finnish sauna», *Temperature (Austin)*, 11, 1 (2024), pp. 27-51.

Menigoz, W. *et al.*, «Integrative and lifestyle medicine strategies should include Earthing (grounding): Review of research evidence and clinical observations», *Explore (NY)*, 16, 3 (2020), pp. 152-160.

Nejade, R. M.; Grace, D.; y Bowman, L. R., «What is the impact of nature on human health? A scoping review of the literature», *Journal of Global Health*, 12 (2022).

Ogletree, S. S. *et al.*, «The relationship between greenspace exposure and telomere length in the National Health and Nutrition Examination Survey», *Science of The Total Environment*, 905 (2023).

Sinatra, S. T. *et al.*, «Grounding - The universal anti-inflammatory remedy», *Biomedical Journal*, 46, 1 (2023), pp. 11-16.

Stott, D. *et al.*, «Interactions with nature, good for the mind and body: A narrative review», *International Journal of Environmental Research and Public Health*, 21, 3 (2024), p. 329.

Yau, W. W. *et al.*, «Chronic cold exposure induces autophagy to promote fatty acid oxidation, mitochondrial turnover, and thermogenesis in brown adipose tissue», *iScience*, 24, 5 (2021).

11. Luz y ritmo

Eroglu, B. *et al.*, «Photobiomodulation has rejuvenating effects on aged bone marrow mesenchymal stem cells», *Scientific Reports*, 11 (2021).

Heiskanen, V.; Pfiffner, M.; y Partonen, T., «Sunlight and health: shifting the focus from vitamin D3 to photobiomodulation by red and near-infrared light», *Ageing Research Reviews*, 61 (2020).

Jia, C. *et al.*, «Low-energy green light alleviates senescence-like phenotypes in a cell model of photoaging», *Journal of Cosmetic Dermatology*, 22, 2 (2023), pp. 505-511.

Lindqvist, P. G. *et al.*, «Avoidance of sun exposure as a risk factor for major causes of death: a competing risk analysis of the Melanoma in Southern Sweden cohort», *Journal of Internal Medicine*, 280, 4 (2016), pp. 375-387.

Mani, A. K.; Parvathi, V. D.; y Ravindran, S., «The Anti-Elixir Triad: Non-Synced Circadian Rhythm, Gut Dysbiosis and Telomeric Damage», *Medical Principles and Practice* (2024), pp. 1-21.

Mitrofanis, J.; y Jeffery, G., «Does photobiomodulation influence ageing?», *Aging*, 10, 9 (2018), pp. 2224-2225.

Nairuz, T.; y Sangwoo-Cho, Lee J. H., «Photobiomodulation Therapy on Brain: Pioneering an Innovative Approach to Revolutionize Cognitive Dynamics», *Cells*, 13, 11 (2024), p. 966.

Weller, R. B., «Sunlight: Time for a Rethink?», *Journal of Investigative Dermatology* (2024).

Weller, R. B.; y Gu, J., «Ultraviolet radiation is not the major cause of melanoma mortality in the UK and sun exposure advice should be revised», *British Journal of Dermatology* (2024).

12. Respira y relájate

Almahayni, O.; y Hammond, L., *op cit.*

Andonian, B. J. *et al.*, «Inflammation and aging-related disease: A transdisciplinary inflammaging framework», *GeroScience* (2024).

Fincham, G. W. *et al.*, «High ventilation breathwork practices: An overview of their effects, mechanisms, and considerations for clinical applications», *Neuroscience & Biobehavioral Reviews*, 155 (2023).

Fulop, T. *et al.*, *op cit.*

13. El superorganismo joven

Boyajian, J. L. *et al.*, «Probiotics, prebiotics, synbiotics and other microbiome-based innovative therapeutics to mitigate obesity and enhance longevity via the gut-brain axis», *Microbiome Research Reports*, 3, 3 (2024), p. 29.

Jang, D. H. *et al.*, «The connection between aging, cellular senescence and gut microbiome alterations: A comprehensive review», *Aging Cell*, 23, 10 (2024).

Ku, S. *et al.*, «The role of *Bifidobacterium* in longevity and the future of probiotics», *Food Science and Biotechnology*, 33, 9 (2024), pp. 2097-2110.

Novelle, M. G. *et al.*, «Fecal microbiota transplantation, a tool to transfer healthy longevity», *Ageing Research Reviews*, 103 (2024).

Stein, P.S. *et al.*, «Tooth loss, dementia and neuropathology in the Nun study», *The Journal of the American Dental Association*, 138, 10 (2007), pp. 1314-1322.

14. Evita los tóxicos

Cohen, S.; Murphy, M. L. M.; y Prather, A. A., «Ten Surprising Facts About Stressful Life Events and Disease Risk», *Annual Review of Psychology*, 70 (2019), pp. 577-597.

Griffin, J.; y Foster, D., *Humology: How to Put Humans Back at the Heart of Technology*, Rethink Press, Reino Unido, 2023.

Polsky, L. R.; Rentscher, K. E.; y Carroll, J. E., «Stress-induced biological aging: A review and guide for research priorities», *Brain, Behavior, and Immunity*, 104 (2022), pp. 97-109.

Scieszka, D. *et al.*, «Aging, longevity, and the role of environmental stressors: a focus on wildfire smoke and air quality», *Frontiers in Toxicology*, 5 (2023).

15. Cuida tu cerebro y tus sentidos

Ballanger, B.; Bath, K. G.; y Mandairon, N., «Odorants: a tool to provide nonpharmacological intervention to reduce anxiety during normal and pathological aging», *Neurobiology of Aging*, 82 (2019), pp. 18-29.

Livingston, G. *et al.*, «Dementia prevention, intervention, and care: 2024 report of the Lancet standing Commission», *Lancet*, 404, 10452 (2024), pp. 572-628.

Loughnane, M. *et al.*, «Aging and Olfactory Training: A Scoping Review», *Innovation in Aging*, 8, 6 (2024).

Phillips, M. C. L.; y Picard, M., «Neurodegenerative disorders, metabolic icebergs, and mitohormesis», *Translational Neurodegeneration*, 13, 1 (2024), p. 46.

Palmer, J. E. *et al.*, *op cit.*

Ramchani-Ben Othman, K. *et al.*, «Dietary supplement enriched in antioxidants and omega-3 protects from progressive light-induced retinal degeneration», *PLoS One*, 10, 6 (2015).

Sattayakhom, A.; Wichit, S.; y Koomhin, P., «The Effects of Essential Oils on the Nervous System: A Scoping Review», *Molecules*, 28, 9 (2023), p. 3771.

Wallace, T. C. *et al.*, «Choline: The Underconsumed and Underappreciated Essential Nutrient», *Nutrition Today*, 53, 6 (2018), pp. 240-253.

16. SUPLEMENTACIÓN

Acharjee, A., «Taurine as a biomarker for aging: A new avenue for translational research», *Advances in Biomarker Sciences and Technology*, 5 (2023), pp. 86-88.

Bischof, K. *et al.*, «Impact of Collagen Peptide Supplementation in combination with Long-Term Physical Training on Strength, Musculotendinous Remodeling, Functional Recovery, and Body Composition in Healthy Adults: A Systematic Review with Meta-analysis», *Sports Medicine*, 54, 11 (2024), pp. 2865-2888.

Danielski, R.; y Shahidi, F., «Phenolic composition and bioactivities of sea buckthorn (Hippophae rhamnoides L.) fruit and seeds: an unconventional source of natural antioxidants in North America», *Journal of the Science of Food and Agriculture*, 104, 9 (2024), pp. 5553-5564.

De Jaeger, C. *et al.*, «A Natural Astragalus-Based Nutritional Supplement Lengthens Telomeres in a Middle-Aged Population: A Randomized, Double-Blind, Placebo-Controlled Study», *Nutrients*, 16, 17 (2024), p. 2963.

Dewi, D. A. R. *et al.*, «Exploring the Impact of Hydrolyzed Collagen Oral Supplementation on Skin Rejuvenation: A Systematic Review and Meta-Analysis», *Cureus*, 15, 12 (2023).

Dominguez, L. J. *et al.*, «Magnesium and the Hallmarks of Aging», *Nutrients*, 16, 4 (2024), p. 496.

«Estudio ANIBES: Datos y Resultados», Fundación Española de la Nutrición, <https://www.fen.org.es/anibes/index.php/es/datos_resultados>.

Ferrara-Romeo, I. *et al.*, «The mTOR pathway is necessary for survival of mice with short telomeres», *Nature communications*, 11 (2020), p. 1168.

Gawryluk, A. *et al.*, «Mitigation of aging-related plasticity decline through taurine supplementation and environmental enrichment», *Scientific Reports*, 14, 1 (2024).

Guarente, L.; Sinclair, D. A.; y Kroemer, G. «Human trials exploring anti-aging medicines», *Cell Metabolism*, 36, 2 (2024), pp. 354-376.

Kaeberlein, T. L. *et al.*, «Evaluation of off-label rapamycin use to promote healthspan in 333 adults», *Geroscience*, 2023.

Kaufman, M. W. *et al.*, «Nutritional Supplements for Healthy Aging: A Critical Analysis Review», *American Journal of Lifestyle Medicine* (2024).

Khan, S. A. *et al.*, «Gamma-linolenic acid ameliorated glycation-induced memory impairment in rats», *Pharmaceutical Biology*, 55, 1 (2017), pp. 1817-1823.

Kimball, S. M.; y Holick, M. F., «Official recommendations for vitamin D through the life stages in developed countries», *European Journal of Clinical Nutrition*, 74, 11 (2020), pp. 1514-1518.

Lee, D. J. W.; Hodzic Kuerec, A.; y Maier, A. B., «Targeting ageing with rapamycin and its derivatives in humans: a systematic review», *The Lancet Healthy Longevity* (2024).

McCann, J. C.; y Ames, B. N., «Adaptive dysfunction of selenoproteins from the perspective of the triage theory: why modest selenium deficiency may increase risk of diseases of aging», *The FASEB Journal*, 25, 6 (2011), pp. 1793-1814.

McHugh, D.; Durán, I.; y Gil, J., «Senescence as a therapeutic target in cancer and age-related diseases», *Nature Reviews Drug Discovery* (2024).

Panchin, A. Y. *et al.*, «Targeting multiple hallmarks of mammalian aging with combinations of interventions», *Aging*, 16, 16 (2024), pp. 12073-12100.

Redruello Requejo, M. *et al.*, «Cuantificación, adecuación de la ingesta y fuentes alimentarias de nutrientes relacionados con el ciclo metionina-metilación (colina, betaína, folatos, vitamina B6 y vitamina B12) en mujeres embarazadas en España», *Nutrición Hospitalaria*, 38, 5 (2021), pp. 1026-1033.

Ruggiero, C. *et al.*, «Targeting the Hallmarks of Aging with Vitamin D: Starting to Decode the Myth», *Nutrients*, 16, 6 (2024), p. 906.

Santos, T. W. D. *et al.*, «Body Composition and Senescence: Impact of Polyphenols on Aging-Associated Events», *Nutrients*, 16, 21 (2024), p. 3621.

Sharma, A. *et al.*, «Potential Synergistic Supplementation of NAD+ Promoting Compounds as a Strategy for Increasing Healthspan», *Nutrients*, 15, 2 (2023), p. 445.

Simonenko, S. Y.; Bogdanova, D. A.; y Kuldyushev, N. A., «Emerging Roles of Vitamin B12 in Aging and Inflammation», *International Journal of Molecular Sciences*, 25, 9 (2024), p. 5044.

Souza, A. C. R. *et al.*, «The Integral Role of Magnesium in Muscle Integrity and Aging: A Comprehensive Review», *Nutrients*, 15, 24 (2023), p. 5127.

Viña, J.; y Borrás, C., «Unlocking the biochemical secrets of longevity: balancing healthspan and lifespan», *FEBS Letters*, 598, 17 (2024), pp. 2135-2144.

Wallace, T. C. *et al.*, *op cit.*

Weiskirchen, S.; y Weiskirchen, R., «Resveratrol: How Much Wine Do You Have to Drink to Stay Healthy?», *Advances in Nutrition*, 7, 4 (2016), pp. 706-718.

Zhang, T. *et al.*, «Vitamin K2 in Health and Disease: A Clinical Perspective», *Foods*, 13, 11 (2024), p. 1646.

17. LA CARA ES EL ESPEJO DEL ALMA

Feng, Z.; Qin, Y.; y Jiang, G., «Reversing Gray Hair: Inspiring the Development of New Therapies Through Research on Hair Pigmentation and Repigmentation Progress», *International Journal of Biological Sciences*, 19, 14 (2023), pp. 4588-4607.

Hernández-Bule, M. L. *et al.*, «Unlocking the Power of Light on the Skin: A Comprehensive Review on Photobiomodulation», *International Journal of Molecular Sciences*, 25, 8 (2024), p. 4483.

Jia, C. *et al.*, *op cit.*

Rho, N. K. *et al.*, «Injectable "Skin Boosters" in Aging Skin Rejuvenation: A Current Overview», *Archives of Plastic Surgery*, 51, 6 (2024), pp. 528-541.

Yi, K. H. *et al.*, «Skin boosters: Definitions and varied classifications», *Skin Research and Technology*, 30, 3 (2024).

18. EN BUSCA DE TU EDAD BIOLÓGICA

Beck Jepsen, D. *et al.*, «Predicting falls in older adults: an umbrella review of instruments assessing gait, balance, and functional mobility», *BMC Geriatrics*, 22, 615 (2022).

Belsky, D. W. *et al.*, *op cit.*

Hamsanathan, S. *et al.*, «A molecular index for biological age identified from the metabolome and senescence-associated secretome in humans», *Aging Cell*, 23, 4 (2024).

«WHO Vitality Capacity Working Group report on initial steps towards measurements of vitality capacity in older people: virtual meeting, 8-9 December 2021», World Health Organization, 2023.

19. Una vida con sentido

AshaRani, P. V. *et al.*, «Purpose in Life in Older Adults: A Systematic Review on Conceptualization, Measures, and Determinants», *International Journal of Environmental Research and Public Health*, 19, 10 (2022), p. 5860.

Deschamps Perdomo, A. *et al.*, «Felicidad y Salud: evidencias científicas. Revisión bibliográfica», *Revista de la Asociación Española de Especialistas en Medicina del Trabajo*, 29, 4 (2020), pp. 374-385.

Ibanez, A.; Matallana, D.; y Miller, B., «Can prosocial values improve brain health?», *Frontiers in Neurology*, 14 (2023).

Kelly, C. *et al.*, «MiSBIE Study Group. A platform to map the mind-mitochondria connection and the hallmarks of psychobiology: the MiSBIE study», *Trends in Endocrinology & Metabolism*, 35, 10 (2024), pp. 884-901.

Niskanen, R., «Sinkkonen perää sitkeyttä», Helsingin Sanomat, <https://www.hs.fi/elama/art-2000010808423.html>.

Seligman, M. E., *Flourish: A Visionary New Understanding of Happiness and Well-being*, Free Press, Estados Unidos, 2011.

Thagard, P., «The Relevance of Neuroscience to Meaning in Life» en Landau, I. (editor), *The Oxford Handbook of Meaning in Life*, Oxford University Press, Reino Unido, 2022.

Warren, C., «Political Stress and Its Impact on the Physical and Mental Health of Citizens», Universidad de Nebraska-Lincoln, Estados Unidos, 2022.

20. Tratamientos del futuro

Brenner, C., «A Science-Based Review of the World's Best-Selling Book on Aging», *Archives of Gerontology and Geriatrics*, 104 (2023).

DeFoor, M. T.; y Dekker, T. J., «Injectable Therapeutic Peptides-An Adjunct to Regenerative Medicine and Sports Performance?», *Arthroscopy* (2024).

Jaijyan, D. K. *et al.*, «New intranasal and injectable gene therapy for healthy life extension», *Proceedings of the National Academy of Sciences of the United States of America*, 119, 20 (2022).

Patterson, W. *et al.*, «Plasmid delivery of follistatin gene therapy safely improves body composition and lowers extrinsic epigenetic age in sex- and age-diverse adult human subjects», *Minicircle* (2024).

21. Entre lo poshumano y lo divino

Diéguez, A., *Transhumanismo. La búsqueda tecnológica del mejoramiento humano*, Herder, Barcelona, 2017, p. 20.

Monterde Ferrando, R., «El transhumanismo de Julian Huxley: una nueva religión para la humanidad», *Cuadernos de Bioética*, 31, 101 (2020), pp. 71-85.